Ungleiche Gesundheit

Akteure und Strukturen
Studien zur vergleichenden empirischen Sozialforschung

Herausgegeben von Hans-Jürgen Andreß, Detlef Fetchenhauer, Karsten Hank, André Kaiser und Heiner Meulemann, Universität Köln

Band 2

Annelene Wengler, Dr. rer. pol., hat im Rahmen des DFG-geförderten Graduiertenkollegs »Sozialordnungen und Lebenschancen im internationalen Vergleich« an der Universität Köln promoviert.

Annelene Wengler

Ungleiche Gesundheit

Zur Situation türkischer Migranten in Deutschland

Campus Verlag
Frankfurt/New York

Unter http://www.campus.de/pdf/9783593398884.pdf können alle Abbildungen und Tabellen aus dem Anhang abgerufen werden.

Zugl.: Dissertation, Köln, Universität zu Köln, 2012

Bibliografische Information der Deutschen Nationalbibliothek
Die Deutsche Nationalbibliothek verzeichnet diese Publikation in der Deutschen Nationalbibliografie; detaillierte bibliografische Daten sind im Internet unter http://dnb.d-nb.de abrufbar.
ISBN 978-3-593-39888-4

Umschlaggestaltung: Campus Verlag GmbH, Frankfurt am Main
Druck und Bindung: CPI buchbücher.de, Birkach
Gedruckt auf Papier aus zertifizierten Rohstoffen (FSC/PEFC).
Printed in Germany

Dieses Buch ist auch als E-Book erschienen.
www.campus.de

Inhalt

1. Einleitung

»[...] man hat Arbeitskräfte gerufen, und es kommen Menschen« schrieb der Schriftsteller Max Frisch 1965 im Vorwort zu Alexander Seilers Buch über italienische Gastarbeiter in der Schweiz (Seiler 1965: 7). Dieser Ausspruch wurde gleichsam in der Diskussion um türkische Migranten in Deutschland vielfach zitiert.[1] Auch die Bundeskanzlerin Angela Merkel hat dieses Zitat in einer Rede zu Integration, Arbeit und Mobilität aufgegriffen (Merkel 2009). Die Arbeitskräfte von denen Frisch schreibt, entsprechen den Gastarbeitern in Deutschland. Dieses Konzept der arbeitenden Gäste hat sich jedoch überholt, da viele der türkischen Arbeitskräfte langfristig in Deutschland geblieben sind. Außerdem sind Familienmitglieder nachgezogen und es wurden neue Familien in Deutschland gegründet. Die ursprünglichen Gastarbeiter und ihre Familien sind damit heute ein substanzieller Bestandteil der deutschen Gesellschaft.

Lange wurde Deutschland von den jeweiligen regierenden Parteien nicht als Einwanderungsland eingeordnet, obwohl die Zuzüge zunahmen und nur ein Teil der Arbeitsmigranten das Land wieder verlies. Themen wie Integration und kulturelle Differenzen finden daher erst seit den 1990er Jahren vermehrt Eingang in den politischen Diskurs. Wenige innenpolitische Themen haben dabei in den letzten Jahren so polarisiert wie die Situation von Migranten in Deutschland. Die wissenschaftliche Auseinandersetzung mit der Lebenssituation von Migranten in Deutschland hat in den letzten beiden Jahrzehnten auch stark zugenommen, weil entsprechende sozialwissenschaftliche Daten verfügbar wurden. In Anbetracht der zunehmenden Alterung der Migrantenpopulation wird dabei die Gesundheit bei der Betrachtung ihrer Lebenssituation immer wichtiger.

---

1 Wenn im Rahmen dieser Arbeit von Migranten gesprochen wird, so sind damit immer Männer und Frauen gemeint. Bei geschlechtsspezifischen Unterschieden werden die beiden Gruppen explizit benannt. Allgemein wird bei der Bezeichnung unterschiedlicher Personengruppe die neutrale, meist männliche Form gewählt.

Dass Menschen nicht nur gesund, sondern meist in bestimmten Abschnitten ihres Lebens auch krank werden, ist an sich – zumindest mit Bezug auf den aktuellen medizinischen Forschungsstand – eine unabänderliche Tatsache. Zu einer gesamtgesellschaftlichen Problematik wird dieser Aspekt erst, wenn Gesundheit und Krankheit ungleichmäßig über die Bevölkerung verteilt sind. Damit sind nicht nur altersspezifische Unterschiede gemeint – alte sind im Durchschnitt kränker als junge Menschen, sondern vor allem Ungleichheiten in der Verteilung nach zum Beispiel Bildungsniveau, Einkommens-, Berufsgruppen oder, wie im hier betrachteten Fall, hinsichtlich des Migrationshintergrunds. Gesundheitliche Ungleichheiten bezüglich der sozialen Schicht (Bildungsstand, Einkommen, Berufsgruppe) konnten in der Forschung immer wieder nachgewiesen werden und sind mittlerweile weitreichend erforscht und belegt (siehe z.B. Helmert u.a. 1993; Macintyre 1997; Marmot u.a. 1997; Mielck/Helmert 1994; Schneider, Sven 2008). Die Erforschung gesundheitlicher Ungleichheit im Kontext von Migration wurde hingegen noch nicht sehr weit vorangetrieben. Dies liegt vor allem an der bisher verhältnismäßig schlechten Datenlage zur Gesundheit von Migranten/Personen mit Migrationshintergrund. Diese wird jedoch zunehmend besser und es ist mittlerweile möglich, sich wissenschaftlich mit der Gesundheit von Migranten auseinanderzusetzen.

Ziel dieser Arbeit ist es, den Gesundheitszustand von türkischen Migranten in Deutschland zu untersuchen. Dabei sollen die folgenden Forschungsfragen beantwortet werden: Sind türkische Migranten gesünder oder weniger gesund als die einheimische Bevölkerung in Deutschland und der Türkei? Welche Faktoren beeinflussen den Gesundheitsstatus von türkischen Migranten? Unterscheiden sich diese Faktoren von den Erklärungsfaktoren für die gesundheitliche Lage von türkischen und deutschen Einheimischen? Beeinflusst die Aufenthaltsdauer in Deutschland den Gesundheitsstatus bzw. sind Aufenthaltsdauer und Gesundheitszustand miteinander assoziiert?

Der Fokus liegt auf türkischen Migranten, da diese die größte Migrantengruppe in Deutschland darstellen. Um die gesundheitliche Lage dieser Gruppe im Detail auszuwerten, werden zwei Gruppen zum Vergleich herangezogen: die einheimische Bevölkerung in Deutschland und die einheimische Bevölkerung in der Türkei. Betrachtet man die bisherigen Forschungsergebnisse zur gesundheitlichen Lage von Migranten, so wird meist nur eine Gruppe – vornehmlich die Bevölkerung der Aufnahmegesellschaft – zum Vergleich herangezogen. Indem sowohl Aufnahme- als auch Heimatgesellschaft als Vergleichsgruppen berücksichtigt werden, kann man die besondere Situation von türkischen Migranten berücksichtigen. Türkische Migranten weisen, in unterschiedlichem Ausmaß, Eigenschaften aus beiden Gesellschaften auf. Außerdem kann dadurch der Anpassungsprozess der türkischen Migrantenpopulation an die deutsche Bevölkerung hinsichtlich des Gesundheitsstatus analysiert werden.

Am Anfang dieser Arbeit (zweites Kapitel) werden die theoretischen Grundlagen gelegt und die verschiedenen Determinanten gesundheitlicher Ungleichheit dargestellt. Ziel ist es, die unterschiedlichen Aspekte und komplexen Zusammenhänge zu beleuchten, die zu einer guten oder schlechten physischen (und zum Teil auch psychischen) Gesundheit führen. Die Determinanten werden, angelehnt an ein Modell von Elkeles und Mielck (1997), in verschiedene Bereiche unterteilt. Die allgemeinen Einflussfaktoren auf den Gesundheitszustand werden dann im weiteren Verlauf der Arbeit auf die türkische Migrantenpopulation in Deutschland angewandt, das heißt, es werden Hypothesen zu den gesundheitlichen Unterschieden zwischen türkischen Migranten und deutschen sowie türkischen Einheimischen formuliert (2.4). Außerdem wird im zweiten Kapitel die Entwicklung der Einwanderung türkischer Migranten nach Deutschland dargestellt (2.2) und es wird dargelegt, was bisher zur gesundheitlichen Lage der Migranten in Deutschland bekannt ist (2.3). Dabei wird auch die zweite Generation türkischer Migranten, die nicht selbst gewandert ist, im Rahmen dieser Arbeit genauer untersucht.

Die verschiedenen zur Analyse herangezogenen Datensätze (3.2) sowie die Operationalisierung der abhängigen und der unabhängigen Variablen (3.3) werden im dritten Kapitel genauer beschrieben. Dabei werden auch Unterschiede zwischen den Datensätzen thematisiert und die verwendeten multivariaten Verfahren (3.4) vorgestellt.

Ziel des empirischen Teils dieser Arbeit (viertes Kapitel) ist es zu untersuchen, ob türkische Migranten gesünder oder weniger gesund sind als deutsche und türkische Einheimische. Dabei soll ebenfalls untersucht werden, ob die aus der Forschung abgeleiteten Einflussfaktoren auch für die gesundheitliche Lage von Personen mit türkischem Migrationshintergrund Gültigkeit haben. Zudem soll geklärt werden, inwiefern dem Migrationsstatus eine eigenständige Rolle hinsichtlich der Gesundheit der untersuchten Individuen zukommt. Dabei wird genauer herausgearbeitet, welche mit der Migration assoziierten Faktoren die Gesundheit türkischer Migranten begünstigen bzw. beeinträchtigen.

2. Theoretische Überlegungen und Forschungsstand zur gesundheitlichen Lage von türkischen Migranten

Die vorliegende Arbeit bringt zwei verschiedene sozialwissenschaftliche Themenbereiche zusammen: die Gesundheits- und die Migrationsforschung. In diesem zweiten Kapitel werden zuerst beide Bereiche separat dargestellt, bevor sie in Beziehung gesetzt werden. Aufgrund der Komplexität der beiden Forschungsgebiete werden nur die Aspekte betrachtet, die hinsichtlich des Zusammenspiels von Gesundheit und Migration relevant sind. Im ersten Teil dieses zweiten Kapitels (2.1 und 2.2) werden damit die theoretischen Grundlagen für eine Auseinandersetzung mit Gesundheit im Kontext von Migration gelegt, während im zweiten Teil (2.3 und 2.4) die vorhanden Forschungsergebnisse zur gesundheitlichen Lage und allgemeinen Lebenssituation von (türkischen) Migranten dargelegt werden.

Die World Health Organization (WHO 2011c: 1) definiert Gesundheit folgendermaßen: »Health is the state of complete physical, mental and social well-being and not merely the absence of disease or infirmity.«[2] Diese häufig zitierte Definition besagt, dass Gesundheit sowohl eine physische, psychische als auch soziale Dimension hat. Außerdem wird berücksichtigt, dass Gesundheit komplexen Prozessen unterliegt und sich nicht nur über Beschwerdefreiheit bestimmen lässt. Welchen komplexen Prozessen Gesundheit genau unterliegt und welche Faktoren mit Gesundheit assoziiert sind, wird unter 2.1 thematisiert. Wie in der WHO-Definition wird auch in der vorliegenden Arbeit die Position eingenommen, dass sich Gesundheit nicht nur durch die Abwesenheit von Krankheiten oder Behinderungen definieren lässt. Gesundheit wird vielmehr als ganzheitliches Phänomen verstanden. Außerdem steht gute – und nicht schlechte – Gesundheit im Fokus der Betrachtung (siehe z.B. Mackenbach u.a. 1994).

---

2 Erstmals wurde diese Definition 1946 von der WHO veröffentlicht. Sie wird bis heute in der Wissenschaft verschiedentlich diskutiert (siehe z.B. Callahan 1973). An dieser Stelle wird davon abgesehen, diese Diskussion aufzugreifen und darzulegen. Näheres zur Definition von Gesundheit lässt sich z.B. bei Franke (1993) und Boorse (1977) finden.

Auch wenn das Hauptaugenmerk dieser Arbeit auf dem physischen Gesundheitsstatus liegt, wird das Zusammenspiel von physischer und psychischer Gesundheit thematisiert.

Die Einwanderung türkischer Migranten nach Deutschland begann maßgeblich in der 1960er Jahren im Rahmen der Gastarbeiteranwerbung und setzt sich in verminderter Form bis heute fort. Im Laufe der Zeit haben sich die Gründe für die Migration verändert. Nach der anfänglichen Arbeitsmigration folgten später Familiennachzüge und Wanderung aus anderen Gründen (z.B. Asylsuche). Die Einwanderungsgeschichte türkischer Migranten und der Prozess der Migration werden unter 2.2 dargestellt. Bereits gewonnene empirische Ergebnisse zum Gesundheitszustand von (türkischen) Migranten in Deutschland werden unter 2.3 behandelt. Migranten und Einheimische unterscheiden sich nicht notwendigerweise hinsichtlich ihrer gesundheitlichen Lage. Warum auf Basis der vorliegenden Forschungsergebnisse zur gesundheitlichen Ungleichheit jedoch trotzdem Differenzen zwischen Migranten und Einheimischen angenommen werden können, wird unter 2.4 thematisiert. Hier werden die Lebenssituationen türkischer Migranten herausgearbeitet und verschiedene Hypothesen aufgestellt, die im weiteren Verlauf der Arbeit überprüft werden.

2.1 Theoretische Modelle zur Erklärung des allgemeinen Gesundheitszustandes

Die breite Definition von Gesundheit (WHO 2011c) zeigt, dass der Gesundheitsstatus komplexen Prozessen unterliegt und somit mit ganz unterschiedlichen Faktoren assoziiert ist. Diese müssen zeitgleich beachtet und miteinander verknüpft werden. Um der Komplexität dieses Gegenstandes gerecht zu werden, sollen in diesem Abschnitt die verschiedenen Determinanten gesundheitlicher Ungleichheit beschrieben werden. Gesundheitliche Ungleichheit schließt direkt an die soziale Ungleichheit an und kann als ungleiche Verteilung von Gesundheit über die Bevölkerung verstanden werden (Richter/Hurrelmann 2006). Dabei wird auf unterschiedliche theoretische Modelle aus der Forschung zurückgegriffen. In Tabelle 1 wird exemplarisch dargestellt, welche Determinanten unterschiedliche Wissenschaftler zur Analyse gesundheitlicher Ungleichheit herangezogen haben. Nicht immer wurde die Auswahl in den Publikationen genauer begründet und ein theoretisches Modell zur Erklärung von gesundheitlicher Ungleichheit zugrunde gelegt. Viele Autoren berücksichtigen zum Beispiel nur den sozioökonomischen Status bei der Analyse gesundheitlicher Ungleichheit (siehe z.B. Mackenbach/Kunst 1997) oder sind hinsichtlich der Datenverfügbarkeit bei der Auswahl der zu betrachtenden Faktoren gesundheitlicher Ungleichheit eingeschränkt.

Die dargestellten Forschungsergebnisse wurden auf Basis ihrer wissenschaftlichen Relevanz ausgewählt. Mielck, Unger und Siegrist haben sich ausführlich und in verschiedenen Publikationen mit der Erforschung gesundheitlicher Ungleichheit beschäftigt. Für den deutschen Sprachraum können sie als wichtigste Wissenschaftler auf diesem Gebiet genannt werden. Daher werden ihre Arbeiten zur Erklärung gesundheitlicher Ungleichheit in die Tabelle aufgenommen. Die Arbeit von Smith u.a. (1994) bezieht sich direkt auf den *Black Report* (Department of Health and Social Security 1980), eine der ersten Veröffentlichungen, die sich explizit mit gesundheitlicher Ungleichheit beschäftigt hat. Diesbezüglich stellt der *Black Report* ein Standardwerk der gesundheitlichen Ungleichheitsforschung dar. Die Arbeit von Smith u.a. (1994) fasst die im *Black Report* genannten Erklärungsfaktoren übersichtlich zusammen und bezieht darüber hinaus unterschiedliche Studien – auch außerhalb des Vereinigten Königreichs – mit in die Betrachtung ein. Auch die Arbeit von Stronks u.a. (1996) bezieht sich direkt auf den *Black Report.* Sie überprüfen empirisch die Relevanz der im *Black Report* genannten Erklärungsfaktoren, daher wird auch ihre Arbeit in die Tabelle aufgenommen.

Tabelle 1 wäre durch weitere Studien erweiterbar. Die genutzten Forschungsergebnisse scheinen jedoch alle relevanten Dimensionen zur Erklärung allgemeiner gesundheitlicher Ungleichheit abzubilden, sodass eine Erweiterung der Tabelle keinen weiteren Erklärungsgewinn darstellt. In Tabelle 1 werden in der letzten Spalte die Faktoren genannt, die im weiteren Verlauf der Arbeit genauer betrachtet werden. Auch wenn sich die verschiedenen Erklärungsfaktoren aus den fünf dargestellten Arbeiten ableiten lassen, wurden sie in den Arbeiten nicht immer explizit benannt. Es sei erwähnt, dass in Tabelle 1 grau gehaltene Faktoren von den Autoren selbst als wenig hilfreich bei der Erklärung gesundheitlicher Ungleichheit eingestuft werden (z.B. der Selektionseffekt bei Siegrist 2001). Betrachtet man die unterschiedlichen Konzepte gesundheitlicher Ungleichheit, so zeigt sich schnell, dass von verschiedenen Autoren zum Teil die gleichen Dimensionen zur Erklärung herangezogen werden.

Tabelle 1: Determinanten zur Erklärung gesundheitlicher Ungleichheit

Elkeles/Mielck (1997)	*Unger (2003)*	*Siegrist (2001)*	*Stronks u.a. (1996)*	*Smith u.a. (1994)*	*Betrachtete Einflussfaktoren*
sozioökonomischer Status	Einkommen, Bildung, Erwerbstätigkeit		sozioökonomischer Status (Bildungsniveau)	materielle Bedingungen	Bildung, berufliche Position, Einkommen
gesundheitliche Belastungen	Arbeitsbedingungen	materielle u. psychosoziale Belastungserfahrungen (z.B. im Erwerbsleben)	strukturelle Faktoren: Wohnbedingungen, Nachbarschaftsbedingungen, Finanzen,		Arbeits- und Wohnbedingungen, Kohärenzgefühl, Kontrollüberzeugung,
Bewältigungsressourcen	Familienstand, familiale Lebensverhältnisse		Berufsstatus, (physische) Arbeitsbedingungen		Vertrauen, soziale Netzwerke, Familienstand, Religiosität
medizinische Versorgung		ungleiche Inanspruchnahme medizinischer Versorgung			Inanspruchnahme medizinischer Leistungen (Vorsorge, Prävention, Allgemein- und Facharzt)
Gesundheits- und Krankheitsverhalten		gesundheitsschädigendes Verhalten	Verhaltensfaktoren (Rauchen, Alkoholkonsum, sportliche Betätigung, BMI)	Kultur/Verhalten (Verhalten bedingt Schichtunterschiede)	Rauchen, Alkoholkonsum, sportliche Aktivität, Übergewicht
	Selektionseffekt	soziale Selektion		soziale Selektion (Krankheit führt zum sozialen Abstieg)	
		frühkindliche Entwicklung, Einflüsse genetischer Ausstattung		Artefakte	

Quelle: Elkeles/Mielck 1997; Siegrist 2001; Smith u.a. 1994; Stronks u.a. 1996; Unger 2003, eigene Darstellung

Um die theoretischen Aspekte möglichst systematisch darzustellen, wird im Verlauf der weiteren Arbeit eine thematische Unterteilung der epidemiologischen Erklärungsansätze vorgenommen. Die Unterteilung folgt dabei einem Modell von Elkeles und Mielck (1997), welches in überarbeiteter Form auch bei Mielck (2000) zu finden ist. In der Gegenüberstellung (Tabelle 1) zeigt sich, dass dieses Modell auf eine übersichtliche Weise das komplexe Zusammenwirken verschiedener Faktoren auf den individuellen Gesundheitsstatus darstellt und alle relevanten Dimensionen gesundheitlicher Ungleichheit beinhaltet (siehe auch Abbildung A1 im Anhang). Die gesundheitliche Lage einer Person wird dabei im Wesentlichen durch die soziale Schicht, die gesundheitlichen Belastungen, die Bewältigungsressourcen, die gesundheitliche Versorgung und das Gesundheitsverhalten beeinflusst. Ein Mangel des Modells von Elkeles und Mielck (1997) ist, dass ethnische oder kulturelle Unterschiede keine Berücksichtigung finden, das heißt, das Modell ist nicht explizit für den Vergleich zwischen Einheimischen und türkischen Migranten geeignet.[3] Da dieser erste Teil der Arbeit (Abschnitt 2.1.1–2.1.4) jedoch der allgemeinen Darstellung gesundheitlicher Ungleichheit innerhalb der Gesellschaft dient, werden Modelle, die neben allen anderen relevanten Faktoren auch den Migrationsstatus berücksichtigen, erst unter 2.1.5 thematisiert.[4]

In den unterschiedlichen Arbeiten und insbesondere bei Elkeles und Mielck (1997, siehe auch Abbildung A1 im Anhang) zeigt sich, dass alle Dimensionen einzeln aber auch in kombinierter Form auf die gesundheitliche Ungleichheit wirken.[5] Die Bewältigungsressourcen sind zum Beispiel direkt mit der gesundheitlichen Ungleichheit verbunden, wirken jedoch auch indirekt, da sie das Gesundheitsverhalten beeinflussen. Das Modell von Elkeles und Mielck (1997) zeigt, dass Gesundheit durch gleichzeitiges

3 Selbstverständlich lassen sich aus den allgemeinen Faktoren auch Unterschiede zwischen Einheimischen und Migranten ableiten. Im Detail werden die Erklärungsfaktoren unter 2.4 mit der spezifischen Situation türkischer Migranten in Deutschland zusammengebracht.

4 Dies entspricht einer systematischen Annäherung an das Thema. Zuerst werden Gesundheit und Migration getrennt betrachtet, bevor beide Themenbereiche zusammengebracht werden.

5 Eine Schwachstelle des Modells von Elkeles und Mielck (1997) ist, dass es keine Aussagen über die Stärke der Zusammenhänge zulässt. In der grafischen Darstellung ihres Modells (im Anhang Abbildung A1) werden die unterschiedlichen Dimensionen gesundheitlicher Ungleichheit durch Pfeile in Zusammenhang zueinander und mit dem Gesundheitsstatus gesetzt. Da alle Pfeile die gleiche Struktur aufweisen, lassen sich anhand der Abbildung keine Schlüsse hinsichtlich der Stärke der Effekte ziehen.

Wirken ganz unterschiedlicher Faktoren definiert wird und nicht nur die gesundheitlichen Belastungen an sich ein Problem darstellen. Vielmehr spielt das Zusammenwirken zwischen gesundheitlichen Belastungen und Bewältigungsressourcen eine entscheidende Rolle. Fehlende Ressourcen resultieren dabei in Belastungen, sodass beide Dimensionen stark miteinander verknüpft sind. Da die beiden Dimensionen nicht klar von einander zu trennen sind, siedeln auch Elkeles und Mielck (1997) sie nah beieinander an (siehe Abbildung A1 im Anhang). Im weiteren Verlauf der vorliegenden Arbeit wird davon abgesehen, beide Dimensionen explizit zu trennen. Anhand des Modells von Elkeles und Mielck wird klar, dass gesundheitliche Ungleichheit nicht nur durch soziale Ungleichheit entsteht bzw. mit dem jeweiligen sozioökonomischen Status des Individuums assoziiert ist, sondern, dass ebenso andere Faktoren (wie das Gesundheitsverhalten) wirken.

Bevor neben den hier (Tabelle 1) betrachteten Dimensionen gesundheitlicher Ungleichheit auch der Prozess der Migration und der Migrationsstatus Berücksichtigung finden (Abschnitt 2.1.5 und 2.1.6), werden im Folgenden (2.1.1 bis 2.1.4) die allgemeinen Dimensionen genauer beleuchtet und ihr Zusammenhang zu Gesundheit dargelegt. Die Forschungsresultate sind vielfältig. Daher wurde darauf geachtet, hauptsächlich Ergebnisse darzustellen, die für die Unterschiede zwischen Migranten und Einheimischen eine wesentliche Rolle spielen. Die einzelnen Dimensionen werden außerdem in relativer Kürze und immer mit Blick auf die spezifische Situation von Migranten behandelt, da die allgemeine gesundheitliche Ungleichheit in der Gesellschaft nicht im Vordergrund der Analyse steht.[6]

2.1.1 Der sozioökonomische Status und der Gesundheitszustand

Die soziale Schicht nimmt bei der Beschreibung gesundheitlicher Ungleichheit eine herausragende Stellung ein, da ihr (größtenteils indirekter) Einfluss auf Morbidität und Mortalität in der epidemiologischen Forschung als bestätigt gilt (z.B. Macintyre 1997; Mackenbach/Kunst 1997; Marmot u.a. 1997; Mielck/Helmert 1994).[7] Die soziale Schicht einer

6 Vielmehr werden die unter 2.1.1 bis 2.1.4 behandelten Determinanten gesundheitlicher Ungleichheit im Rahmen der empirischen Analysen in dieser Arbeit hauptsächlich als Kontrollvariablen verwendet.

7 Einleitend sei angemerkt, dass in der sozialwissenschaftlichen Forschung die Diskussion noch anhält, wie man eine Gesellschaft zu Forschungszwecken unterteilen sollte und ob

Person wird dabei durch das Bildungsniveau, die berufliche Stellung und das Einkommen definiert. In der epidemiologischen Forschung werden die Indikatoren entweder separat zur Analyse herangezogen oder in einem Index vereint (siehe z.B. Winkler 1998). Im Modell von Elkeles und Mielck (1997) zeigt sich, dass die Merkmale der sozialen Schicht (Bildung, berufliche Stellung, Einkommen) hauptsächlich indirekt (vermittelt durch andere Faktoren) auf die Gesundheit von Individuen wirken. Ein Beispiel für einen indirekten Effekt wäre der Zusammenhang zwischen dem sozioökonomischen Status, den Arbeitsbedingungen und dem Gesundheitsstatus. Personen mit niedriger Bildung gehen häufiger körperlich anstrengender Arbeit nach als Personen mit einem mittleren oder hohen Bildungsniveau. Diese anstrengenden Arbeitsbedingungen können sich dann negativ auf den Gesundheitsstatus auswirken. Personen mit einem niedrigen Bildungsstand und/oder einer niedrigen beruflichen Stellung und/oder einem geringen Einkommen weisen insgesamt einen schlechteren Gesundheitszustand auf als Personen in höheren sozialen Schichten.

Das Bildungsniveau scheint dabei insbesondere auf das Gesundheitsverhalten (inklusive Teilnahme an Vorsorge- und Präventionsleistungen) zu wirken (Klein 1999; Klein u.a. 2001, Daten der MONICA Studie).[8] So zeigen zum Beispiel Ross und Wu (1995), dass höher gebildete Personen weniger rauchen, sich häufiger sportlich betätigen und häufiger an Vorsorgeuntersuchungen teilnehmen. Klein u.a. (2001) kommen außerdem zu dem Ergebnis, dass Alkoholkonsum in niedrigeren Bildungsschichten das Mortalitätsrisiko stärker erhöht als in hohen Bildungsschichten. Die berufliche Position spiegelt die Arbeitsbedingungen wider. Personen in höheren beruflichen Positionen weisen einen besseren Gesundheitsstatus auf als Personen in niedrigen beruflichen Positionen (siehe z.B. Mielck 2000: 88). Dies hängt zum einen damit zusammen, dass in höheren beruflichen Positionen die körperlichen Belastungen geringer sind. Zum anderen tritt hier

---

der Begriff Sozialschicht (als vertikale soziale Ungleichheit) sinnvoll ist (Wolf 1998). Bisher wurde jedoch kein Modell gefunden, welches das Modell der Schichtstrukturen in geeignetem Maße ablösen könnte (Hüttner 1998). Die Begriffe soziale Schicht und sozioökonomischer Status werden im Folgenden synonym verwendet.

8 Als Gesundheitsverhalten wird in der vorliegenden Arbeit ganz allgemein Verhalten bezeichnet, dass die Gesundheit positiv oder negativ beeinflussen kann. Dies wäre z.B. Rauchen oder körperliche Betätigung wie Sport. MONICA steht für *multinational MONItoring of trends and determinants in CArdiovascular disease*. Die Daten wurden in 21 Ländern erhoben. Das MONICA-Projekt wurde von der WHO initiiert. Für weitere Informationen siehe www.ktl.fi/monica.

bei der Arbeit weniger Monotonie auf und es besteht eine höhere Arbeitsplatzsicherheit (Bauer u.a. 2009). Es können sich variierende Gesundheitsrisiken für Frauen und Männer ergeben, da diese in unterschiedlichen Berufsfeldern arbeiten (Artazcoz u.a. 2004).

Des Weiteren ist zu beachten, dass Erwerbstätige häufig einen besseren Gesundheitszustand aufweisen als Erwerbslose (Schneider 2002). Arbeitslosigkeit kann in diesem Sinne als eine mögliche Ausprägung der beruflichen Position verstanden werden. Es könnte sein, dass für den Gesundheitsstatus nicht so sehr die berufliche Position eine Rolle spielt, sondern vielmehr die Tatsache, ob die beobachtete Person überhaupt Arbeit hat. Dass Arbeitslosigkeit in einem negativen Zusammenhang mit Gesundheit steht, zeigt zum Beispiel eine Arbeit von Grobe und Schwartz (2003). Arbeitslosigkeit wirkt sich dabei sowohl auf die materiellen Ressourcen (wie Einkommen) zur Bewältigung gesundheitlicher Probleme als auch auf die psychische Verfassung der Betroffenen aus. Insbesondere langfristige Arbeitslosigkeit ist mit psychischen und physischen gesundheitlichen Problemen assoziiert (ebd.). Im Rahmen dieser Arbeit wird die Art des Arbeitsvertrags (unbefristet oder befristet) als ein weiterer Aspekt der beruflichen Stellung behandelt. Ein unbefristeter Vertrag geht mit beruflicher Sicherheit und einer gefestigten Stellung im Berufsleben einher und ist somit möglicherweise mit einer guten Gesundheit assoziiert.[9] Die Art des Arbeitsvertrags (permanent, zeitlich begrenzt, kein Vertrag) wird von Sousa u.a. (2010) genutzt, um den subjektiven Gesundheitsstatus und die mentale Gesundheit von spanischen Einheimischen sowie Migranten in Spanien zu erklären. Das genaue Zusammenspiel zwischen den Arbeitsbedingungen und der Gesundheit wird im folgenden Abschnitt (2.1.2) thematisiert.

Der Einfluss des Einkommens auf die Gesundheit ist vielschichtig. Es gibt, zu einem gewissen Grad, die Möglichkeiten zur eigenen Lebensgestaltung vor (Schneider 2002). Als finanzielle Ressource kann es mitbestimmend dafür sein, ob Menschen ihr Leben gesund oder weniger gesund gestalten, wie sie im Fall von Erkrankung mit dieser umgehen können und ob materielle Möglichkeiten zur Gesundheitserhaltung (wie Kuren, Heilbehandlungen, Zusatzleistungen etc.) gegeben sind (Hüttner 1998).

Hinsichtlich des Zusammenhangs von sozioökonomischem Status und Gesundheit spricht man von einem Schichtgradienten. Das heißt, der Ge-

9 So kann die Vertragsart als Teil des sozioökonomischen Status betrachtet werden. Ein unbefristeter Vertrag sichert die Stellung im beruflichen Umfeld und kann in positivem Zusammenhang mit den Arbeitsbedingungen stehen.

sundheitsstatus wird bei steigender sozialer Schicht kontinuierlich besser oder anders formuliert: Je niedriger die soziale Stellung, desto höher das Risiko zu erkranken und umso geringer die Lebenserwartung. Somit ist der Zusammenhang ein gesamtgesellschaftliches Phänomen und beschränkt sich nicht auf die unteren sozialen Schichten. Diese Schichtgradienten lassen sich gleichermaßen für das Bildungsniveau, die berufliche Stellung und das Einkommen finden (z.B. Siegrist 2005). Bei der Auseinandersetzung mit dem Einfluss der sozialen Schicht auf die Gesundheit, stellt sich auch die Frage, ob nicht umgekehrt auch Krankheit auf den sozialen Status wirkt. Lampert und Kroll (2005) sprechen daher von der Kausationshypothese, wenn sich die soziale Schicht auf die Gesundheit auswirkt und von der Selektionshypothese, wenn Krankheit zu sozialem Abstieg führt. In der Literatur lassen sich weitaus häufiger Belege für die Kausationshypothese finden, sodass ihr ein höheres Gewicht zukommt. Dies zeigt sich ebenso in Tabelle 1. Siegrist (2001) und Smith u.a. (1994) stufen die Selektionshypothese als vernachlässigbaren Faktor bei der Erklärung gesundheitlicher Ungleichheit ein. Daher soll die Kausationshypothese im Fokus der vorliegenden Arbeit stehen.

Schon im *Black Report*, einer der ersten Veröffentlichungen, in der sich die Autoren im Detail mit der Beschreibung gesundheitlicher Ungleichheit auseinander gesetzt haben (siehe Department of Health and Social Security 1980; Townsend u.a. 1992), wurden materielle Faktoren als ein wichtiger Erklärungsansatz aufgeführt. Unter den materiellen Bedingungen lassen sich dabei Bildung, berufliche Stellung und Einkommen (klassische Merkmale der sozialen Schicht) genauso zusammenfassen wie Arbeits- und Wohnbedingungen, welche im folgenden Abschnitt diskutiert werden.

2.1.2 Unterschiede in den gesundheitlichen Belastungen und Bewältigungsressourcen

Gesundheitliche Belastungen und Bewältigungsressourcen werden im Rahmen dieser Arbeit als zwei Teilbereiche einer größeren Dimension berücksichtigt. Beispielhaft lässt sich dies an den Wohnbedingungen bzw. dem Wohnumfeld darlegen. Eine schlecht ausgestattete Wohnung (fehlende Heizmöglichkeiten, Feuchtigkeit, Schimmel etc.) oder ein schlechtes Wohnumfeld (z.B. Lärm, Luftverschmutzung) ist ein Gesundheitsrisiko und somit eine Belastung. Gut ausgestatteter Wohnraum (auch ausreichend Wohnraum für alle Familienmitglieder) oder ein positives Wohnumfeld (z.B. Nähe zu Grünanlagen/Freizeitmöglichkeiten, saubere Luft) kann hingegen eine Bewältigungsressource sein. Dies gilt größtenteils für alle hier betrachteten Faktoren, auch wenn die einhergehenden Belastungen und Bewältigungsressourcen nicht immer in gleichem Maße dargestellt werden. Im Weiteren wird zusammenfassend vornehmlich von den Bewältigungsressourcen die Rede sein.

Arbeits- und Wohnbedingungen

Zu den Unterschieden in den gesundheitlichen Belastungen zählen sowohl direkte Einflüsse auf die physische Gesundheit durch bestimmte Arbeits- und Wohnbedingungen als auch psychische Belastungen, die sich insbesondere aus den Arbeitsbedingungen ergeben können (Siegrist 2005). Die Wohnbedingungen werden bisher nur begrenzt in epidemiologischen Untersuchungen zur Erklärung von Gesundheitszuständen herangezogen, auch weil oft in den zugrunde liegenden Datensätzen Angaben dazu fehlen. Es kann davon ausgegangen werden, dass sie Unterschiede im Gesundheitsstatus erklären können. Dabei kann der Wohnraum indirekt und direkt auf die Gesundheit wirken (Bonnefoy, Braubach, Krapavickaite u.a. 2003; Bonnefoy, Braubach, Moissonnier u.a. 2003; Lowry 1991; Shaw 2004). Fuller-Thomson u.a. (2000) beschreiben in ihrer Metastudie die unterschiedlichen Möglichkeiten, wie sich das Wohnumfeld auf die Gesundheit auswirken kann. Sie nennen dabei chemische (wie Asbest) und biologische Expositionen (wie Schimmel) sowie physische (wie Sicherheit des Hauses oder Grad der Luftverschmutzung), soziale, ökonomische und kulturelle (wie Eigentum/Miete des Wohnraums) Faktoren. Im Detail sollen die unterschiedlichen Faktoren hier nicht dargelegt werden. In der Regel lassen sich in sozialwissenschaftlichen Untersuchungen nur soziale und ökonomische Faktoren erfassen. Sofern diese Informationen zum Wohnraum vorliegen, sollte die Wohnfläche pro Haushaltsmitglied oder der Zustand der Wohnung/des Hauses in epidemiologischen Untersuchungen zur gesundheitlichen Ungleichheit berücksichtigt werden.

Die Arbeitsbedingungen finden vermehrt Eingang in die Modelle zur Erklärung gesundheitlicher Ungleichheit. Mielck (2005) beschreibt in seiner Arbeit einen direkten und indirekten Einfluss von Arbeitsbedingungen auf den Gesundheitszustand. Zum einen wirken sich körperlich schwere Arbeit, Umgebungseinflüsse wie Lärm und psychische Belastungen wie Termindruck und Eintönigkeit direkt negativ auf die Gesundheit aus. Zum anderen vermindert eine körperlich schwere Arbeit möglicherweise die sportliche Betätigung in der Freizeit. Dieser zweite, indirekte Einfluss soll hier jedoch vernachlässigt werden, dieser dürfte sich empirisch nicht überprüfen lassen, da potenzielle sportliche Betätigung nur schwer erhoben werden kann. Während der Einfluss der physischen Arbeitsbelastungen auf die Gesundheit eindeutig und direkt ist, sind die Auswirkungen psychischer Belastungen auf den Gesundheitszustand langfristig angelegt und schwer nachweisbar. Die physischen Belastungen in der Arbeitswelt nehmen immer mehr ab, während psychische Anforderungen ansteigen (Theorell 2000). Auf die psychischen Belastungen in der Arbeitswelt soll hier genauer eingegangen werden.

Stress im Alltag hängt häufig mit den Arbeitsbedingungen zusammen. Dass sich arbeitsbedingter Stress negativ auf das psychische Wohlbefinden auswirkt, zeigen verschiedene Untersuchungen (de Jonge u.a. 2000; Johnson/Hall 1988; Landsbergis u.a. 1992). Das in der Literatur etablierte *Job Strain*-Modell von Karasek (1979) zur Beschreibung von beruflichen Belastungserfahrungen bringt die gesundheitsrelevanten Arbeitsbelastungen in Zusammenhang mit den beruflichen Anforderungen sowie den Kontroll- und Einflusschancen auf die Organisation und die Inhalte der Arbeit. Das Modell wurde von Karasek und Theorell später erweitert und wird in ihrem gemeinsam publizierten Buch (1990) detailliert besprochen.

Wie in Abbildung 1 zu sehen ist, wirken sich hohe Anforderung und niedrige Kontrollmöglichkeiten dabei negativ auf den Gesundheitsstatus aus. Sind die Kontrollmöglichkeiten hingegen höher und kann die Person somit direkt Einfluss auf die eigene Arbeit nehmen, sinkt die psychische Belastung. Nach dem Modell von Karasek steigern hohe Anforderungen in Kombination mit hohen Kontrollmöglichkeiten die Arbeitsaktivität und die Lernmotivation. Für weitere Ergebnisse zum Zusammenhang zwischen subjektiver Gesundheit und den physischen sowie psychischen Arbeitsbedingungen siehe Bauer u.a. (2009).

Siegrist beschäftigt sich in besonderem Maße mit dem Zusammenhang zwischen den psychosozialen Ressourcen und der Gesundheit in Deutschland (siehe z.B. Siegrist 2005; Siegrist u.a. 2004). Dabei wurde speziell sein Modell der beruflichen Gratifikationskrisen bekannt, welches auf dem *Job Strain*-Modell aufbaut. Es beschreibt das Missverhältnis zwischen Arbeitsbelastung und Belohnung. Geringe Mitbestimmung am Arbeitsplatz, Eintönigkeit der Arbeit, Angst vor dem Verlust des Arbeitsplatzes und andere Faktoren führen zusammen mit geringer Be-/Entlohnung und Anerkennung zu erhöhten psychischen Belastungen. Es lässt sich ableiten, dass Gratifikationskrisen insbesondere für Personen mit geringer beruflicher Qualifikation eine Rolle spielen, da diese häufiger auf Jobs mit niedrigem Einkommen und geringer Mitbestimmung (also geringer Be- und Entlohnung) angewiesen sind.

Abbildung 1: Job Strain-Modell nach Karasek

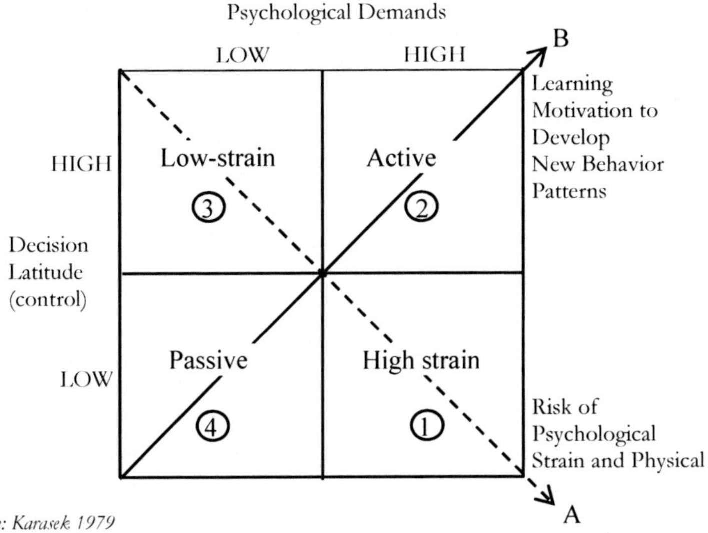

Quelle: Karasek 1979

Es ist davon auszugehen, dass Personen in niedrigeren sozialen Schichten doppelt benachteiligt sind, da sie stärker von psychisch belastenden Problemen wie finanziellen Sorgen, Angst vor dem Verlust des Arbeitsplatzes etc. betroffen sind und mit diesen Problemen des Weiteren schlechter umgehen können als Personen in den höheren sozialen Schichten (Mielck 2005). Hier zeigt sich, wie stark die soziale Schicht indirekt auf den physischen und psychischen Gesundheitszustand von Individuen wirkt. Wichtig ist, dass der Gesundheitszustand nicht nur von den objektiven Belastungen, sondern auch von den Möglichkeiten mit diesen umzugehen, abhängt. Außerdem spielt die eigene Mitbestimmung bzw. die Kontrollmöglichkeit in unterschiedlichen Lebensbereichen eine wichtige Rolle. Dies zeigt sich hinsichtlich des Zusammenhangs zwischen der Gesundheit und dem beruflichen Umfeld in den Arbeiten von Karasek (1979; Karasek/Theorell 1990) und Siegrist (2005; Siegrist u.a. 2004), kann aber darüber hinaus ebenso für andere Lebensbereiche angenommen werden. Die Kontrollmöglichkeiten und ein damit einhergehendes Kohärenzgefühl werden im folgenden Abschnitt genauer erläutert. Außerdem wird das Vertrauen gegenüber anderen Menschen thematisiert.

Kohärenzgefühl, Kontrollüberzeugung und Vertrauen

Mit seinem von Antonovsky (z.B. 1993, 1987) übernommenen Konzept des *Sense of Coherence* beschreibt Geyer (1997), dass Personen, die sich problemlos in der Welt zurechtfinden, ihr Leben als selbstbestimmt betrachten und somit ein hohes Kohärenzgefühl aufweisen, Probleme im Alltag besser bewältigen können als Personen mit niedrigem Kohärenzgefühl. Im Rahmen der epidemiologischen Forschung wird dieses Konzept bisher nur spärlich zur Erklärung gesundheitlicher Ungleichheiten herangezogen. Das Kohärenzgefühl scheint positiv mit dem Gesundheitsstatus einer Person assoziiert zu sein (ebd.; Söderfeldt u.a. 2000). Es wird davon ausgegangen, dass Personen mit hohem Kohärenzgefühl Stress besser bewältigen können und sich dieser daher in geringerem Ausmaß negativ auf ihre Gesundheit auswirkt als bei Personen, die ein geringeres Kohärenzgefühl haben (Smith/Meyers 1997). So finden Nielsen und Hansson (2007) einen Zusammenhang zwischen dem Kohärenzgefühl und der Stressbewältigung für die Gesundheit von jugendlichen Mädchen in einer dänischen Studie, während Moksnes u.a. (2011) in einer Studie mit norwegischen Jugendlichen diesen Zusammenhang nicht nachweisen können. Ein hohes Kohärenzgefühl kann als Bewältigungsressource betrachtet werden. Insofern es fehlt, kann dies wiederum zu einer gesundheitlichen Belastung führen.[10]

Das Kohärenzgefühl scheint dabei eng mit der Kontrollüberzeugung verknüpft zu sein. Die Annahme das Leben selbst bestimmen zu können, ist für die Bewältigung von Krisen, zu denen Krankheit zählt, von hoher Bedeutung. Dabei ist zum einen die allgemeine Kontrolle über das Leben, zum anderen die Kontrolle über die gesundheitliche Lage für den Gesundheitsstatus relevant (Poortinga u.a. 2008). Die Überzeugung die eigene Gesundheit mitbestimmen zu können, scheint insbesondere einen Einfluss auf das Gesundheitsverhalten zu haben. So finden Steptoe und Wardle (2001), dass höhere Kontrollüberzeugung mit gesünderem Verhalten assoziiert ist. Sie nutzen dabei zehn verschiedene Indikatoren für gesund-

10 Zur Messung des Kohärenzgefühls siehe Antonovsky (1993), Lundberg und Nyström Peck (1995), Schumann u.a. (2003) sowie Eriksson und Lindström (2005).

heitsförderndes Verhalten (z.B. sportliche Betätigung oder die Frequenz des Fruchtverzehrs).

Neben dem Selbstbild können die eigene Verortung im sozialen Kontext sowie die Sicht auf die Mitmenschen einen Effekt auf die eigene Gesundheit haben. Auch wenn in der Forschung bisher kein Konsens darüber besteht, wie Sozialkapital gemessen werden soll (Nieminen u.a. 2008), wird häufig das Vertrauen gegenüber anderen Menschen als ein Teil betrachtet (siehe z.B. Kawachi u.a. 1997; Veenstra 2000). Darüber hinaus werden als Sozialkapital gemeinhin die unterschiedlichen Ressourcen bezeichnet, die damit verbunden sind, Teil eines sozialen Netzwerkes zu sein. Das heißt, Sozialkapital bezeichnet den Gewinn, der sich aus der Interaktion mit anderen Menschen ergibt. So schreibt zum Beispiel Bourdieu (1986: 248):

»Social capital is the aggregate of the actual or potential resources which are linked to possession of a durable network of more or less institutionalized relationships of mutual acquaintance and recognition – or in other words, to membership in a group – which provides each of its members with the backing of the collectivity-owned capital, [...]«.

Für eine Übersicht über die vielfältigen Definitionen von Sozialkapital siehe Adler und Kwon (2002) sowie Portes (1998).

Verschiedene Studien konnten zeigen, dass höheres Vertrauen mit einer besseren Gesundheit einhergeht (Giordano/Lindström 2010; Nieminen u.a. 2010). Die zugrunde liegenden Wirkungsmechanismen sind aber weitestgehend ungeklärt. Interessant ist dabei, dass hohes Vertrauen häufiger bei Personen mit hoher Bildung und bei Personen, die in Partnerschaften leben, gefunden wird (Nieminen u.a. 2008). Insofern es die jeweiligen Daten zulassen, erscheint es sinnvoll, das Kohärenzgefühl, die Kontrollüberzeugung und das Vertrauen der Befragten zu berücksichtigen, um zu überprüfen, inwiefern Überzeugungen/Einstellungen und die Möglichkeit verschiedene Aspekte des Lebens selbst zu bestimmen einen Einfluss auf die subjektiv empfundene Gesundheit haben. Alle drei hier behandelten Faktoren (das Kohärenzgefühl, die Kontrollüberzeugung und das Vertrauen) werden in der Übersichtstabelle 1 nicht aufgeführt. Das heißt, in den dargestellten Arbeiten wurden diese Faktoren nicht explizit benannt. Schaut man sich jedoch die Arbeit von Siegrist (2001) genauer an, so zeigt sich, dass diese Faktoren unter den Begriff der psychosozialen Belastungen gezählt werden können. Auch sein Modell der Gratifikationskrisen beinhaltet diese Faktoren implizit.

Soziale Netzwerke, Familienstand und Religiosität

Dass die Einbindung in soziale Netzwerke als ein weiterer Aspekt des Sozialkapitals einer Person betrachtet werden kann, zeigt bereits das Zitat von Bourdieu (1986). In der Forschung werden bisher vornehmlich die positiven Auswirkungen von sozialen Netzwerken auf die Gesundheit diskutiert. Vorab sei aber erwähnt, dass sich auch negative Auswirkungen ergeben können, wenn zum Beispiel durch die Zugehörigkeit zu einem bestimmten Netzwerk oder einer sozialen Gruppe psychische Belastungen oder Druck in Richtung eines ungesunden Lebensstils entstehen, insbesondere gilt dies bei Jugendlichen (z.B. hinsichtlich des Rauchverhaltens). An dieser Stelle sollen jedoch die positiven Effekte in den Vordergrund gerückt werden. Jungbauer-Gans (2006) stellt fest, dass sich mit der Spannbreite des sozialen Netzwerkes der Gesundheitszustand stetig verbessert. Soziale Netzwerke beeinflussen die Gesundheit dabei auf verschiedene Arten. Zum einen wirken sie präventiv, indem sie psychischen Rückhalt geben (Hilfe bei Problemen, gemeinsame Aktivitäten wie Sport, Verminderung von Einsamkeit, Integration etc.), zum anderen können sie im Krankheitsfall unterstützend wirken (Hilfestellungen z.B. bei Arztbesuchen, Informationen etc.).[11] »Laien leisten damit einen wesentlichen Beitrag zur gesellschaftlichen Erhaltung von Gesundheit außerhalb und teilweise unabhängig von professionellen Versorgungssystemen.« (Faltermaier 2001: 97)

Zu beachten ist, dass zu den gesundheitsförderlichen sozialen Netzwerken auch die Familie zählt. Insbesondere für den Familienstand konnte ein Zusammenhang zur Morbidität und Mortalität nachgewiesen werden (Fors u.a. 2011; Verbrugge 1979). Verheiratete Personen leben im Vergleich zu geschiedenen, ledigen und verwitweten länger und gesünder. Dabei werden von Unger (2003) vier Erklärungsansätze für diese Unterschiede herangezogen: Verheiratete Partner sind ökonomisch besser gestellt, pflegen einen gesünderen Lebensstil und sind sozial besser integriert, was in einem emotional ausgeglichenen Zustand und in weniger Stress resultiert. Als vierten Punkt nennt er einen Selektionseffekt. Gesundheitliche Beeinträchtigungen können dahin gehend möglicherweise heiratshemmend wirken.[12] Diesen vierten Punkt hält Unger in einer späteren

11 Für eine genaue Betrachtung der Wirkungsmechanismen sozialer Netzwerke auf den Gesundheitszustand siehe Berkman (1984) sowie Berkman und Glass (2000).

12 Genauer werden die verschiedenen Erklärungsansätze zum Zusammenhang zwischen Morbidität/Mortalität und Familienstand bei Unger (2003) diskutiert.

Veröffentlichung (Unger 2007), welche auf Daten des Sozio-ökonomischen Panels beruht, für wesentlich bei der Erklärung des positiven Zusammenhangs zwischen Eheschließung und Gesundheit. Er geht davon aus, dass gesunde Menschen eine höhere Wahrscheinlichkeit haben zu heiraten. Andere Wissenschaftler beschreiben, dass der Effekt des Familienstandes auf die Gesundheit indirekt ist, das heißt, über Faktoren wie das Gesundheitsverhalten oder Ressourcen zur Stressbewältigung vermittelt wird (siehe z.B. Molloy u.a. 2009; Wyke/Ford 1992).

Die Religiosität eines Individuums kann ebenfalls zum breiten Feld des Sozialkapitals gezählt werden. Die regelmäßige Teilnahme an religiösen Veranstaltungen wird als Bewältigungsressource verstanden, weil sie die soziale Unterstützung erhöht, einen gesunden Lebensstil begünstigt und das Stressniveau reduziert (George u.a. 2002). Außerdem wurde eine Reduktion des Mortalitätsrisikos bei regelmäßiger Teilnahme an religiösen Veranstaltungen festgestellt (Strawbridge u.a. 1997). In diesem Sinne wird in der Forschung häufig ein indirekter Effekt der Religiosität auf die gesundheitliche Lage gemessen. Dies liegt auch daran, dass in sozialwissenschaftlichen Befragungen weitaus häufiger die Teilnahme an religiösen Veranstaltungen gemessen wird als die tatsächliche Religiosität des Individuums. Im Rahmen dieser Arbeit stehen die sozialen Ressourcen, welche mit Religiosität einhergehen im Vordergrund. Auf den darüber hinaus bestehenden Zusammenhang zwischen Religiosität/Spiritualität und Gesundheit wird hier nicht genauer eingegangen. Es sei auf Veröffentlichungen von Bucher (2007: 100 ff.), Ellison und Levin (1998) sowie Williams und Sternthal (2007) verwiesen, die sich explizit mit dem Zusammenhang zwischen Gesundheit und Religiosität bzw. der Teilnahme an religiösen Veranstaltungen auseinandersetzen.[13]

2.1.3 Unterschiede in der gesundheitlichen Versorgung

Unterschiede hinsichtlich der gesundheitlichen Versorgung lassen sich vornehmlich in Bezug auf die unterschiedliche Inanspruchnahme medizinischer Leistungen, speziell von Vorsorge-/Präventionsleistungen, die gesundheitliche Aufklärung und den Besuch von Fachärzten finden. Hier zeigt sich ein enger Zusammenhang zwischen der Inanspruchnahme

13 Unterschiede in der Religiosität zwischen Migranten und Einheimischen werden unter 2.4.2 dargelegt.

medizinischer Versorgung und der sozialen Schicht. Personen in der Oberschicht haben zum Beispiel den besten, Personen in der Unterschicht den schlechtesten Impfschutz (Röckl-Wiedmann u.a. 2002). Ein niedriges Einkommen kann sich dahin gehend auswirken, dass Zusatzleistungen (die selbst getragen werden müssen) vermieden werden oder der Besuch beim Arzt (z.B. aufgrund der Praxisgebühr)[14] zeitlich aufgeschoben wird. Bezug nehmend auf das Bildungsniveau wird in der Forschung davon ausgegangen, dass höher gebildete Personen besser über Krankheiten und ihre Heilung informiert sind und eine bessere Arzt-Patienten-Kommunikation möglich ist (Schneider 2002), die wiederum zu einer stärkeren Frequentierung von Ärzten führen kann. Die unterschiedliche Inanspruchnahme von Versorgung scheint jedoch nur zu einem kleinen Teil zur Erklärung gesundheitlicher Ungleichheit beizutragen (Jungbauer-Gans 2006).

Aus versorgungspolitischer Sicht ist neben der Inanspruchnahme also der Nachfrage auch das Angebot von medizinischer Versorgung relevant. Ein augenfälliges Beispiel ist die unterschiedliche Versorgung auf dem Land und in der Stadt. So ist die flächendeckende medizinische Versorgung, nicht in allen Regionen Deutschlands gewährleistet. Riesberg und Wörz (2008) beschreiben neben den geographischen Faktoren außerdem Versorgungsprobleme, die mit dem Kosten für medizinische Versorgung und der Organisation des Gesundheitssystems (Kostensenkung) zusammenhängen. Da die Angebotsseite im Rahmen der vorliegenden Arbeit nicht genauer thematisiert und untersucht wird, werden die bisherigen Forschungsergebnisse in diesem Gebiet nicht weiter ausgeführt. Das unterschiedliche Angebot und der damit einhergehende variierende Zugang zu medizinischer Versorgung in Deutschland dürften auch nur einen Teil der gesundheitlichen Ungleichheit erklären können, da, über die genannten strukturellen Schwierigkeiten hinaus, medizinische Versorgung für (fast) alle Personen mit legalem Aufenthaltsstatus gewährleistet ist.

2.1.4 Unterschiede beim Gesundheits- und Krankheitsverhalten

Es ist allgemein bekannt, dass Rauchen, übermäßiger Alkoholkonsum, ungesunde Ernährung und fehlende sportliche Betätigung (und daraus resultierend Übergewicht, Bluthochdruck, Hypercholesterinämie etc.) die

14 Diese Gebühr von zehn Euro wurde im Rahmen der gesetzlichen Krankenversorgung zwischen 2004 und 2010 beim Besuch eines (Zahn-)Arztes einmal im Quartal erhoben.

Gesundheit gefährden. Das Gesundheitsverhalten findet daher Eingang in die meisten epidemiologischen Modelle zur Erklärung gesundheitlicher Ungleichheit. Rauchen steht in negativem Zusammenhang mit Gesundheit und hängt zum Beispiel mit einer Vielzahl von Lungen- und Herz-Kreislauferkrankungen zusammen. Rauchen erhöht außerdem das Risiko an einer Krebserkrankungen zu versterben (siehe z.B. Himes 2011). Sportliche Aktivität hat sowohl kurz- als auch langfristig einen Effekt auf die physische und psychische Gesundheit (Hallal u.a. 2006). Ähnlich wie Rauchen ist die sportliche Aktivität dabei ein ganzheitlicher Einflussfaktor, das heißt, es werden ganz unterschiedliche Krankheitsbilder (kardiovaskuläre Erkrankungen, Diabetes, Krebs etc.) beeinflusst (Warburton u.a. 2006).

Das Gesundheitsverhalten scheint dabei in besonderem Maße mit der sozialen Schicht verknüpft zu sein (Jungbauer-Gans 2006). Personen in niedrigeren sozialen Schichten rauchen häufiger (Marmot/Shipley u.a. 1984; Mielck/Helmert 1994), sind in geringerem Ausmaß sportlich aktiv (Flohr 2004; Wolf 1998) und häufiger übergewichtig (Claßen 1994; Wolf 1998). Zu beachten ist, dass gesundheitsschädigendes Verhalten insbesondere dann einen negativen Einfluss auf die Gesundheit hat, wenn es kumuliert auftritt (z.B. Rauchen und ungesunde Ernährung). Gesundheitsrelevante Verhaltensweisen sind dabei in den allgemeinen Lebensstil einer Person eingebettet.[15]

2.1.5 Modelle zur Erklärung von Gesundheit unter Berücksichtigung von Migrationsstatus, ethnischer Zugehörigkeit und Kultur

Es gibt bisher kein umfassendes und etabliertes theoretisches Modell zur Erklärung des Zusammenhangs zwischen Migrationsstatus und Gesundheit. Aspekte der ethnischen Zugehörigkeit, der Migration oder der Kultur finden nur teilweise Eingang in epidemiologische Erklärungsmodelle. Einige dieser Modelle werden in diesem Abschnitt vorgestellt.[16] Ziel ist es

---

15 Dabei ist zu beachten, dass es bisher kein einheitliches Lebensstil-Konzept gibt. In der epidemiologischen Forschung wird mit dem Lebensstil vornehmlich das gesundheitsrelevante Verhalten verknüpft.

16 Weitere Arbeiten, die sich mit dem theoretischen Zusammenhang zwischen Migrationsstatus und Gesundheit beschäftigen, sind von Dressler u.a. (2005), Ercan (1994), Lorant/Bhopal (2011) sowie Uniken Venema u.a. (1995). Da in diesen Arbeiten, neben den bereits dargestellten Faktoren in Tabelle 2, keine zusätzlich relevanten Erklärungsfaktoren genannt werden, werden die Veröffentlichungen nicht im Detail besprochen.

dabei, die migrationsspezifischen Faktoren der gesundheitlichen Lage herauszuarbeiten. Dies sind Determinanten, die sich aus dem Migrationsprozess oder dem Migrantenstatus heraus ergeben. Daher wird in Tabelle 2 eine Trennung der Dimensionen gesundheitlicher Ungleichheit vorgenommen. Der obere Teil mit den allgemeinen Faktoren gesundheitlicher Ungleichheit (soziodemographische Faktoren, sozioökonomischer Status, gesundheitliche Belastungen, Bewältigungsressourcen, medizinische Versorgung und das Gesundheits-/Krankheitsverhalten) bleibt hier unberücksichtigt, da diese bevölkerungsübergreifenden Risikofaktoren bereits thematisiert wurden (siehe dazu 2.1.1 bis 2.1.4). Der Fokus liegt in diesem Abschnitt auf dem zweiten Teil von Tabelle 2.

Im Modell von Spallek und Razum (2008) lassen sich verschiedene Faktoren zur Erklärung der gesundheitlichen Lage finden, welche die spezifische Situation von Migranten berücksichtigen. Sie unterscheiden zwischen genetischen Unterschieden, der Situation im Herkunftsland, dem Migrationsprozess und der Situation im Zielland. Ein Fokus ihrer Arbeit liegt dabei auf dem Lebenslauf der Migranten, das heißt, sie beschäftigen sich mit der zeitlichen Entwicklung des Gesundheitsstatus und bringen diese mit unterschiedlichen Ereignissen im Lebenslauf in Verbindung (siehe Anhang, Abbildung A2).

Ein weiteres Beispiel für die theoretische Auseinandersetzung mit der Gesundheit von Migranten ist die Arbeit von Faltermaier (2001). Er gibt einleitend sechs Dimensionen an, die bei der Erklärung ethnischer Unterschiede im Gesundheitszustand diskutiert werden: biologische/genetische Faktoren, die materielle Lage, kulturelle Faktoren, soziale Marginalisierung/Diskriminierung, der Migrationsprozess und die gesundheitliche Versorgung. Im weiteren Verlauf seines Artikels präzisiert er diese (siehe Tabelle 2 und Abbildung A3 im Anhang).

Während Faltermaier (2001) in seiner Veröffentlichung die kausalen Zusammenhänge bzw. die Stärke der Assoziation der verschiedenen Faktoren mit Gesundheit nicht explizit ausführt, gibt House (2002) die vermutete Stärke und die Verbindungen zwischen ethnischer Zugehörigkeit und Gesundheit an. House beachtet dabei ebenso die Mediatorrolle einzelner Determinanten. Den direkten Effekt von Geschlecht auf Gesundheit sieht er zum Beispiel als relativ gering an, schreibt dem Geschlecht jedoch einen starken Einfluss auf den sozioökonomischen Status zu, welcher wiederum indirekt – über medizinische Versorgung, psychosoziale Risikofaktoren und Umweltbedingungen – auf die Gesundheit wirkt (siehe auch Anhang

Abbildung A4). In Tabelle 2 werden alle Faktoren als gleichwertig behandelt und die kausalen Zusammenhänge bleiben vorerst unberücksichtigt. Die Originaldarstellungen der entsprechenden Modelle sind, sofern vorhanden, im Anhang zu finden (siehe Abbildung A2 bis A5).

Da die generellen und migrationsspezifischen Faktoren gesundheitlicher Ungleichheit vielfältig miteinander verknüpft sind, wird ein Teil der betrachteten Dimensionen auch in den allgemeinen Modellen zur Erklärung der gesundheitlichen Ungleichheit benannt (siehe Abschnitt 2.1).

Tabelle 2: Determinanten zur Erklärung gesundheitlicher Ungleichheit zwischen Migranten und Einheimischen, verschiedene Modelle

	Spallek/ Razum (2008)	*Faltermaier (2001)*	*House (2002)*	*Schenk (2007)*	*Smaje (1996)*
allgemein					
soziodemographische Faktoren		Geschlecht, Alter	Geschlecht		
sozioökonomischer Status	sozialer Status	materielle Lage, Bildung, beruflicher Status, Lebenswelt	sozioökonomischer Status	soziale Lage	ökonomische Situation
gesundheitliche Belastungen			physische/ chemische und soziale Umweltbedingungen	wohnräumliche Segregation	
Bewältigungsressourcen		ökologische Umwelt, soziale Beziehungen/ Netzwerke, Ressourcen (personal, sozial, materiell, kulturell)	soziale Beziehungen und Unterstützung, soziale Rollen und Aktivitäten	soziale Ressourcen	
medizinische Versorgung	Zugangsbarrieren	gesundheitliche Versorgung	medizinische Versorgung/ Versicherung	Zugang, Inanspruchnahme	
Gesundheits- und Krankheitsverhalten		Gesundheitshandeln, Konzepte von Krankheit und Gesundheit	Gesundheitsverhalten	Gesundheitsverhalten	

Quelle: Spallek/Razum 2008; Faltermaier 2001; House 2002; Schenk 2007; Smaje 1996, eigene Darstellung

Tabelle 2: – fortgesetzt –

	Spallek/ Razum (2008)	*Faltermaier (2001)*	*House (2002)*	*Schenk (2007)*	*Smaje (1996)*
		migrationsspezifisch			
biologische Faktoren	genetische Unterschiede	biologische/ genetische Faktoren	(psychologische Disposition)	biologische/ genetische Faktoren	biologische/ genetische Faktoren
Migrationsprozess/ Migrantenstatus	Migrationsprozess	Migrationsprozess, soziale Marginalisierung und Diskriminierung	chronischer/ akuter Stress	Bedingungen im Herkunftsland, Migrationsstress, *Healthy migrant*-Effekt, Minderheitenstatus	Bedingungen im Herkunftsland, Selektion, Erfahrungen/Erwartungen, Rassismus/Diskriminierung
kulturelle Faktoren	Akkulturation	soziale und kulturelle Identität			Verhalten, Einstellungen, Werte, Orientierungen, Familienkultur, Religion
Bedingungen im Herkunfts- und Aufnahmeland	Situation im Herkunfts- und Aufnahmeland, rechtliche Lage		soziale, politische und ökonomische Bedingungen	Bedingungen im Herkunftsland, rechtliche Lage im Aufnahmeland	

Quelle: Spallek/Razum 2008; Faltermaier 2001; House 2002; Schenk 2007; Smaje 1996, eigene Darstellung

So weisen türkische Migranten zum Beispiel häufiger einen niedrigen sozialen Status auf, was ihr Erkrankungsrisiko eventuell erhöht (siehe dazu 2.4). Schenk (2007) spricht dabei von einem Unterschichtungseffekt.[17] Während der sozioökonomische Status ein allgemeiner Faktor gesundheitlicher Ungleichheit ist und der Migrationsprozess nur für Migranten einen Einfluss auf die Gesundheit haben kann, können andere Bereiche wie zum Beispiel die medizinische Versorgung nicht klar zugeordnet werden. Dies zeigt sich hinsichtlich der Nutzung von medizinischen Leistungen. Auch innerhalb

17 Der Begriff der Unterschichtung wird auch anders verwendet. Im Gegensatz zu Schenk (2007) bezeichnet Hoffmann-Nowotny (1978) die Migration aus wirtschaftlich weniger entwickelten Regionen in höher entwickelte Länder als Unterschichtung. Er betrachtet dabei die Aufnahmegesellschaft und geht davon aus, dass eine Vielzahl von Migranten mit niedrigem sozialem Status, die soziale Struktur im Aufnahmeland negativ beeinflusst. Soweit bekannt, hat diese negativ wertende Betrachtung von Migration (siehe ebenfalls Hoffmann-Nowotny 1973), jedoch in der wissenschaftlichen Literatur keinen großen Stellenwert eingenommen.

der einheimischen Gesellschaft variiert die Inanspruchnahme: Personen mit niedrigem sozialen Status suchen häufiger einen Allgemeinmediziner jedoch seltener einen Facharzt auf als Personen in höherer sozialer Schicht (Röckl-Wiedmann u.a. 2002; Thode u.a. 2005). Für Migranten wird die Inanspruchnahme zusätzlich durch Sprachbarrieren oder fehlende Kenntnis des Gesundheitssystems beeinflusst. Dies kann in einer geringeren Frequentierung von Ärzten resultieren. Auch wenn medizinische Versorgung in Deutschland fast lückenlos gewährleistet ist, können sich also strukturelle Unterschiede zwischen Migranten und Einheimischen ergeben.[18]

Allgemein betrachtet können die als migrationsspezifisch bezeichneten Faktoren auch den Gesundheitszustand der einheimischen Bevölkerung beeinflussen: zum Beispiel können Einheimische und Migranten gleichermaßen eine bestimmte genetische Disposition aufweisen. Einige Faktoren weisen jedoch nur für Migranten eine Variation auf. So sind die Bedingungen im Herkunftsland nur für Migranten erfassbar. Wenn im Folgenden also von migrationsspezifischen Determinanten der gesundheitlichen Lage die Rede ist, sind damit Faktoren gemeint, die besonders gut geeignet sind, um die Unterschiede zwischen Einheimischen und Migranten zu erklären und die des Weiteren mit dem Prozess der Migration verknüpft sind. Unter 2.4 werden die allgemeinen und speziellen Risikofaktoren bei der Generierung der Hypothesen zusammengeführt.[19]

Biologische und genetische Faktoren

Die genetische Disposition oder biologische Faktoren werden in Modellen zur Erklärung gesundheitlicher Ungleichheit bisher kaum zur Analyse herangezogen. Neuere Entwicklungen zeigen jedoch, dass das Interesse, soziale und biologische Erklärungsfaktoren zusammenzubringen, steigt und sich ein neues Forschungsfeld entwickelt (siehe z.B. Cacioppo u.a. 2000). Diese Verknüpfung kann insbesondere für Migranten hinsichtlich der gesundheitlichen Lage und spezifischer Gesundheitsrisiken eine Rolle spielen. So wird im Rahmen der *thrifty gene hypothesis* (Neel 1962; Osei 1999) thematisiert, inwiefern zum Beispiel das Risiko an Diabetes zu erkranken mit einem Wohnortswechsel von einem Entwicklungsland in ein Industrieland zusammenhängt. Cacioppo u.a. (2000: 831) schreiben:

18 Unter 2.4.3 werden die entsprechenden Forschungsergebnisse dargestellt.

19 Dort wird dargelegt, wie sich z.B. die schlechtere soziale Lage der Migranten auf den Gesundheitszustand auswirken kann.

»... the ›thrifty gene‹ hypothesis—that across generations, individuals who were most likely to survive the hardship and food and water deprivation of developing countries inherited a gene (or set of genes) that conserved energy. Those who were constitutionally characterized by high insulin levels, low metabolism, high fat storage, and insulin resistance were more likely to survive these severe conditions. Migration from traditional lifestyles and environments to more sedentary lifestyles and calorie-dense environments has, therefore, been posited to increase the likelihood of obesity, Type 2 diabetes, and related diseases.«

Genetische Dispositionen werden auch beim Auftreten bestimmter Erkrankungen relevant. Die Thalassämie (Störung der roten Blutkörperchen) tritt zum Beispiel hauptsächlich bei Personen aus dem Mittelmeerraum auf, während die Sichelzellenanämie nahezu ausschließlich bei Personen aus bestimmten Regionen Afrikas verbreitet ist. Die genetische Disposition und biologische Faktoren lassen sich auf Basis der vorliegenden Daten bisher nicht empirisch untersuchen. Außerdem treten die zuletzt genannten Krankheiten vergleichsweise selten auf und sind für türkische Migranten nur bedingt relevant. Daher werden biologische und genetische Faktoren im weiteren Verlauf dieser Arbeit nicht explizit berücksichtigt.

Der Migrationsprozess und der Migrantenstatus

Weitaus wichtiger für die gesundheitliche Lage von Einwanderern sind Faktoren, die mit dem Migrationsprozess und dem Status des Migranten assoziiert sind. Llácer u.a. (2007: ii6) schreiben:

»In studying the determinants of health in migrant populations, it is important to consider the entire migratory trajectory—that is, determinants in origin, transit and destination and the widespread notion that health determinants have a hierarchical structure, ranging from the more distal and contextual, such as the socioeconomic conditions prevailing in the countries of origin and host countries, to the more proximal and individual, such as newly adopted health behaviours.«

Tabelle 2 zeigt, dass von unterschiedlichen Wissenschaftlern in diesem Bereich diverse Faktoren genannt werden. Razum und Kollegen thematisieren den Übergang von Herkunfts- zur Aufnahmegesellschaft in besonderem Maße (Razum 2007; Razum/Twardella 2002). Laut den von Schenk (2007: 90) formulierten Migrations-Stress-Hypothesen, kann die Migration als kritisches Lebensereignis angesehen werden, welches die psychische und physische Gesundheit negativ beeinflusst. Dies beinhaltet auch die Erwartungen, die der Migrant in die Auswanderung setzt und die Anforderungen, die im Aufnahmeland an ihn gestellt werden. Bleiben gesetzte Ziele unerfüllt (z.B. sozialer Aufstieg), kann dies in psychischen Belastungen resultieren. Wird der Prozess der Integration oder der Akkulturation als schwierig empfunden, können weitere psychische Probleme auftreten.[20] Diskriminierung und Rassismus können den Gesundheitsstatus der Migranten ebenfalls negativ beeinflussen (Karlsen/Nazroo 2002; Karlsen u.a. 2002; Kelaher u.a. 2008; Krieger 2000; Vahedi 1996). Bei unfreiwilliger Migration (dies gilt z.B. für Asylsuchende) steigen die psychischen Belastungen, da sich der Migrations-Stress zusätzlich erhöht. Des Weiteren ergeben sich zum Teil schwerwiegende Widersprüche zwischen Heimat- und Aufnahmegesellschaft, die eine Neuorientierung notwendig machen und sich gegebenenfalls in psychischen und langfristig daraus resultierenden physischen Belastungen auswirken können. Darunter fällt auch das Wegbrechen sozialer Netzwerke aufgrund des Zurücklassens von Familienmitgliedern und Freunden in der Heimat.

Die Migration kann jedoch auch positive Effekte auf die Gesundheit haben (siehe Razum/Twardella 2002). So können Migranten im Aufnahmeland gegebenenfalls ihren sozioökonomischen Status steigern und von guter medizinischer Versorgung profitieren. Die möglichen Folgen der Migration auf die Gesundheit sieht Liane Schenk (2007) dabei in Abhängigkeit von den vorhandenen Bewältigungsressourcen. Außerdem kann bei freiwilliger Migration von einer positiven Selektion der Migranten hinsichtlich des Gesundheitszustandes ausgegangen werden (siehe dazu die Erläuterungen zum *Healthy migrant*-Effekt im folgenden Abschnitt 2.1.6). Die unterschiedlichen positiven und negativen Einflüsse der Migration auf die Gesundheit werden unter 2.4.5 erneut aufgegriffen.

Es muss empirisch überprüft werden, inwiefern sich ein Gesundheitsvorsprung oder -nachteil für Migranten nachweisen lässt. Hier zeigt sich, dass der Vergleich der türkischen Migranten mit der einheimischen deutschen und türkischen Bevölkerung sinnvoll ist. Mit Einschränkungen kann im Vergleich zur Heimatgesellschaft evaluiert werden, inwiefern die türkischen Migranten eine positiv selektierte Gruppe darstellen, dies gilt vornehmlich hinsichtlich der physischen Gesundheit. Außerdem kann geprüft werden, ob die Migranten im Vergleich zur einheimischen deutschen Bevölkerung höhere psychische Beeinträchtigungen aufweisen. Die Einschränkungen bei diesem Vergleich ergeben sich aus der zum Teil sehr

---

20 Zum Begriff der Akkulturation und Assimilation siehe auch Abschnitt 2.2.1.

hohen Aufenthaltsdauer der türkischen Migranten in Deutschland. Sie sind durchschnittlich seit über 20 Jahren hier. Beim Vergleich mit der heutigen türkischen, einheimischen Bevölkerung muss dies beachtet werden.

Kulturelle Faktoren und Akkulturation

Es steht außer Frage, dass türkische Migranten, die nach Deutschland einwandern, einen Kulturwechsel durchlaufen. Sie müssen dabei in besonderem Maße die kulturellen Widersprüche zwischen Heimat- und Aufnahmegesellschaft überwinden und sind dabei gegebenenfalls unterschiedlichen Anforderungen ausgesetzt. Die Divergenz zwischen zwei verschiedenen gesellschaftlichen Kontexten wurde zum Teil bereits hinsichtlich des Migrationsprozesses besprochen. Hier sollen darüber hinaus kulturelle Unterschiede dargelegt werden, die für die Gesundheit türkischer Migranten von Belang sein können.

Neben dem Migrationsprozess nennen Faltermaier (2001) und Smaje (1996) kulturelle Faktoren als Determinanten für die Gesundheit von Migranten. Spallek und Razum (2008) nennen hier die Akkulturation als einen wichtigen Erklärungsfaktor des Gesundheitszustandes von Migranten. Akkulturation beschreibt das Aufeinandertreffen verschiedener kultureller Gruppen, die sich im Prozess der Akkulturation anpassen. Für die Migranten bedeutet dies, dass Elemente aus der Aufnahmegesellschaft übernommen und einige Aspekte aus der Herkunftsgesellschaft beibehalten werden. Anders als die Assimilation, welche die komplette Anpassung der Migranten an die Aufnahmegesellschaft beschreibt, ist die Akkulturation ein Prozess, in dem sich beide Bevölkerungsgruppen, Einheimische und Migranten, einander annähern. Allgemein stellt sich im Rahmen der Akkulturation und hinsichtlich der Beschreibung von kulturellen Unterschieden zwischen Migranten und Einheimischen die Frage, was Kultur bedeutet und wie dieser Begriff definiert wird. Unter den Begriff der Akkulturation fassen Spallek und Razum (ebd.) zum Beispiel die Veränderung von Lebensgewohnheiten und Konflikte aufgrund anderer Wertvorstellungen (siehe Abbildung A2 im Anhang). In einem kurzen Exkurs soll der Kulturbegriff hier genauer beleuchtet werden.

Die genaue Definition von Kultur gestaltet sich als schwierig und vielschichtig. So wird im *Handbuch zum interkulturellen Arbeiten im Gesundheitsamt* vom *Arbeitskreis Migration und öffentliche Gesundheit* (2000: 119) Kultur in Anlehnung an vorangegangene Forschungsarbeiten wie folgt definiert:

»Kultur ist ein System von Konzepten, Überzeugungen, Einstellungen und Werteorientierungen, mit dem gesellschaftliche Gruppen auf strukturell bedingte Anforderungen reagieren. Dieses gemeinsame Repertoire an Symbolbedeutungen, Kommunikations- und Repräsentationsmitteln ist dynamisch in seiner Anpassung an gesellschaftliche Veränderungsprozesse. Es ist damit ein dem Wandel unterliegendes Orientierungssystem, das die Wahrnehmung, die Werte, das Denken und Handeln von Menschen in sozialen, politischen und ökonomischen Kontexten definiert.«

Verwey (2003: 282) beschreibt den Zusammenhang zwischen Kultur und Gesundheit/Krankheit folgendermaßen:

»Gesellschaftliche Werte gewähren als Orientierungs- und Interpretationsrahmen für Gemeinschaft und Individuum die Möglichkeit, Lebenserfahrungen einen Sinn zu verleihen. Erfahrungen und Handlungen einen Sinn, eine Bedeutung, zu geben, ist ein wichtiger Aspekt beim Umgang mit erschütternden Ereignissen oder mit Kranksein. Bedeutung wiederum ist verknüpft mit kulturellen Werten, wobei Kultur hier als dem Wandel unterliegende, variantenreiche, sinngebende Referenz- und Interpretationsrahmen verstanden wird.«

Beide Definitionen haben gemeinsam, dass die Kultur einen Handlungs- und Referenzrahmen vorgibt. Smaje (1996) beschreibt in seiner Arbeit Verhalten, Einstellungen, Werte, Orientierungen, Familienkultur und Religion als kulturelle Faktoren. Teilweise ergeben sich für die kulturellen Faktoren Überschneidungen mit anderen Dimensionen gesundheitlicher Ungleichheit, was eine Abgrenzung zusätzlich erschwert. So kann Religiosität zum einen ein Ausdruck der kulturellen Orientierung sein. Zum anderen stellt Religiosität eine Bewältigungsressource dar (siehe Abschnitt 2.1.2) und kann das Gesundheitsverhalten beeinflussen. Zum Beispiel meiden viele Muslime aufgrund ihrer Religion Alkohol. Diesbezüglich sind auch die von Smaje (1996) genannten kulturellen Faktoren miteinander verwoben. Variierende Einstellungen, Werte und Orientierungen können in unterschiedlichem Verhalten resultieren. Ein Beispiel wäre das kulturell geprägte Verständnis von Krankheit und Gesundheit (siehe z.B. Ete 1995). Dieses spielt für türkische Migranten insbesondere beim Zugang zu gesundheitlicher Versorgung eine Rolle. So können kulturell unterschiedliche Deutungsmuster von körperlichen Symptomen die Arzt-Patienten-Kommunikation stören. Die Wahrnehmung von Krankheit und Gesundheit türkischer Migranten wird unter 2.4.3 weiter ausgeführt.[21]

21 Von einer weiteren Auseinandersetzung mit dem Kulturbegriff wird an dieser Stelle abgesehen, siehe dazu auch: Auernheimer (1995), Fauser (2004) und Thomas (1993).

Die breite Definition des Kulturbegriffs zeigt, dass nicht abschließend geklärt werden kann, was genau kulturelle Faktoren sind. Es stellt sich zusätzlich die Frage, inwiefern kulturelle Determinanten überhaupt einen eigenständigen Effekt auf die Gesundheit haben und ob dieser Effekt nicht bereits ausreichend über die soziale Schicht, die Bewältigungsressourcen/ gesundheitlichen Belastungen oder den Zugang zu medizinischer Versorgung erklärt werden kann (siehe Grottian 1991). Diese Frage konnte in der epidemiologischen Forschung bisher nicht adäquat beantwortet werden.

Im Forschungsfeld der Ethnomedizin bzw. Medizinethnologie beschäftigen sich Wissenschaftler mit der Definition von Gesundheit und Krankheit in unterschiedlichen Kulturen. Sie nehmen dabei die Perspektive des Gesundheitssystems und somit zum Beispiel der behandelnden Ärzte ein (siehe Lux 2003; Pfeiderer/Bichmann 1985). Das heißt, sie versuchen aufzuklären, welche Dinge bei der Behandlung von Migranten im (deutschen) Gesundheitssystem berücksichtigt werden müssen. Ergebnisse aus diesem Forschungsgebiet fließen verschiedentlich in die vorliegende Arbeit ein (z.B. Koch u.a. 1995). Allgemein lassen sich Aspekte wie Sprachbarrieren, unzureichendes Wissen über das Gesundheitssystem oder versteckter Rassismus im Gesundheitssystem mit den bisher zur Verfügung stehenden (quantitativen) Daten jedoch nicht adäquat untersuchen. Das heißt auch, dass sich kulturelle Faktoren bisher nicht im Detail erheben lassen.

Bedingungen in Herkunfts- und Aufnahmeland

Kultur ist für Individuen nicht nur ganz persönlich sondern auch gesellschaftlich relevant (Mansyur u.a. 2009). Der *Kulturen*-Begriff findet außerdem stellvertretend für bestimmte ethnische Gruppen Verwendung. In diesem Sinne werden im weiteren Verlauf dieser Arbeit empirische Ergebnisse, die gesundheitliche Unterschiede zwischen verschiedenen Kulturen analysieren, von Interesse sein.

Spallek und Razum (2008), House (2002) und Schenk (2007) beschreiben Erklärungsfaktoren des Gesundheitsstatus auf der gesellschaftlichen Ebene (siehe Tabelle 2). Schenk (2007) thematisiert die Bedingungen im Herkunfts- und Aufnahmeland. Ähnlich wie Spallek und Razum (2008), die sich in ihrer Arbeit ausdrücklich auf Schenk beziehen, nennt sie die sozialräumliche Umwelt und das Gesundheitssystem in Herkunfts- und Aufnahmeland als Faktoren auf der Makroebene. Ebenso kann die rechtliche Lage (Ausländergesetzgebung, Aufenthaltsstatus) im Aufnahmeland als weiterer Faktor der gesundheitlichen Lage von Migranten auf der gesellschaftlichen Ebene betrachtet werden (Schenk 2007). Spallek und Razum (2008) führen des Weiteren die Ausstattung des Gesundheitssystems und die Umweltbedingungen im Herkunftsland an (siehe auch Razum/Spallek 2009). House (2002) nennt ganz allgemein soziale, politische und ökonomische Faktoren, beschreibt diese aber nicht näher. Er setzt sie außerdem nicht mit dem Migrationsstatus in Verbindung, sondern benennt sie vielmehr als bevölkerungsübergreifende Determinanten der Gesundheit.

Aufgrund der hohen Heterogenität innerhalb der Migrantengruppe ist bei Länder vergleichenden Studien und/oder der Betrachtung von Migranten aus unterschiedlichen Herkunftsländern eine differenzierte Analyse wichtig. Da im Rahmen der vorliegenden Arbeit nur in Deutschland lebende türkische Migranten betrachtet werden, können Faktoren auf der Makroebene an dieser Stelle vernachlässigt werden. Es gibt jeweils nur einen gesellschaftlichen Kontext in Herkunfts- und Aufnahmegesellschaft. Selbstverständlich können Makrodeterminanten neben der Länder- auf der Regionalebene angesiedelt sein. Hier können sich zum Beispiel strukturelle Unterschiede für Migranten in Städten oder auf dem Land ergeben. Da ein Großteil der Migranten in Deutschland jedoch in Städten bzw. Ballungsräumen lebt, wird dieser Aspekt hier vernachlässigt. Da sich innerhalb der türkischen Migrantenpopulation also keine relevanten Unterschiede für die Bedingungen in Herkunfts- und Aufnahmegesellschaft ergeben, ist hier nur der Wechsel zwischen den Gesellschaften von Interesse. Dieser wird insbesondere im folgenden Abschnitt 2.1.6 bearbeitet (siehe auch Razum u.a. 2011).

Bei der Betrachtung der gesundheitlichen Lage von Migranten sowie dem Vergleich mit der Herkunfts- und/oder Aufnahmegesellschaft muss berücksichtigt werden, inwiefern bei der Wanderung eine Selektion auftritt. Mögliche Effekte der Selektion innerhalb der Migrantenpopulation wurden in der sozialwissenschaftlichen Forschung schon recht früh erkannt (siehe z.B. Cassel u.a. 1960). Hierbei wird häufig von einer positiven Selektion ausgegangen, das heißt, Migranten sind im Vergleich zur Herkunftsgesellschaft besonderes jung und gesund. Dieses Phänomen wird als *Healthy migrant*-Effekt bezeichnet (siehe z.B. Abraido-Lanza u.a. 1999; McDonald/Kennedy 2004; Razum 2006; Razum/Rohrmann 2002; Razum u.a. 2000; Schenk 2007). Dieser Effekt wird im folgenden Abschnitt im Detail thematisiert.

2.1.6 Der *Healthy migrant*-Effekt

Zur Erklärung der möglicherweise besseren Gesundheit von Migranten im Vergleich zur Bevölkerung in Heimat- und Aufnahmeland lassen sich zwei Ursachenbereiche unterscheiden: Erstens haben gesunde Personen eine höhere Wahrscheinlichkeit für Migration, insbesondere Arbeitsmigration. Zweitens kommen den Migranten die gegebenenfalls besseren Versorgungsbedingungen im Gesundheitssystem des Ziellands zugute. Diese beiden Prozesse sollen hier theoretisch aufgearbeitet werden. Der *Healthy migrant*-Effekt beschreibt Selektionsprozesse, die sich bei der Umsiedlung von einem Land in ein anderes ergeben.[22] In Krisensituationen, zu denen Erkrankung gezählt werden kann, werden langfristige Entscheidungen (wie eine Auswanderung) ausgesetzt oder verschoben. Kranke Menschen wandern also nicht bzw. seltener in ein fremdes Land aus. Hingegen sind Personen, die sich entschließen auszuwandern, häufig jung und gesund.[23]

Im Detail werden die unterschiedlichen Selektionsprozesse für türkische Gastarbeiter in Deutschland unter 2.2.4 beschrieben. Es ist davon auszugehen, dass der Gesundheitsstatus von Migranten aufgrund der Selektion (insbesondere kurz nach der Einwanderung) besser bzw. die Sterblichkeit geringer ist als in der einheimischen Bevölkerung des Aufnahmelands (Elkeles/Seifert 1996; Razum 2007; Razum/Twardella 2002; Razum u.a. 2000; Schenk 2007).[24] Der *Healthy migrant*-Effekt wird in der sozialwissenschaftlichen Literatur verschiedentlich theoretisch beschrieben (z.B. Razum 2007; Razum u.a. 2000) aber nur gelegentlich empirisch überprüft. Da Daten zur Morbidität von Migranten in Deutschland nur eingeschränkt verfügbar sind, wird häufig die Mortalität herangezogen, um Belege für den *Healthy migrant*-Effekt zu finden (siehe z.B. Razum 2009). Dies gilt für internationale und deutsche Studien gleichermaßen.

Ein Beispiel für eine Arbeit, in der versucht wird, den *Healthy migrant*-Effekt anhand von Gesundheitsangaben zu überprüfen, ist die Veröffent-

22 Zum Teil wird auch von einem *healthy worker*-Effekt gesprochen (siehe z.B. Razum 2009), der sich speziell mit der Gesundheit von Arbeitsmigranten auseinandersetzt.

23 Hier sei noch einmal auf die hohe Heterogenität der Migrantenpopulation hingewiesen. Asylsuchende unterliegen z.B. nicht gleichermaßen einer solchen Selektion. Des Weiteren ist es vorstellbar, dass bestimmte Personen im Krankheitsfall von einem Land in ein anderes wandern, um dort die bessere medizinische Versorgung in Anspruch nehmen zu können. Zum Zeitpunkt der Auswanderung sind also nicht alle Migrantengruppen im Durchschnitt gesünder als die einheimische Bevölkerung. Für türkische Arbeitsmigranten ist jedoch von einer solchen positiven Selektion auszugehen (siehe 2.2.4).

24 Für internationale Ergebnisse siehe z.B. Buckley u.a. (2011) und Williams (1993).

lichung von McDonald und Kennedy (2004). Sie nutzen Angaben zu chronischen Erkrankungen und zum subjektiven Gesundheitsstatus, um die Veränderung der Gesundheit über die Aufenthaltsdauer zu analysieren. Sie stellen die Migranten der einheimischen Bevölkerung in Kanada gegenüber. Dazu konstruieren sie aus verschiedenen Querschnittserhebungen *synthetische Kohorten* (siehe McDonald/Kennedy 2004: 1615). Sie stellen für chronische Erkrankungen einen *Healthy migrant*-Effekt fest, die gute gesundheitliche Ausgangslage der Migranten geht dabei über die Zeit nur langsam zurück und nähert sich der einheimischen kanadischen Bevölkerung an. Für den subjektiven Gesundheitsstatus finden McDonald und Kennedy (ebd.) diese Ergebnisse nicht in gleichem Maße. Für Deutschland lassen sich kaum Forschungsresultate finden, in denen der *Healthy migrant*-Effekt und die zeitliche Veränderung der Gesundheit anhand einer ausreichend großen Stichprobe überprüft werden. Einige Forschungsarbeiten, die die Aufenthaltsdauer berücksichtigen, sind unter 2.3 zu finden.

Aufgrund der Selektion zum Zeitpunkt der Wanderung kann davon ausgegangen werden, dass die gesundheitliche Situation der Migranten besser ist als die der einheimischen Bevölkerung im Herkunftsland. Dieser Vergleich wurde, wegen fehlender adäquater Daten, in der bisherigen Forschung jedoch vernachlässigt. Des Weiteren kann einerseits angenommen werden, dass ein Teil der Migranten im Fall einer Krankheit in ihr Heimatland zurückkehrt (Razum/Rohrmann 2002), um zum Beispiel bei der Familie oder Freunden zu sein. Hier fehlen bisher jedoch ebenfalls klare Belege. Andererseits ist es aber auch denkbar, dass kranke Migranten eher in Deutschland bleiben, um von der guten medizinischen Versorgung zu profitieren. Risiken, die auf spezielle Umstände im Heimatland zurückzuführen sind (z.B. das Risiko an bestimmten Infektionskrankheiten zu erkranken), können durch die Wanderung gemindert werden. Dies gilt insbesondere bei der Umsiedlung von einem weniger in ein höher entwickeltes Land. Darüber hinaus sind bestimmte Krankheiten im Einwanderungsland vielleicht besser heilbar als im Heimatland. Es ist daher in besonderem Maße interessant, den Gesundheitsstatus der Migranten mit dem Gesundheitsstatus der Bevölkerung im Herkunftsland zu vergleichen, was – aufgrund der Datenlage und dem teilweise weit zurückliegenden Einreisezeitpunkt – jedoch nur mit Einschränkungen möglich ist.

Zusätzlich ist zu berücksichtigen, dass einige Risikofaktoren im Einwanderungsland für Personen mit Migrationshintergrund erst (später) relevant werden, wenn eine Anpassung an die einheimische Bevölkerung stattfindet (z.B. Bluthochdruck durch ungesunde Ernährung). Der gesundheitliche Vorsprung kann sich dementsprechend noch verstärken, nachdem die Personen eingewandert sind und hält offensichtlich bis ins hohe Lebensalter an, da längere Überlebenszeiten für Migranten in verschiedenen Studien belegt werden konnten (Abraido-Lanza u.a. 1999; Anson 2004; Singh/Siahpush 2001; Uitenbroek/Verhoeff 2002).[25] Auch wenn Belege für ein längeres Überleben vorliegen, wurde eine bessere Gesundheit der Migranten jedoch noch nicht eindeutig nachgewiesen. Besonders gut werden die möglichen gesundheitlichen Vorteile der Migration von Razum und Twardella (2002) dargestellt. Die verschiedenen gesundheitsfördernden und -hemmenden Prozesse werden in Abbildung 4 im Abschnitt 2.4.5 zusammengefasst. Insgesamt ist von einem Wechselspiel der Ausgangslage, der Lebensverlaufsfaktoren und institutionellen Bedingungen auszugehen.

Inwiefern sich der gesundheitliche Vorteil mit der Aufenthaltsdauer im Einwanderungsland verringert, muss noch umfassend analysiert werden. Untersuchungen, die den Gesundheitsstatus von Migranten im zeitlichen Verlauf analysieren, sind zum jetzigen Zeitpunkt kaum vorhanden.[26] Anzunehmen ist, dass der positive Selektionseffekt mit zunehmender Aufenthaltsdauer abnimmt, dies wird durch die niedrigere soziale Schicht verstärkt, die Migranten häufig im Einwanderungsland annehmen. Strukturelle Schwierigkeiten wie Sprach- und andere Zugangsbarrieren zu gesundheitlicher Versorgung beeinflussen den Gesundheitszustand möglicherweise zusätzlich negativ. So zeigen zum Beispiel einige Untersuchungen, dass sich fehlende Sprachkenntnisse im Aufnahmeland negativ auf die Gesundheit auswirken (Ding/Hargraves 2009). Neben dem *Healthy migrant*-Effekt werden im Rahmen dieser Arbeit daher gleichermaßen andere Erklärungsansätze diskutiert (siehe 2.1.5), um gesundheitliche Unterschiede zwischen Migranten und Einheimischen zu erklären.

---

25 Anzumerken ist, dass die Untersuchungen darauf hinweisen, dass Selektionsprozesse, wenn überhaupt, nur einen Teil der längeren Überlebenszeit aufklären können. Es besteht weiterhin Forschungsbedarf um den *Healthy migrant*-Effekt im Detail zu erklären.

26 Problematisch ist hierbei, dass über die Zeit Migranten in höherem Maße aus Längsschnittuntersuchungen ausscheiden als die einheimische Bevölkerung. Neben den Selektionsprozessen beim Eintritt in die Studie ergeben sich also weitere Verzerrungen durch unterschiedliche Bleibewahrscheinlichkeiten in der Studie.

2.2 Der Prozess der Migration und der Migrationsstatus

Heute leben ungefähr 2,5 Millionen Menschen mit einem türkischen Migrationshintergrund in Deutschland (Statistisches Bundesamt 2010). Das Statistische Bundesamt definiert Personen mit Migrationshintergrund folgendermaßen: »alle nach 1949 auf das heutige Gebiet der Bundesrepublik Deutschland Zugewanderten, sowie alle in Deutschland geborenen Ausländer und alle in Deutschland als Deutsche Geborenen mit zumindest einem zugewanderten oder als Ausländer in Deutschland geborenen Elternteil« (ebd.: 6). Für die eigenen Analysen wird die Definition des Statistischen Bundesamtes aufgegriffen, das heißt, alle Personen, die selbst eingewandert sind oder mindestens ein Elternteil haben, das eingewandert ist, werden als Migranten bzw. Personen mit Migrationshintergrund bezeichnet (siehe 3.3.2). Im weiteren Verlauf wird jedoch zwischen der ersten und zweiten Generation türkischer Migranten unterschieden. Als erste Generation gelten die Migranten, die selbst eingewandert sind. Die zweite Generation stellen Personen dar, die in Deutschland geboren sind, aber mindestens ein Elternteil haben, welches in der Türkei geboren wurde.

Abbildung 2: Die deutsche Bevölkerung mit und ohne Migrationshintergrund (Mh.) und nach einzelnen Herkunftsländern/-regionen, Anteile an allen Personen mit Migrationshintergrund (15,6 Millionen)

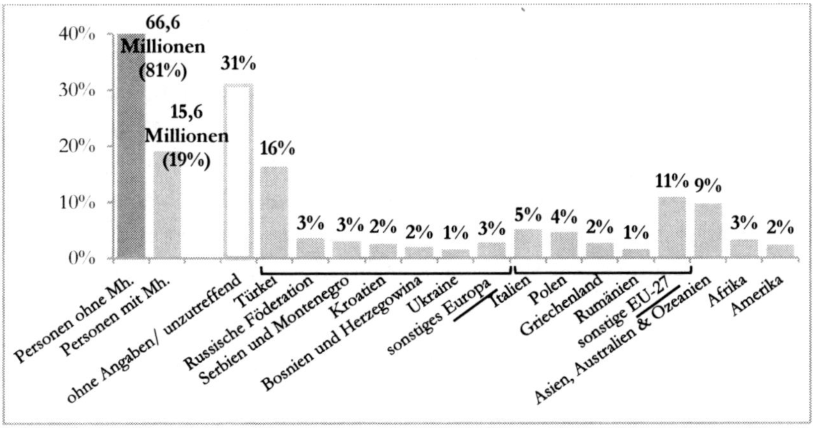

Quelle: Statistisches Bundesamt 2010, eigene Darstellung

Um einen Überblick über die verschiedenen Migrantengruppen in Deutschland zu bekommen, werden in der Abbildung 2 alle vom Statistischen Bundesamt explizit ausgewerteten Gruppen nach Migrationshintergrund dargestellt. Der Definition des Statistischen Bundesamtes folgend, werden Migranten der ersten und zweiten Generation gemeinsam abgebildet. Die Gruppe *ohne Angaben/unzutreffend* kann an dieser Stelle vernachlässigt werden. Hierbei handelt es sich um Personen, die nicht genau zugeordnet werden können, um zugewanderte Deutsche (Spätaussiedler, Statusdeutsche) und im Inland geborene Deutsche mit Migrationshintergrund (siehe dazu auch Statistisches Bundesamt 2010: 6). Die Abbildung zeigt, dass türkische Migranten mit 16 Prozent die größte Migrantengruppe in Deutschland darstellen. Damit ist die Analyse dieser Gruppe von besonderer sozialwissenschaftlicher und politischer Bedeutung.

Bevor neben dem theoretischen Zusammenhang zwischen Gesundheit und Migration die empirischen Forschungsergebnisse in diesem Bereich dargestellt werden, wird in diesem Abschnitt der Prozess der Migration behandelt. Dazu wird kurz die Migrationsgeschichte türkischer Migranten (2.2.1) dargelegt. Diesem Abschnitt folgt eine allgemeine Auseinandersetzung mit den Migrationstheorien (2.2.2) und den individuellen Bedingungen, die zur Migration führen (2.2.3). Im vierten Abschnitt (2.2.4) werden die unterschiedlichen Selektionsprozesse bei der Migration diskutiert.

2.2.1 Die Einwanderung türkischer Migranten nach Deutschland

Bedingt durch einen Arbeitskräftemangel, begann die Bundesrepublik Deutschland Ende der 1950er Jahre Gastarbeiter anzuwerben.[27] Den zuerst geschlossenen bilateralen Verträgen mit Italien, Spanien und Griechenland, folgte 1961 ein Anwerbeabkommen mit der Türkei (Currle 2004; Hans 2010). Die deutschen Behörden und die Gastarbeiter selbst nahmen anfangs an, dass sie nur eine festgelegte Zeit in Deutschland bleiben würden. Es war vorgesehen, dass die Gastarbeiter nach zwei Jahren in ihr Heimatland zurückkehren und durch neue Arbeiter ersetzt werden. »Dieses so

27 Der Begriff des Gastarbeiters ist in der Forschung durchaus umstritten. So bewertet z.B. Han (2005: 88/89) den Ausdruck Gastarbeiter folgendermaßen „ein mißverständlicher und irreführender Begriff, weil deren soziale Situation der Bedeutung des Wortes nicht entspricht". Aufgrund des weitreichenden Gebrauchs dieses Begriffs in der Literatur zum Thema wird er hier trotzdem genutzt und ist dabei völlig wertfrei zu verstehen. Auch wenn er die betrachtete Personengruppe genauer eingrenzt, ist der Begriff der Gastarbeiter an vielen Stellen gleichzusetzen mit dem breiter angelegten Begriff der Arbeitsmigranten.

genannte Rotationsprinzip funktionierte in der Praxis jedoch nicht, auch weil wirtschaftliche Interessen einer ständigen Einarbeitung neuer Arbeitskräfte entgegenstanden« (Hans 2010: 29). Des Weiteren stellten auch die türkischen Gastarbeiter fest, dass das in diesem Zeitraum angesparte Geld nicht ausreichte, um die gestellten Ziele (Hausbau, Absicherung der Familie etc.) in der Türkei zu erfüllen (Şen/Goldberg 1994). Im Jahr 1973 kam es in Folge einer Rezession zu einem Anwerbestopp (Bremer 1999; Kühn 2009). In diesem Jahr erreichte die Gastarbeiterzahl mit 2,6 Millionen ihr Maximum (Dustmann u.a. 1996). Die Gastarbeiter der 1960er und 1970er Jahre können als erste Einwanderungswelle bezeichnet werden.

Da infolge des Anwerbestopps die Aus- und Einreise türkischer Gastarbeiter nicht mehr so einfach möglich war, entschied sich ein Teil der Gastarbeiter langfristig in Deutschland zu bleiben. Aus dem längeren Aufenthalt der türkischen Gastarbeiter resultierte der Nachzug von Familienmitgliedern, womit weiterhin kontinuierlich türkische Staatsangehörige nach Deutschland einwanderten. Dieser Familiennachzug kann als zweite Einwanderungswelle türkischer Migranten betrachtet werden. Ab den 1980er Jahren kamen außerdem weitere Gründe, wie die Asylsuche, für eine Einreise nach Deutschland hinzu. Es gab verschiedene Bestrebungen der deutschen Regierung, die Rückwanderung der türkischen Migranten zu fördern (Kühl 1987; Laaser 2008). Mit dem Rückkehrhilfegesetz wurden monetäre Anreize geschaffen, Deutschland wieder zu verlassen (RückHG 1983). Ein Spiegel-Artikel aus dieser Zeit zeigt eindrücklich, dass diese nur teilweise erfolgreich waren (Der Spiegel 1984). Bürkner u.a. (1987) haben sich mit dem Druck beschäftigt, der durch die Rückkehrförderung auf die Migranten ausgeübt wurde. Sie schlussfolgern, dass nicht die individuelle Rückkehrbereitschaft, sondern Rückkehrzwänge durch die Aufnahmegesellschaft, die Rückkehrentscheidung maßgeblich beeinflussen.

In Abbildung 3 werden mit Daten des Statistischen Bundesamtes (2011) die Zu- und Fortzüge türkischer Staatsangehöriger nach und von Deutschland dargestellt. Die Grafik spiegelt die Ausländerpolitik der Bundesregierung klar wider. Bis 1973 sind relativ konstant Zuzüge türkischer Staatsangehöriger zu verzeichnen. Mit dem Anwerbestopp 1973 brechen die Zuzüge ein und in der Folge nehmen die Fortzüge zu. Im Rahmen des Nachzugs von Familienmitgliedern steigen die Zuzüge wieder an, bevor die Bestrebungen der deutschen Regierung, die Rückkehr zu fördern (zwischen 1982 und 1984), zum einen die Fortzüge in die Höhe treiben und zum anderen die Zuzüge stark verringern. Danach ist ein gleichbleibender

Zu- und Fortzug türkischer Staatsangehöriger zu beobachten. Ab 2006 ziehen mehr türkische Staatsangehörige aus Deutschland weg als neu zu.

Abbildung 3: Zu- und Fortzüge türkischer Staatsangehöriger nach/von Deutschland

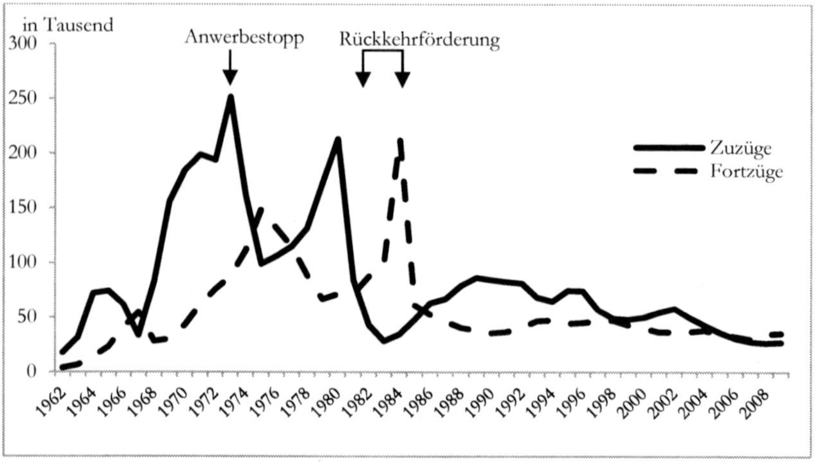

Quelle: Statistisches Bundesamt 2011

Tabelle 3: Verteilung türkischer Staatsangehöriger/Migranten über verschiedene Gruppen der Aufenthaltsdauer, in unterschiedlichen Datensätzen

Datensätze	*Aufenthaltsdauer in Jahren* 0–9	10–19	20–29	30+	*Durchschnitt in Jahren*
BAMF (2009) [n=1.658.100] türkische Staatsangehörige	13,1%	31,8%	20,7%	34,4%	23,2
GGS [n=3.072] türkische Migranten der ersten Generation	18,6%	26,7%	22,6%	32,1%	21,6
SOEP [n=8.105] türkische Migranten der ersten Generation	11,2%	24,1%	42,4%	22,5%	26,4
	Aufenthaltsdauer in Jahren				
	0–5	*6–10*	*11–20*	*20+*	
ESS [n=112] türkische Migranten der ersten Generation	5,4%	8,9%	33,9%	51,8%	

Quellen: BAMF 2009; Generations and Gender Survey (GGS) 2005/2006; Sozio-ökonomisches Panel (SOEP) 1992, 1994–2009; European Social Survey (ESS) 2002–2009

Insgesamt kann von einer »Entwicklung vom Gastarbeiter zum Einwanderer« ausgegangen werden, die einhergeht mit »einer Bedeutungszunahme der außerhalb des Arbeitsbereiches liegenden Lebensbereiche« (Bremer 1999: 28; siehe auch Heckmann u.a. 2009). Also wurde Deutschland bereits lange vor der Anerkennung durch die politischen Institutionen ein Einwanderungsland (Dinkel 2001). Die Einwanderungszeiträume spiegeln in der Regel auch die Einwanderungsmotive wider. Genauer soll die Einwanderungsgeschichte hier nicht dargelegt werden. Es sei, neben den genannten, auf Veröffentlichungen von Akgündüz (2008), Currle/Wunderlich (2001), Heckmann (1981), Kühn (2009) und Vahedi (1996) verwiesen.

Es wird davon ausgegangen, dass etwa die Hälfte der als Gastarbeiter zwischen 1961 und 1973 eingewanderten Türken Deutschland wieder verlassen hat (Bundesregierung 2011a; DOMiT 2000). Die hohe Zahl türkischer Einwanderer, die im Rahmen der Gastarbeiterrekrutierung und der folgenden Familienzusammenführungen zwischen 1960 und 1980 nach Deutschland gekommen ist, spiegelt sich auch in der heute in Deutschland lebenden türkischen Migrantenpopulation und ihrer langen Aufenthaltsdauer wider. In Tabelle 3 werden türkische Staatsangehörige (in der Veröffentlichung des Bundesamts für Migration und Flüchtlinge (BAMF)) und türkische Migranten (in den Daten des Generations and Gender Surveys, Sozio-ökonomischen Panels und European Social Surveys) nach der Dauer ihres Aufenthalts in Deutschland dargestellt.[28]

In der Veröffentlichung des BAMF werden nur in Deutschland lebende türkische Staatsangehörige betrachtet (siehe auch 3.3.2 zur unterschiedlichen Betrachtung des Migrationshintergrunds). Dies sind Personen, die (noch) keine deutsche Staatsangehörigkeit haben und gegebenenfalls etwas kürzer in Deutschland sind als die Gesamtheit aller türkischen Migranten der ersten Generation[29], da mit dem Aufenthalt auch die Wahrscheinlichkeit steigt, die deutsche Staatsangehörigkeit anzunehmen. Dies hängt zum Beispiel damit zusammen, dass das Erlangen der deutschen Staatsangehörigkeit von einem regelmäßigen und langjährigen Aufenthalt in Deutschland abhängig ist.

Im Generations and Gender Survey (GGS), Sozio-ökonomischen Panel (SOEP) und European Social Survey (ESS) werden hingegen alle Personen

---

28 Die im Rahmen dieser Arbeit genutzten Datenquellen werden unter 3.2 beschrieben. Die Unterteilung der einzelnen Gruppen nach Aufenthaltsdauer orientiert sich an der Veröffentlichung des Bundesamtes.

29 Türkische Migranten der ersten Generation sind alle Personen, die in der Türkei geboren sind und zum Zeitpunkt der Erhebung permanent in Deutschland leben – unabhängig von ihrer Staatsangehörigkeit.

mit einem türkischen Migrationshintergrund der ersten Generation betrachtet. Trotz dieser Unterschiede ist die durchschnittliche beobachtete Aufenthaltsdauer in allen Quellen ähnlich hoch. Im Durchschnitt sind die türkischen Staatsangehörigen/Migranten ca. 23 Jahre in Deutschland. Über die Hälfte der türkischen Migranten lebt seit 20 und mehr Jahren hier. Zu beachten ist, dass sich die ursprünglichen Gastarbeiter in den Daten des BAMF und GGS (Befragung 2005/2006) nur in der Gruppe 30 und mehr Jahre Aufenthaltsdauer befinden können.[30] Da für das SOEP der Zeitraum von 1992 bis 2009 betrachtet wird, können hier Gastarbeiter zusätzlich in der Gruppe 20 bis 29 Jahre Aufenthaltsdauer enthalten sein. Dies zeigt, dass die Gruppe türkischer Migranten relativ heterogen ist. Sie setzt sich also nicht nur aus den Gastarbeitern und ihren direkt nachgefolgten Familienmitgliedern zusammen. Vielmehr werden in den Daten ebenso, die in den letzten beiden Jahrzehnten eingewanderten Migranten abgebildet.[31]

Integration, Akkulturation und Assimilation

Die ursprüngliche Klassifizierung der türkischen Migranten als Gastarbeiter machte es anfangs unnötig, die Integration dieser Gruppe in die deutsche Gesellschaft voranzutreiben. Hier unterscheidet sich die Arbeitsmigration in den 1960er und 1970er Jahren in Europa wesentlich von der Migration in die klassischen Einwanderungsländern (Nordamerika, Australien) (Bähr 2004). Wilpert (1992: 178) schreibt:

»The Turkish-German migration system contrasts significantly from the US/Mexican system. Not only are Turkey and Germany physically separated by several countries, but Turkish migration to Germany has a very recent history. Moreover, the policy regulating migration from Turkey to Germany consists of a directed strategy to obtain guest-workers rather than permanent settlers.«

30 Der Anwerbestopp wurde 1973 durchgesetzt, das heißt, die zuletzt eingereisten Gastarbeiter sind im Jahr 2005/2006 (GGS) ca. 32 Jahre und im Jahr 2009 (BAMF) ca. 36 Jahre in Deutschland.

31 Anders als bei den Gastarbeitern der 1960er und 1970er Jahre sind die Gründe für die Einwanderung in den letzten beiden Jahrzehnten vielfältig. In den aktuell zur Verfügung stehenden Umfragedaten werden die Gründe für die Migration jedoch nur spärlich erhoben (siehe 3.2.2), sodass nicht abschließend geklärt werden kann, welche Motive für die Migration in den letzten beiden Jahrzehnte vorrangig waren. Der Familiennachzug bzw. die Familienzusammenführung kann jedoch weiterhin als relevanter Grund für die Einreise betrachtet werden. Die Zahl der Asylbewerber nahm z.B. im Rahmen des kurdisch-türkischen Konflikts zu.

Diese unterschiedliche Einwanderungsgeschichte muss bei der Betrachtung internationaler Forschungsergebnisse und verschiedener Migrantenströme berücksichtigt werden.

Ganz allgemein beschreibt der Begriff der Integration die Teilhabe der Migranten an der deutschen Gesellschaft. Dies schließt unterschiedliche Bereiche ein zum Beispiel die politische Partizipation, die Eingliederung in das Schulsystem oder den Erwerb von Sprachkenntnissen. Esser spricht hierbei von Sozialintegration (Esser 2001: 8). Er schreibt:

»Meist ist im Zusammenhang der ›Integration‹ von Migranten und fremdethnischen Gruppen die Sozialintegration gemeint: Der Einbezug der Akteure in das gesellschaftliche Geschehen, etwa in Form der Gewährung von Rechten, des Erwerbs von Sprachkenntnissen, der Beteiligung am Bildungssystem und am Arbeitsmarkt, der Entstehung sozialer Akzeptanz, der Aufnahme von interethnischen Freundschaften, der Beteiligung am öffentlichen und am politischen Leben und auch der emotionalen Identifikation mit dem Aufnahmeland. Zwischen diesen Formen und Dimensionen der Sozialintegration bestehen gewisse kausale Beziehungen, […]«.

Neben dem sehr allgemeinen Begriff der Integration werden in der Migrationsforschung die Assimilation und die Akkulturation von Migranten thematisiert. Als Assimilation bezeichnet man dabei die vollständige Anpassung der Migranten an die einheimische Bevölkerung, während die Akkulturation einen Prozess beschreibt, in dem sich beide Gruppen annähern und gegebenenfalls nur einzelne kulturelle Elemente übernommen werden (Esser 2009; Goetze 1987; Inglehart/Norris 2009; Rumbaut 1997). Die Integration scheint dabei eine notwendige Voraussetzung, für die Assimilation bzw. Akkulturation zu sein.

»Eine Einwanderungspolitik, in der die Einwanderer generell und ihre psychische Gesundheit speziell eine Rolle spielen, müßte deshalb versuchen, zunächst und *vor* allen Dingen ihre *Integration zu fördern*. Sie sollte aber keinen Druck in Richtung einer Assimilation ausüben, da diese sich als Folge gelungener Integration gleichsam automatisch einstellt« (Hoffmann-Nowotny 1987: 62).

Eine Studie des Instituts für Demoskopie Allensbach (2009) zeigt, dass sich türkische Migranten im Vergleich zu anderen Migrantengruppen schlechter in Deutschland integriert fühlen. Gleichzeitig geben sie den geringsten Kontakt mit Deutschen an. Allgemein verspüren die untersuchten Migranten nur einen geringen Druck, sich in Deutschland assimilieren zu müssen. Türkische Migranten empfinden diesen Druck jedoch etwas stärker als andere Gruppen. Die Autoren der Studie nehmen an, dass dies auf die stärkere Wahrnehmung des Andersseins, also von kulturellen Differenzen, zurückzuführen ist. Mit der Situation der Migranten in Deutschland setzen sich ebenso verschiedene Berichte der Bundesregierung auseinander (Beauftragte der Bundesregierung für Migration 2010, 2009).

2.2.2 Migrationstheorien

Es gibt eine Vielzahl von Theorien, die das Wanderungsverhalten von Personen erklären. Im Fokus stehen dabei sowohl die Distanz zwischen Herkunfts- und Aufnahmeland als auch die Bedingungen in beiden Regionen. Des Weiteren werden der sozioökonomische Status, die individuellen Gründe für die Migration und die Einstellungen, das Verhalten und die möglichen Einschränkungen der Migranten thematisiert. Die unterschiedlichen Migrationstheorien wurden weitestgehend unabhängig voneinander entwickelt und werden selten in Bezug zueinander gesetzt (Bähr 2004). So schreiben Massey u.a. (1993: 432): »At present, there is no single, coherent theory of international migration, only a fragmented set of theories that have developed largely in isolation from one another, sometimes but not always segmented by disciplinary boundaries.«

Bei Bähr (2004), Massey u.a. (1993) sowie Castles und Miller (2008) lässt sich ein umfassender Überblick über verschiedene Migrationstheorien finden. Hier sollen nur die Theorien vorgestellt werden, die sich auf die Situation der türkischen Migranten beziehen lassen. Die Einwanderungsgründe für türkische Migranten – erst als Gastarbeiter und dann als Familiennachzug – sind weitestgehend offenkundig. Die Gastarbeiter kamen aus ökonomischen Gründen nach Deutschland, ihre Familienmitglieder folgten aus persönlichen oder sozialen Gründen, um die Familie wieder zusammen zuführen. Das heißt, diesbezüglich sind die theoretischen Rahmenbedingungen der Migration weitestgehend klar.

Massey u.a. (1993) stellen in der sogenannten Theorie der *neoclassical economics* die ökonomischen Faktoren in Herkunfts- und Aufnahmegesellschaft gegenüber. Wanderungsbewegungen entstehen, wenn Angebot und Nachfrage nach Arbeit zwischen beiden Regionen variieren. Der Arbeitskräftemangel und die höheren Gehälter dürften dementsprechend türkische Migranten dazu bewegt haben, nach Deutschland zu wandern. Die Wanderung wird außerdem als Investition in das Humankapital angesehen und Massey u.a. (ebd.: 435) sprechen in diesem Sinne vom »expected net return to migration«. In der Erweiterung der Theorie (*the new economics of migration*) wird außerdem berücksichtigt, dass die Entscheidung zu wandern im Familien- und Haushaltskontext getroffen wird (siehe auch Mincer 1977).[32] In Anlehnung daran spricht Haug (2002: 123) in einer Veröffentlichung über die italienischen Gastarbeiter von einer Kettenmigration:

»Die Migration steht bei der Kettenmigration in besonderem Zusammenhang mit dem Verhalten von Mitgliedern der Familie oder des sozialen Netzwerkes. Der Umzug verschiedener Personen erfolgt dabei typischerweise nicht gleichzeitig, wie dies bei einem gemeinsamen Umzug eines Haushaltes der Fall ist, sondern zeitversetzt. Zu Beginn einer Migrationskette wandert ein (meistens männlicher) Pionierwanderer an einen Zielort und lässt später Ehepartnerin, Kinder und andere Verwandte nachkommen. Bekannte werden von den Möglichkeiten am Zielort informiert, die daraufhin ebenfalls auswandern und ihrerseits ihre Familie nachholen.«

Der Begriff der Kettenmigration geht zurück auf MacDonald und MacDonald (1964) sowie Tilly (1978, 1976). Mit der Kettenmigration wird, anders als bei den zuvor erwähnten Theorien, auch beschrieben, warum Migration über einen längeren Zeitraum fortdauert (Glorius/Matuschewski 2009). Auf ähnliche Weise unterscheidet Dietzel-Papakyriakou (1993: 85) zwischen Pioniermigraion und nachfolgender Migration. Auch die Netzwerktheorie lässt sich auf die Situation der Gastarbeiter in Deutschland beziehen, Massey u.a. (1993: 448) schreiben:

»Migrant networks are sets of interpersonal ties that connect migrants, former migrants, and nonmigrants in origin and destination areas through ties of kinship, friendship, and shared community origin. They increase the likelihood of international movement because they lower the costs and risks of movement and increase the expected net returns to migration. Network connections constitute a form of social capital that people can draw upon to gain access to foreign employment.«

Die Netzwerktheorie beschreibt, dass bereits migrierte Gastarbeiter die Einreise für neue Gastarbeiter begünstigen, was am deutschen Beispiel zumindest für einen bestimmten Zeitraum galt (1961–1973). Bei der Kettenmigration liegt der Fokus hingegen stärker auf dem Zusammenhang zwischen Arbeitsmigranten und nachfolgenden Familienmitgliedern. Beide

32 In der *dual labor-market* Theorie wird von einer Teilung des Arbeitsmarkts, in einen Bereich in dem vornehmlich Einheimische arbeiten und in einen in dem Migranten arbeiten, ausgegangen. Dabei liegt der Fokus der Theorie auf der Nachfrage nach Arbeit im zweiten Bereich. Migranten übernehmen eher Jobs für die keine oder wenig Qualifikationen nötig sind (Piore 1979).

Theorien, und gegebenenfalls weitere, müssen dementsprechend verknüpft werden, um das Phänomen der Arbeitsmigration zu beschreiben.[33]

2.2.3 Charakteristika und Persönlichkeitsmerkmale der Migranten

Ganz allgemein wird in der Literatur versucht, Charakteristika herauszuarbeiten, welche die Migrationswahrscheinlichkeit einer Person erhöhen. Dabei werden sowohl soziodemographische und sozioökonomische Faktoren berücksichtigt als auch Persönlichkeitsmerkmale untersucht. Dass das Alter eine relevante Größe ist, zeigt sich bereits bei der Beschreibung des *Healthy migrant*-Effekts (siehe 2.3.3). Insbesondere junge Menschen wandern aus. Dies zeigt sich auch im besonders niedrigen durchschnittlichen Alter der meisten Migrantenpopulationen in Deutschland (Beauftragte der Bundesregierung für Migration 2010, vgl. auch 4.1.3).

Auch das Geschlecht beeinflusst die Wahrscheinlichkeit der Migration, dabei kommen individuelle, familiäre und soziale Faktoren zum Tragen (Llácer u.a. 2007: ii6). Im Rahmen der Gastarbeiteranwerbung lag es in der Natur der Sache, dass zuerst vornehmlich Männer nach Deutschland einreisten, um hier zu arbeiten. Mit Ausnahme der Jahre 1986–1988 zogen konstant mehr türkische Männer als Frauen nach Deutschland. Allerdings zogen über alle betrachteten Jahre (1962–2009) ebenfalls mehr türkische Männer wieder aus Deutschland fort (Statistisches Bundesamt 2011, Ergebnisse nicht dargestellt). Stefan Rühl (2009) gibt mit Daten des Mikrozensus aus dem Jahr 2007 an, dass 47,6 Prozent der türkischen Migranten Frauen und dementsprechend 52,4 Prozent Männer sind.[34] Frauen, die ihrem Mann in das Aufnahmeland folgen, um sich dort gegebenenfalls um die Familie und den Haushalt zu kümmern, sind in besonderem Maße abhängig von ihrem Mann.[35] Im Vergleich zu deutschen Frauen sind Migrantinnen in geringerem Umfang erwerbstätig. Dies gilt für türkische

33 Ziel dieses Abschnitts ist es nicht, alle relevanten und in der Literatur beschriebenen Theorien der Arbeitsmigration und des Nachzugs von Familienmitgliedern zu beschreiben. Vielmehr sollte an dieser Stelle kurz gezeigt werden, dass das Phänomen eine theoretische Basis hat. Da der Migrationsprozess nicht im Fokus dieser Arbeit steht, bleiben die theoretischen Bedingungen, die zu einer Migration führen, im weiteren Verlauf der Arbeit weitestgehend unberücksichtigt.

34 Es ist davon auszugehen, dass sich diese Anteile mit zunehmendem durchschnittlichem Alter der türkischen Migranten annähern, da Frauen länger leben als Männer.

35 Zum Thema häuslicher Gewalt gegenüber Migrantinnen siehe Kasturirangan u.a. (2004) sowie Sokoloff und Dupont (2005).

Migrantinnen im besonderen Maße. Lediglich 37,8 Prozent der Frauen mit türkischem Migrationshintergrund waren im Jahr 2009 erwerbstätig. Dem stehen 68,4 Prozent der Frauen ohne Migrationshintergrund gegenüber (Seebaß/Siegert 2011).

Wichtig ist es auch zu beachten, dass es sich bei den Migranten nicht notwendigerweise um besonders arme oder ungebildete Personen handelt, das heißt, ihr sozialer Status im Heimatland ist nicht notwendigerweise besonders niedrig (Boneva/Frieze 2001). Zum Teil bleibt besonders armen Personen die Wanderung in ein anderes Land schon dadurch verwehrt, dass ein bestimmtes Kapital aufgebracht werden muss, um die Wanderung zu finanzieren – insbesondere wenn weite Strecken zurückgelegt werden müssen. Dies ist auch bei der Wahl der richtigen Vergleichsgruppe relevant. Feliciano (2005) findet zum Beispiel ein höheres durchschnittliches Bildungsniveau, gegenüber der Bevölkerung im Heimatland, bei Einwanderern in die USA.

Demgegenüber ist zu berücksichtigen, dass die Wanderung nach Deutschland für einige Migranten mit einem Verlust an sozialem Status verbunden ist. Dies hängt zum Beispiel damit zusammen, dass im Ausland erworbene Abschlüsse nicht gänzlich in Deutschland berücksichtigt werden. Hier gibt es erst kürzlich Bestrebungen der Bundesregierung, ausländische Abschlüsse anzuerkennen (Bundesregierung 2011b). Außerdem können Migranten aufgrund der Sprachbarrieren nicht in allen beruflichen Positionen direkt vom Herkunfts- ins Aufnahmeland anknüpfen.[36] Insgesamt migrieren Menschen jedoch vornehmlich aus weniger entwickelten in stärker entwickelte Regionen der Welt. Dahin gehend stellt sich die Frage, mit wem sich die Migranten selbst vergleichen: mit der Bevölkerung in der Herkunfts- oder Aufnahmegesellschaft oder mit spezifischen sozialen Gruppen wie anderen Migranten.

Erst seit Kurzem wird untersucht, inwiefern Persönlichkeitsmerkmale einen Einfluss auf die Migrationswahrscheinlichkeit haben. So fanden Boneva und Frieze (2001) heraus, dass Personen die emigrieren wollen, eine stärkere Arbeitsorientierung, höhere Erfolgs- und Machtmotivation (*higher achievement and power motivation*) sowie niedrigere Beziehungsmotivation (*affiliation motivation*) aufweisen. Außerdem nimmt die Familie für diese Personen einen geringeren Stellenwert ein. Boneva und Frieze (2001) be-

---

36 Ein großer Unterschied in der sozialen Position zwischen Heimat- und Aufnahmeland (Absinken von hoher auf eine niedrige Position) kann sich negativ auf die mentale Gesundheit auswirken (Bhugra 2004). Dieser Aspekt wird unter 2.4.1 erneut aufgegriffen.

schäftigen sich dabei mit der Intention zu migrieren in unterschiedlichen osteuropäischen Ländern. Sie vergleichen die potenziellen Migranten mit den Personen, die im Land bleiben wollen. In ihrer Studie unterscheiden sie ebenfalls (siehe 2.2.2) zwischen Primärmigration und nachfolgender Migration (Familienmitglieder etc.). Boneva und Frieze (2001) nehmen an, dass die nachfolgenden Migranten nicht die gleichen Persönlichkeitsmerkmale aufweisen wie die ursprünglichen Migranten. Insgesamt sind die Ergebnisse zur Arbeitsorientierung, Motivation und Familienausrichtung nicht über alle betrachteten Länder hinweg robust.[37]

Silventoinen u.a. (2008) untersuchen in ihrer Studie die Selbstselektion (vgl. 2.2.4) von Finnen, die nach Schweden ausgewandert sind. Dafür nutzten sie Daten von über 750 Zwillingspaaren. Da keine legalen Restriktionen für die Übersiedlung nach Schweden bestehen und finnische Migranten dort ohne rechtliche Einschränkungen arbeiten können, fällt eine Selektion durch das Aufnahmeland weg. Die Betrachtung von Zwillingen bedeutet außerdem, dass der Familienhintergrund und die Sozialisation für beide betrachteten Personen weitestgehend gleich sind. Die Autoren zeigen, dass die (späteren) Migranten mehr Alkohol konsumieren und häufiger rauchen. Unterschiede bei der sportlichen Aktivität und beim *Body Mass Index* (BMI) konnten jedoch nicht festgestellt werden. Der BMI ist ein Maß zur Bestimmung von Unter-, Normal- und Übergewicht, dabei werden Körpergröße und Gewicht in Relation gesetzt. Silventoinen u.a. (2008) finden außerdem erhöhte Werte für die Persönlichkeitsmerkmale Neurotizismus und Extraversion[38] unter den männlichen finnischen Migranten. Einen Zusammenhang zwischen ausgeprägter Extraversion und Migration erklären Silventoinen u.a. damit, dass extrovertierte Menschen höhere Sozialkompetenz aufweisen und sich besser in ein neues Umfeld eingewöhnen. Des Weiteren entspricht es extrovertierten Menschen, neue Erfahrungen zu suchen, zu denen die Migration gezählt werden kann. Die erhöhte Neigung zu Neurotizismus geht dagegen eher mit der in der Studie beobachteten niedrigeren Lebenszufriedenheit der Migranten einher. Die niedrigere Lebenszufriedenheit wurde für Frauen und Männer gleichermaßen

---

37 Bezug nehmend auf die Auswanderung besonders gut ausgebildeter Menschen mit hoher Arbeitsorientierung spricht man auch von einem sogenannten *brain drain*.

38 Neurotizismus und Extraversion gehören neben Verträglichkeit, Offenheit und Gewissenhaftigkeit zu den sogenannten *big five*. Neurotische Menschen gelten als ängstlich, launisch und reizbar. Extrovertierte Menschen gelten als gesellig, aktiv und dominant.

nachgewiesen. Die Migration ist in diesem Sinne vielleicht eine Reaktion auf die unglücklichen/nicht zufriedenstellenden Lebensumstände.[39]

Jokela (2009) findet in einer US-amerikanischen Studie zum Umzug innerhalb der Vereinigten Staaten keinen Effekt des Neurotizismus auf die Migrationswahrscheinlichkeit. Er findet aber einen positiven Zusammenhang zwischen Offenheit (*openness*) sowie Extraversion (bei Umzug innerhalb der Bundesstaaten) und der Wahrscheinlichkeit umzuziehen/zu migrieren. Ein interessantes Resultat dieser Studie ist, dass hohe Freundlichkeit/Umgänglichkeit (*agreeableness*) die Wahrscheinlichkeit verringert. Er vermutet, dass dies mit besonders ausgeprägten sozialen Netzwerken in der Heimatregion zusammenhängt.

Hinsichtlich der Migration beschreibt Dietzel-Papakyriakou (1993) positive und negative Selektionsprozesse. Negative Selektionsvorgänge bringt sie in ihrer Arbeit mit der mentalen/psychischen Verfassung der Migranten in Verbindung. Sie zitiert Forschungsergebnisse, die zeigen, dass Personen in schwieriger mentaler Verfassung eher wandern. Die Ergebnisse werden nicht im Detail wiedergegeben, da Dietzel-Papakyriakou (ebd.: 84) selbst angibt, dass die Ergebnisse empirisch nicht »schlüssig belegt« sind. Eine positive Selektion wird hingegen hinsichtlich des Alters, Geschlechts und teilweise hinsichtlich des sozioökonomischen Status thematisiert. Eine abschließende Bewertung der Selektionsprozesse nimmt sie nicht vor.

Für türkische Migranten in Deutschland gibt es, nach eigener Erkenntnis, bisher keine robusten Forschungsergebnisse, die den Zusammenhang zwischen Persönlichkeitsmerkmalen oder gesundheitsrelevantem Verhalten und der Wahrscheinlichkeit zu migrieren thematisieren. Für eine gute allgemeine Übersicht über die unterschiedlichen Selektionsprozesse bei Migranten sei auf die Arbeiten von Feliciano (2005) und Lee (1966) verwiesen.

2.2.4 Die doppelte Selektion türkischer Migranten bei der Einreise nach Deutschland

In diesem Abschnitt werden die unterschiedlichen Selektionsprozesse für türkische Migranten thematisiert. Zum einen können Migranten selbst entscheiden, ob sie auswandern oder nicht, im Folgenden wird dies als Selbstselektion bezeichnet. Zum anderen werden Migranten mit Restriktionen

39 Zum Zusammenhang zwischen Lebenszufriedenheit und Migration siehe auch Fawcett (1985) und Wolpert (1965).

durch die Aufnahmegesellschaft konfrontiert, im vorliegenden Beispiel fand eine Selektion durch die Bundesrepublik Deutschland statt, die im Rahmen der Gastarbeiteranwerbung Gesundheitsuntersuchungen vornahm. Eine Selektion der Migrantenpopulation kann sich zusätzlich durch unterschiedliche Re-Migration/Rückwanderung ergeben, daher wird auch dieser Bereich thematisiert. Die Erforschung der Re-Migration von Migranten in Deutschland steht jedoch noch am Anfang.

Die Selbstselektion

Einige Faktoren wie Alter, Geschlecht und Persönlichkeitsmerkmale, die die Selbstselektion der Migranten beeinflussen können, wurden im vorangegangenen Abschnitt bereits dargestellt. Es lässt sich jedoch bisher kein theoretisches Modell finden, welches die Prozesse der Selbstselektion speziell für die Situation der Gastarbeiter in Europa zusammenfasst. Vielmehr haben unterschiedliche Wissenschaftler einzelne Bereiche der Selektion untersucht (vgl. 2.2.2, siehe auch Gans 1999).

Im Fokus dieses Abschnitts steht die Selektion der türkischen Gastarbeiter.[40] Die nachfolgenden Familienmitglieder sind nicht in gleichem Maße von Selektionsprozessen betroffen und werden daher hier vernachlässigt. Aus der gesundheitlichen Perspektive kann angenommen werden, dass freiwillige Migranten in besonders guter gesundheitlicher Verfassung sind, wenn sie das Aufnahmeland erreichen. In Zeiten von gesundheitlichen Problemen werden langfristige Entscheidungen, wie die Migration in ein anderes Land, ausgesetzt oder verschoben. Dementsprechend selektieren die Migranten sich selbst. Dies wurde und wird umfangreich in Bezug auf den *Healthy migrant*-Effekt (siehe z.B. Razum 2009; Razum/Rohrmann 2002; Razum/Twardella 2002) thematisiert (siehe auch 2.1.6). Hingegen gibt es für eine hinsichtlich des psychischen oder physischen Gesundheitsstatus negativ selektierte türkische Migrantengruppe keine Belege. Dabei sei betont, dass hier der Zeitpunkt der Migration bzw. eine relativ kurze Zeitspanne vor und nach der Migration berücksichtigt wird. Inwiefern

40 Selbstverständlich gab es neben diesen beiden Gruppen auch noch andere Einwanderungspopulationen und -gründe (z.B. Asylsuche), diese nehmen jedoch einen geringeren Stellenwert ein (vgl. auch Abbildung 3, Abschnitt 2.2.1) und können im empirischen Teil dieser Arbeit nur teilweise berücksichtigt werden. Illegale Migranten werden aus offensichtlichen Gründen in sozialwissenschaftlichen Untersuchungen überhaupt nicht und Asylsuchende nur in sehr beschränktem Rahmen erfasst.

diese positive Selektion von gesunden Migranten auch langfristig in einem Gesundheitsvorsprung resultiert, ist bisher nicht ausreichend erforscht (siehe auch Abschnitt 2.3).

Die Arbeitskräfteselektion

Wie bereits dargestellt, sind die Gründe für die Migration auch innerhalb der Gruppe der türkischen Migranten unterschiedlich. Bei den türkischen Gastarbeitern handelt es sich vornehmlich um Männer, während die nachfolgenden Ehepartner dementsprechend in der Regel Frauen waren. Damit ergibt sich ein unterschiedliches Muster der Migration für beide Geschlechter und sie unterliegen varriierenden Selektionsprozessen. Dies zeigt sich insbesondere in Bezug auf die Selektion durch die deutsche Regierung.

Mit dem Anwerbeabkommen 1961 (siehe 2.2.1) wurde auch die temporär angelegte Migration türkischer Gastarbeiter nach Deutschland institutionalisiert und reglementiert. Einen interessanten Einblick in die verschiedenen Prozesse der Anwerbung und die damit einhergehende Arbeitskräfteselektion gibt eine Veröffentlichung des Dokumentationszentrums und Museums über die Migration aus der Türkei (DOMiT 2000). Bereits 1961 wurde in Istanbul eine Außenstelle des deutschen Arbeitsamtes eingerichtet. Personen, die als Gastarbeiter nach Deutschland kommen wollten, konnten sich direkt dorthin oder an eines der örtlichen Arbeitsämter wenden. Bereits bei diesem Schritt wurde ein »kurzer berufsbezogener Test« (ebd.: 10) durchgeführt. Es wurden dann die Personen ausgewählt, die zum Anforderungsprofil – zum Teil für spezifische Stellen – passten und die die entsprechenden Voraussetzungen erfüllten. Dabei spielten auch Sprachkenntnisse und vorherige Arbeitslosigkeit eine Rolle.

In der deutschen Verbindungsstelle in Istanbul mussten die Bewerber verschiedene Eignungstests durchlaufen. Lese- und Schreibfähigkeit wurden genauso überprüft wie die beruflichen Qualifikationen. Darauf folgte die Gesundheitsprüfung (ebd.: 13):

»Bei der Gesundheitsprüfung wurden der Blutdruck gemessen und Blut- und Urinproben untersucht; sodann betrat man in Gruppen von 10–15 Personen das Arztzimmer. Vor dem deutschen Arzt und einer Arzthelferin, die gleichzeitig auch die Aufgabe der Dolmetscherin übernahm, musste die Gruppe, bis auf die Unterhose entkleidet, einige einfach körperliche Übungen vollführen. Man achtete darauf, ob die Personen irgendwelche körperliche Behinderungen oder Operationsnarben hatten.«

In der Veröffentlichung (ebd.: 8) heißt es außerdem:

»Der Anteil derjenigen, die nach der bei der Deutschen Verbindungsstelle in Istanbul durchgeführten Gesundheitsprüfung abgelehnt wurden, betrug 10,1 Prozent im Jahre 1962 und 10,6 Prozent im Jahre 1963, nach leichtem Rückgang stieg die Zahl der Ablehnungen steil an: 1971 betrug der Anteil 19,9 Prozent, 1972 – 18,3 Prozent und 1973 – 17,3 Prozent.«

Bei den meisten Arbeitskräften wurde in Deutschland noch einmal der Gesundheitsstatus überprüft. Selbstverständlich lässt sich auf Basis der hier vorgestellten Prozesse das genaue Ausmaß der Selektion nicht beurteilen. Hierfür wären Informationen über die gesundheitliche Lage der Gesamtbevölkerung zu dieser Zeit und darüber welche Merkmale die Personen aufwiesen, die nicht als Gastarbeiter ausgewählt wurden, notwendig. Deutlich wird aber, dass die Gastarbeiterpopulation zumindest zum Zeitpunkt der Einreise im Durchschnitt einen besonders guten Gesundheitszustand aufwies. Dies wird im weiteren Verlauf der Arbeit ein zentraler Punkt der Analyse sein. Da Gastarbeiter häufig in körperlich anstrengenden und gesundheitlich belastenden Berufen tätig waren, stellt sich außerdem die Frage, wie lange dieser Gesundheitsvorsprung fortbesteht.

Die Selektion bei der Rückwanderung

Eine dritte mögliche Selektion der Migrantenpopulation tritt im Rahmen unterschiedlicher Rückwanderung auf. Dieser Aspekt ist bisher jedoch nur wenig erforscht. Wie bereits beschrieben, ist etwa die Hälfte aller als Gastarbeiter eingewanderten Personen bis heute wieder aus Deutschland ausgewandert. Dies gilt anteilig auch für die dazugehörigen Familien. Wie unter 2.2.1 beschrieben, wurde die Re-Migration von der deutschen Regierung gefördert. Das heißt, es gab zum Teil hohe ökonomische Anreize, Deutschland wieder zu verlassen.[41] Viele Studien, die sich mit der Rückwanderung von Gastarbeitern beschäftigen, legen einen Fokus auf ökonomische Determinanten wie Einkommen, Opportunitätskosten und Sozialhilfe (z.B. Djajić/Milbourne 1988). Gundel und Peters (2008) stellen mit Daten des SOEP fest, dass hoch qualifizierte Migranten eher zurückwandern als weniger qualifizierte. Sie differenzieren dabei jedoch nicht nach unterschiedlichen Herkunftsländern. Im Rahmen der Re-Migration von

41 Einen allgemeinen Einblick in die Rückkehrförderung gibt ein Artikel des Spiegels aus dieser Zeit (Der Spiegel 1984).

Hochqualifizierten kann in Anlehnung an den Begriff des *brain drains* von *brain circulation* gesprochen werden (Glorius/Matuschewski 2009). Hunt (2004) stellt fest, dass die Gruppe der Re-Migranten relativ heterogen ist. Erfolg oder Misserfolg auf dem Arbeitsmarkt können jeweils zur Re-Migration führen. Haug und Rühl (2008) geben an, dass ökonomische Gründe nicht allein die Rückkehr- oder Bleibewahrscheinlichkeit von Migranten erklären können.

Wie zu erwarten, geben Djajić und Milbourne (1988) außerdem an, dass Migranten mit deutscher Staatsangehörigkeit seltener zurückwandern, während EU-Bürger, aufgrund der einfachen Ein- und Ausreise, eine erhöhte Wahrscheinlichkeit aufweisen, zurückzuwandern. Mit zunehmender Dauer des Aufenthalts nimmt die Rückkehrwahrscheinlichkeit ab bzw. Migranten, die erst kurz in Deutschland sind, haben eine höhere Wahrscheinlichkeit in ihr Heimatland zurückzukehren (Constant/Massey 2003; Dustmann u.a. 1996; Glorius/Matuschewski 2009). Das heißt auch, dass es schwieriger ist, die re-migrierenden Individuen und die Rückwanderung genauer zu untersuchen, wenn die Aufenthaltsdauer im Aufnahmeland nur sehr kurz ist. Da diese Personen in sozialwissenschaftlichen Untersuchungen nur in begrenztem Umfang Eingang finden dürften.

Dustmann u.a. (1996) finden des Weiteren einen Effekt des Alters bei der Einreise auf die Wahrscheinlichkeit zu re-migrieren. Je höher das Alter bei Ankunft in Deutschland ist, desto wahrscheinlicher ist eine Rückkehr in das Heimatland. Jankowitsch u.a. (2000) stellen jedoch fest, dass der Effekt der Aufenthaltsdauer den des Alters übertrifft. Mit jedem zusätzlichen Alters- und Aufenthaltsjahr nimmt die Rückkehrneigung in ihrer Untersuchungspopulation (ebenfalls Daten des SOEP) ab. Sie stellen außerdem fest, dass eine hohe »familiale Integration«, ein Beispiel wäre ein Ehepartner in Deutschland, die Rückkehrneigung erheblich reduziert (Jankowitsch u.a. 2000: 107). Waldorf (1995) zeigt, dass die Zufriedenheit mit dem Wohnumfeld und der Arbeit die Intention in die Heimat zurückzukehren ebenfalls verringert.

Es gibt jedoch, sowohl international als auch national, kaum Studien, welche die gesundheitliche Lage bei der Re-Migration berücksichtigen. Van Hook und Zhang (2011) finden für die USA kleine Unterschiede zwischen jungen und alten Re-Migranten. Die Älteren weisen dabei einen etwas schlechteren, die Jungen einen etwas besseren Gesundheitsstatus auf. Insgesamt spielt der gesundheitliche Status jedoch kaum eine Rolle für die Auswanderung, andere Determinanten wie Wohneigentum oder Familienstand scheinen wichtiger (ebd.).[42] Der *salmon bias* beschreibt die Möglichkeit, dass Migranten am Ende ihres Lebens bei schlechter Gesundheit in ihr Heimatland zurückkehren (Abraido-Lanza u.a. 1999; Razum 2006). Kehren kranke Migranten in ihr Heimatland zurück und verbleiben gesunde Migranten im Aufnahmeland, stellt sich eine Selektion der verbleibenden Migranten ein.[43] Empirische Belege gibt es hierfür jedoch kaum.

Sander (2007) stellt mit Daten des SOEP eine negative Selektion bei der Rückkehr von männlichen Migranten fest. Die Personen, die einen Gesundheitsstatus unter der Kategorie *sehr gut* (also gut, mittelmäßig, schlecht) angaben, wiesen eine niedrigere Rückkehrwahrscheinlichkeit auf. Somit wäre anhand dieser Ergebnisse zu schlussfolgern, dass besonders gesunde Männer eher re-migrieren. Dabei nennt Sander (ebd.) im Schlussteil ihrer Arbeit auch die Möglichkeit, dass diese besonders gesunde Gruppe nicht zurück, sondern in ein anderes Land auswandert. Die Stichprobe ist jedoch relativ klein und es liegen nicht für alle aus dem SOEP ausgeschiedenen Personen Angaben über ihren Verbleib vor.

Razum u.a. (2005) führten eine qualitative Studie (Fokusgruppen) mit männlichen Re-Migranten in der Türkei durch. Sie stellen fest, dass die Rückkehr nicht allein durch ökonomische Motive oder Überlegungen zum Gesundheitsstatus beeinflusst wird. Vielmehr werden bei dieser Entscheidung viele unterschiedliche Faktoren – auch in Interaktion miteinander – berücksichtigt. Wie in anderen qualitativen Studien finden auch Razum u.a. (ebd.: 724) heraus, dass das Klima und die Luftqualität für die türkischen Migranten eine große Rolle spielen. Die Migranten betonen hier Unterschiede zwischen Deutschland (kalt und feucht) und der Türkei (salzhaltige, gesunde Luft) in besonderem Maße. Einige Teilnehmer der Studie geben die Verbesserung ihres Gesundheitsstatus als Grund für die Rückkehr in die Türkei an. Andere Gründe sind: ein zu stressiger Lebensstil in Deutschland, hohe Arbeitsbelastung, kulturelle Differenzen oder die Schwierigkeit soziale Kontakte mit Deutschen aufzubauen und zu erhalten. Das deutsche Gesundheitssystem stufen die türkischen Migranten jedoch als besonders gut und als dem türkischen überlegen ein. Bei schwerwiegenden Erkrankungen geben daher viele Teilnehmer an, eher in Deutschland zu bleiben, um sich behandeln zu lassen. Allgemein gibt es bisher keine

---

42 Davies u.a. (2011) stellen Faktoren zusammen, welche die Gesundheit von zurückkehrenden Migranten beeinflussen, sie nehmen jedoch keine eigene empirische Analyse vor.

43 Dabei wird auch diskutiert, ob die niedrige Mortalität der Migranten mit diesem Phänomen erklärt werden kann.

breit angelegte Untersuchung mit ausreichend hohen Fallzahlen, die türkische Migranten vor und nach der Re-Migration berücksichtigt und somit eine adäquate Betrachtung des Phänomens ermöglicht.

Es können kaum Aussagen dahin gehend getroffen werden, ob Personen, die in ihr Heimatland zurückkehren oder in ein anderes Land weiter wandern, eine hinsichtlich des Gesundheitsstatus selektierte Gruppe darstellen. Ein Zusammenhang wäre in beide Richtungen möglich: zum einen könnten kranke Menschen eher in Deutschland bleiben, um vom gut ausgebauten Gesundheitssystem zu profitieren, zum anderen könnten kranke Menschen eher auswandern, da sie die Krankheitsphase/den Lebensabend in ihrer Heimat, mit der Familie und in gewohnter Umgebung verbringen möchten (siehe auch van Hook/Zhang 2011). Die momentane Datenlage lässt eine detaillierte Untersuchung der Gesundheit von türkischen Re-Migranten nicht zu.

Die Wahl der richtigen Vergleichsgruppe erscheint gerade im Kontext der Selektionsprozesse besonders wichtig. Dies ist auch bei der Betrachtung und Evaluation unterschiedlicher Forschungsergebnisse zu beachten. Der hier angestrebte Vergleich mit der deutschen und der türkischen einheimischen Bevölkerung erscheint sinnvoll, da die Selektion der türkischen Migranten auf mindestens zwei Ebenen stattfand: erstens sind vornehmlich gesunde Menschen gewandert und zweitens hat die deutsche Regierung nur gesunden Personen gestattet, als Gastarbeiter nach Deutschland zu kommen. Um das Problem der Vergleichbarkeit zu berücksichtigen, werden im Rahmen dieser Arbeit Methoden angewandt, welche die statistische Analyse auf vergleichbare Individuen beschränken (siehe dazu die *Matchingverfahren* unter 3.4.3).

Nachdem die beiden Bereiche Gesundheit und Migration bisher weitestgehend separat betrachtet wurden, werden sie in der zweiten Hälfte dieses Kapitels (2.3 und 2.4) zusammengebracht. Es wird beleuchtet, was wir bisher über die gesundheitliche Lage von Migranten im Allgemeinen und türkische Migranten im Speziellen wissen. Außerdem wird es Gegenstand des letzten Abschnitts sein, die Lebenssituation türkischer Migranten nachzuzeichnen, um Hypothesen über die gesundheitliche Lage dieser Gruppe generieren zu können. Somit werden die zuvor theoretisch identifizierten Faktoren der gesundheitlichen Lage auf die Situation der türkischen Migranten angewandt.

2.3 Die Gesundheit von Migranten

Betrachtet man die theoretischen Modelle zur Erklärung von Gesundheit und dabei insbesondere jene, die die spezifische Situation von Migranten berücksichtigen (siehe 2.1.5), kann keine eindeutige Aussage in Bezug auf den Zusammenhang von Gesundheit und Migration getroffen werden. So kann der Gesundheitszustand von Migranten besonders gut, besonders schlecht sein oder es ergeben sich vielleicht keine Unterschiede gegenüber der einheimischen Bevölkerung in Herkunfts- und Aufnahmeland. Wie sich in diesem Abschnitt zeigen wird, sind die Forschungsergebnisse in diesem Bereich vielfältig. Nur eine kleine Zahl von Studien beschäftigt sich jedoch mit der Gesundheit von türkischen Migranten in Deutschland. Die unterschiedlichen Forschungsergebnisse werden hier vorgestellt.

Allgemein ist zu beachten, dass die Komplexität der beiden Bereiche Migration und Gesundheit die Betrachtung verschiedener Forschungsergebnisse möglich macht. Es gibt Ergebnisse zu verschiedenen Ländern, unterschiedlichen Migrantengruppen und diversen Gesundheitsindikatoren. Um die Ergebnisse zu ordnen, werden im Folgenden zuerst Ergebnisse zur subjektiven Gesundheit dargestellt (2.3.1). Die im vierten Kapitel dieser Arbeit dargelegten empirischen Analysen basieren vornehmlich auf diesem Gesundheitsindikator. Unter 2.3.2 werden Forschungsergebnisse zu spezifischen Krankheiten von Migranten aufbereitet. Nach einem Exkurs zur Sterblichkeit von Migranten (2.3.3) werden abschließend unter 2.3.4 die wenigen Ergebnisse zur Gesundheit der Bevölkerung in der Türkei thematisiert. Allgemein wird versucht, einen Schwerpunkt auf die Situation türkischer Migranten in Deutschland zu legen. Da hier jedoch bisher nur wenige Ergebnisse vorliegen, werden ebenfalls Ergebnisse aus anderen Ländern und für andere Migrantengruppen herangezogen. Es werden weitestgehend nur Ergebnisse aus dem europäischen Raum dargestellt.[44]

2.3.1 Subjektiver Gesundheitsstatus

Internationale Ergebnisse zur subjektiven Gesundheit von Migranten

Allgemein scheinen Personen mit Migrationshintergrund ihre Gesundheit eher schlechter einzuschätzen als Einheimische (siehe z.B. Borrell u.a.

44 Die Ergebnisse für andere Länder sind jedoch nur eingeschränkt auf die Situation türkischer Migranten in Deutschland übertragbar (siehe 2.2.1).

2008; Chandola 2001; Clucas 2009; Jørgensen u.a. 2011; Nazroo 1998; Reijneveld 1998).[45] Eine Meta-Studie von Nielsen und Krasnik (2010) zeigt dies besonders deutlich. Die Ergebnisse beziehen sich auf unterschiedliche Migrantengruppen in Europa, wobei elf der 17 betrachteten Studien aus Schweden kommen. In den meisten der analysierten Studien wurde im Vergleich zur einheimischen Bevölkerung ein schlechterer subjektiver Gesundheitsstatus der Migranten festgestellt. Ergebnisse zu türkischen Migranten liegen für Schweden, die Niederlande und Belgien vor (Hjern u.a. 2001; Lorant u.a. 2008; Stronks u.a. 2001; Wiking u.a. 2004). Für die ersten beiden Länder wird eine schlechtere subjektive Gesundheit der türkischen Migranten nachgewiesen, für Belgien eine bessere. Die Ergebnisse hängen scheinbar stark mit den unterschiedlichen, berücksichtigten Erklärungsfaktoren zusammen.

Hjern u.a. (2001) stellen eine schlechtere Gesundheit der türkischen Migranten in Schweden fest, die außerdem zu einer vermehrten Nutzung des Gesundheitssystems führt (siehe auch 2.4.3). Der schlechtere subjektive Gesundheitsstatus ist dabei stark mit dem niedrigeren sozioökonomischen Status und anderen Merkmalen der türkischen Migranten verknüpft. So stellen Wiking u.a. (2004) ebenfalls für Schweden fest, dass der Effekt in Richtung einer schlechteren subjektiven Gesundheit im Vergleich zu polnischen Migranten insignifikant wird, wenn der sozioökonomische Status und Schwedischsprachkenntnisse kontrolliert werden. Lorant u.a. (2008) kommen unter Kontrolle von sozioökonomischem Status und Kontextfaktoren für Belgien zu einem ähnlichen Ergebnis. Der vormals beobachtete negative Gesundheitsstatus von türkischen und anderen Migranten wird positiv, wenn Bildung, Arbeitsmarktpartizipation und Haushaltmerkmalen auf der Individualebene sowie Lärm-/Luftverschmutzung, Verfügbarkeit von öffentlichen Einrichtungen, das soziale Umfeld und der Grad der Segregation auf der Makroebene berücksichtigt werden. Eine interessante Studie von Pikhart u.a. (2010) vergleicht illegale und legale Einwan-

45 Dies gilt nicht in gleichem Maße für Untersuchungen aus den USA und Kanada, für diese Länder variieren die Forschungsergebnisse. Hier wird teilweise eine bessere subjektive Gesundheit von ethnischen Minderheiten oder Migranten bzw. kein Unterschied (siehe z.B. Setia u.a. 2012; Wu/Schimmele 2005) festgestellt. Für den nordamerikanischen Raum gibt es außerdem Ergebnisse, die auf eine schlechtere subjektiven Gesundheit von Migranten hinweisen (Dunn/Dyck 2000). Wenn in diesem Abschnitt (2.3.1) allgemein von Gesundheit gesprochen wird, ist damit immer der subjektive Gesundheitsstatus gemeint (siehe auch 3.3.1). Bei Forschungsergebnissen, die sich auf einen anderen Indikator beziehen, wird dieser explizit benannt.

derer in der Tschechischen Republik hinsichtlich ihres subjektiven Gesundheitszustands. Bei Kontrolle für den sozioökonomischen Status und psychosoziale Bedingungen lassen sich in ihrer Studie keine Unterschiede hinsichtlich des Gesundheitszustandes nachweisen.

Dagegen zeigt eine Studie aus Dänemark (Dinesen u.a. 2011), dass sich türkische Migranten gegenüber dänischen Einheimischen auch bei Kontrolle sozioökonomischer Faktoren (Bildung, berufliche Stellung, Einkommen) als weniger gesunder einschätzen. Dies gilt interessanterweise zusätzlich für die männlichen Nachkommen türkischer Migranten (die zweite Generation). Solé-Auró und Crimmins (2008) stellen eine schlechtere Gesundheit von Migranten gegenüber Einheimischen in verschiedenen europäischen Ländern fest, wobei die Berücksichtigung des sozioökonomischen Status diesen Zusammenhang nicht mindert. Diese Unterschiede scheinen von dem durchschnittlichen Gesundheitsniveau der Gesamtbevölkerung in den jeweiligen Ländern abzuhängen. Ist der Gesundheitszustand allgemein etwas niedriger, sind sich Einheimische und Migranten ähnlicher. Ist der Gesundheitszustand allgemein hoch, ist die Differenz zwischen Einheimischen und Migranten höher. Allerdings betrachten Solé-Auró und Crimmins (ebd.), auf Basis der zur Verfügung stehenden Daten, nur Personen, die älter als 50 Jahre sind. Es wäre möglich, dass Einflussfaktoren wie die soziale Schicht in einzelnen Altersstufen unterschiedlich auf die Gesundheit wirken. Dass Alter eine relevante Größe sein kann, zeigt auch eine Arbeit von Agyemang u.a. (2006). Sie finden bei Befragten, die 55 Jahre und älter sind, einen besonders schlechten subjektiven Gesundheitsstatus türkischer und marokkanischer Migranten gegenüber niederländischen Einheimischen.

Einen innovativen und interessanten Ansatz verfolgen Andersen u.a. (2011) in ihrer dänischen Studie. Sie vergleichen Dänen und Migranten in benachteiligten Wohnvierteln. Sie finden keinen Zusammenhang zwischen Migrationshintergrund und subjektiver Gesundheit, können aber zeigen, dass die zur Verfügung stehenden Lebensressourcen (*life resources*) einen starken Effekt auf die Gesundheit haben. Diese Lebensressourcen messen sie über die Haushaltskomposition, Kinder, Bildung, berufliche Stellung und verfügbares Einkommen. Mehr Lebensressourcen gehen mit einer besseren subjektiven Gesundheit einher.

Bei Betrachtung der verschiedenen internationalen Forschungsergebnisse kann trotz einiger Abweichungen allgemein geschlussfolgert werden, dass der negative Zusammenhang zwischen Migrationsstatus und subjektiver Gesundheit verschwindet, wenn der soziale Status umfassend berücksichtigt wird. Obwohl die Ergebnisse nicht für alle Länder einheitlich sind, ist der sozioökonomische Status ein wichtiger Faktor zur Erklärung gesundheitlicher Ungleichheit zwischen Migranten und Einheimischen.[46]

Da der sozioökonomische Status in vielen sozialwissenschaftlichen Studien gemessen wird, findet er in Untersuchungen zur gesundheitlichen Lage häufig Verwendung. Anders verhält es sich mit den weiteren Erklärungsfaktoren der gesundheitlichen Lage (siehe 2.1). Lindström u.a. (2001) stellen für Schweden fest, dass soziale Netzwerke, soziale Unterstützung und ökonomische Faktoren eine wichtige Rolle bei der Erklärung gesundheitlicher Unterschiede zwischen Migranten und der einheimischen Bevölkerung spielen. Die Unterschiede zwischen Migranten und einheimischen Schweden verringern sich und werden zum Teil insignifikant, wenn diese Faktoren mit einbezogen werden.

Neben der physischen Gesundheit werden soziale Unterstützung und soziale Netzwerke häufig bei der Betrachtung der psychischen Gesundheit von Migranten herangezogen. Für die Analyse des subjektiven Gesundheitsstatus finden diese Faktoren bisher jedoch kaum Eingang. Im Zusammenhang mit sozialen Netzwerken sei die ethnische Zusammensetzung des Wohnumfelds/der Nachbarschaft erwähnt. Eine hohe Zahl an Migranten in der Nachbarschaft (*ethnic density*) kann dabei sowohl einen positiven als auch einen negativen Effekt auf die Gesundheit haben. Der positive und somit protektive Effekt entsteht durch erhöhte soziale Kohäsion und Unterstützung sowie den Schutz vor Rassismus. Der negative Effekt ergibt sich aus geringen ökonomischen und sozialen Investitionen in diesem Wohnumfeld (Llácer u.a. 2007).

Migrationsspezifische Variablen, wie die Aufenthaltsdauer oder der rechtliche Status, werden nur in wenigen epidemiologischen Studien betrachtet. In einer schwedischen Studie zeigt sich, dass ein hohes Alter bei der Einreise und eine kürzere Aufenthaltsdauer das Risiko schlechter Gesundheit erhöhen (Leão u.a. 2009). Hier werden jedoch nur drei Aufenthaltsdauergruppen betrachtet: 0–7 Jahre, 8–14 Jahre sowie 15 und mehr Jahre. Da die Gruppe mit 15 und mehr Jahren Aufenthalt in der Studie besonders groß ist, besteht die Möglichkeit, dass der Gesundheitszustand innerhalb dieser Gruppe stark variiert.

46 Die dargestellten Ergebnisse sind exemplarisch. Von der Darstellung weiterer Ergebnisse zum Zusammenhang zwischen sozioökonomischem Status und subjektiver Gesundheit für Migrantengruppen in anderen Ländern wird an dieser Stelle abgesehen.

Ergebnisse zur (subjektiven) Gesundheit türkischer Migranten in Deutschland

Betrachtet man gesundheitliche Unterschiede zwischen türkischen Migranten und Einheimischen in Deutschland, so zeigt sich ein unklares und lückenhaftes Bild. Da nicht immer der subjektive Gesundheitsstatus im Fokus der Analyse steht, werden hier zusätzlich Ergebnisse zur Gesundheitszufriedenheit, chronischen Erkrankungen oder der Lebenserwartung in Gesundheit dargestellt. Einleitend sei auf Resultate aus dem Schwerpunktbericht zu Migration und Gesundheit des Robert Koch-Instituts verwiesen. Bei Razum, Zeeb, Meesmann u.a. (2008: 50 ff.) wird im Rahmen der Analyse von SOEP-Daten nicht das fünf-stufige Maß der subjektiven Gesundheit herangezogen, sondern die allgemeine Zufriedenheit mit der Gesundheit (elf-stufige Skala). Dabei wird die Zufriedenheit für drei Altersgruppen (unter 40 Jahre, 40–64, 65 Jahre und älter) und drei Jahre (1984, 1992, 2002) ermittelt. In der jüngsten Altersgruppe lassen sich kaum Unterschiede zwischen Deutschen und Zuwanderern nachweisen. Türkische Migranten die 40 Jahre und älter sind schneiden, im Vergleich mit Deutschen und anderen Gastarbeiter-Einwanderergruppen, jedoch besonders schlecht ab. Sie geben konstant eine geringere Zufriedenheit mit der Gesundheit an als die Vergleichsgruppen (ebd.: 51). Da bei der gewählten deskriptiven Darstellung die Unterschiede hinsichtlich anderer – für die Gesundheit relevanter – Faktoren unberücksichtigt bleiben, kann jedoch keine abschließende Aussage über die Gesundheitszufriedenheit getroffen werden. Auch Elkeles und Seifert (1996) beziehen sich in einer früheren Untersuchung auf die Gesundheitszufriedenheit. Sie stellen fest, dass arbeitslose Migranten sehr viel unzufriedener sind als arbeitslose Deutsche. Unterschiede für die auf dem Arbeitsmarkt integrierten Gruppen können sie nicht finden. Ronellenfitsch und Razum (2004) können auf Basis von multivariaten Analysen zeigen, dass die Gesundheitszufriedenheit für Einwanderer aus Ost-Europa über die Zeit sinkt, obwohl sich ihr sozioökonomischer Status verbessert.[47]

Den Gesundheitsstatus türkischer Migranten in Deutschland behandeln auch Arbeiten von Kotwal (2010), Carnein u.a. (2010) und Hubert u.a. (2009). Kotwal (2010) untersucht mit Daten des GGS neben dem subjektiven Gesundheitsstatus chronische Erkrankungen (Selbstauskunft) der

47 Die häufige Verwendung des Maßes Gesundheitszufriedenheit hat mit der Datenstruktur des SOEP zu tun. Die Zufriedenheit mit der Gesundheit wurde seit 1984 (erste Welle) die subjektive Gesundheit hingegen erst seit 1994 kontinuierlich erhoben.

Befragten. Die Analyse wird nach Altersgruppen getrennt durchgeführt. Unter Berücksichtigung von Alter, sozialem Status, sozialem Netzwerk und mentaler Verfassung (Gefühl von Ablehnung, Isolation) stellt Kotwal (ebd.) fest, dass türkische Migranten der ersten und der zweiten Generation in nahezu allen Altersgruppen in geringerem Umfang chronische Erkrankungen angeben. Die Ergebnisse zum subjektiven Gesundheitsstatus sind weniger eindeutig. Tendenziell bewerten die türkischen Migranten gegenüber den Deutschen ihre Gesundheit bis zum Alter 40 als besser – die Ergebnisse sind jedoch nicht signifikant. In den hohen Altersgruppen dreht sich dieser Zusammenhang um. Türkische Migranten der ersten Generation geben dann einen schlechteren Gesundheitsstatus an, der auf den höchsten Altersstufen (ab Alter 51) bei den Frauen signifikant wird. Kotwal (ebd.) findet keinen signifikanten Effekt der Aufenthaltsdauer auf den subjektiven Gesundheitsstatus türkischer Migranten der ersten Generation. Zu beachten ist, dass aufgrund der Aufteilung der Migrantenpopulation auf fünf Altersgruppen, die Fallzahlen in den einzelnen Gruppen relativ gering sind. Dies könnte die Insignifikanz eines großen Teils der Ergebnisse zum subjektiven Gesundheitsstatus erklären.

Carnein u.a. (2010) berechnen die Lebenserwartung für türkische Migranten und einheimische Deutsche auf Basis von offiziellen Daten des Ausländerzentralregisters und des GGS. Die Lebenserwartung unterteilen sie in ungesunde und gesunde Lebensjahre (Dekomposition; siehe auch Jagger u.a. 2006; Jagger/Robine 2011; Sullivan 1971) und kombinieren dabei die beiden genannten Datenquellen. Für ihre Analyse ziehen sie nicht wie Kotwal (2010) den subjektiven Gesundheitsstatus heran, sondern verwenden die persönlich wahrgenommenen gesundheitlichen Einschränkungen im Alltag (siehe 3.3.1). Sie betrachten nur Individuen die älter als 50 Jahre sind. Insbesondere türkische Migrantinnen weisen eine höhere Lebenserwartung auf als einheimische Frauen. Bei den türkischen Männern zeigt sich eine höhere Lebenserwartung nur bis zum Alter von 60 Jahren, darüber hinaus haben deutsche Männer eine höhere Lebenserwartung.

Die Wahrscheinlichkeit die verbleibenden Lebensjahre in Krankheit bzw. mit gesundheitlichen Einschränkungen zu verbringen, ist jedoch für die türkischen Migranten gegenüber den Deutschen erhöht, dies gilt insbesondere für die Frauen. Die Zeit mit gesundheitlichen Einschränkungen übersteigt dabei die Differenz in der Lebenserwartung. Eine längere verbleibende Zeit mit gesundheitlichen Einschränkungen für türkische Migrantinnen lässt sich daher nicht allein darauf zurückführen, dass diese länger leben. Vielmehr leben sie etwas länger (Differenz im Durchschnitt 0,6 Jahre), verbringen aber sehr viel mehr Zeit (ab Alter 50) mit gesundheitlichen Einschränkungen (durchschnittlich 3,8 Jahre mehr). Das Gleiche gilt für die Männer, jedoch in geringerem Ausmaß. Sie leben insgesamt, also über alle Altersgruppen hinweg, ebenfalls länger als die deutschen Männer, verbringen jedoch durchschnittlich diese längere Lebensdauer in Krankheit. Das heißt, die Lebenserwartung in Gesundheit ist für türkische und deutsche Männer ungefähr gleich hoch. Carnein u.a. (2010) schlussfolgern aus ihren Analysen, dass türkische Migranten besonders im hohen Alter eine gesundheitlich anfällige Gruppe darstellen.

Hubert u.a. (2009) betrachten ebenfalls nur türkische Migranten, die älter als 50 Jahre sind. Bei den deskriptiven Auswertungen des GGS finden sie einen schlechteren subjektiven Gesundheitsstatus türkischer Migranten im Vergleich zu den deutschen Befragten. Türkische Migranten geben außerdem etwas häufiger länger andauernde oder chronische Erkrankungen sowie Einschränkungen im Alltag an. In den multivariaten Modellen werden türkische Migranten und deutsche Einheimische getrennt betrachtet. Somit lässt sich keine Aussage darüber treffen, ob die Unterschiede im Gesundheitsstatus bestehen bleiben, wenn verschiedene Einflussfaktoren berücksichtigt werden. Hubert u.a. (ebd.) zeigen jedoch, dass das Alter für Migranten einen etwas stärkeren Effekt auf die Gesundheit hat. Sie zeigen außerdem, dass Deutschsprachkenntnisse die Gesundheit der Migranten positiv beeinflussen. Sie können jedoch keinen Effekt der Aufenthaltsdauer in Deutschland auf die Gesundheit der Migranten identifizieren.

Lechner und Mielck (1998) evaluieren die gesundheitliche Lage von Migranten mit Daten des SOEP. Dabei fassen sie in ihrer Betrachtung Migranten aus der Türkei, dem ehemaligen Jugoslawien, Griechenland, Italien und Spanien zusammen. Da Türken einen relevanten Teil der SOEP-Ausländerstichprobe ausmachen (siehe 3.2.2), können die Ergebnisse Aufschluss über die Situation türkischer Migranten in Deutschland geben. Lechner und Mielck (ebd.) betrachten Personen, die in den Jahren 1984, 1988 und 1992 befragt wurden und für die zu allen drei Zeitpunkten Informationen vorliegen. Sie verwenden drei verschiedene Gesundheitsmaße. Im SOEP wird erhoben, ob der Gesundheitsstatus die Ausführung alltäglicher Aufgaben einschränkt und ob chronische Erkrankungen vorliegen oder eine Erwerbs-/Schwerbehinderung besteht. Für die Einschränkungen im Alltag stellen sie bereits für das Jahr 1984, unter Kontrolle von Alter und Einkommen, ein erhöhtes Risiko für die Migranten fest. Im Jahr 1992 ist das Risiko einer gesundheitlichen Einschränkung gegenüber den Deutschen zusätzlich erhöht. Jedoch liegt das Risiko einer chronischen Krankheit und einer Behinderung in allen drei Jahren für die Migranten unter dem der Deutschen. Über die betrachteten Jahre steigt es an, was Lechner und Mielck (ebd.) als einen Beleg für die Reduktion des *Healthy migrant*-Effekts interpretieren. Am Ende ihrer Analyse schreiben sie (ebd.: 719):

»Die Nivellierung des Morbiditätsrisikos zwischen deutschen und ausländischen Befragten im Lauf der Jahre kann aus zwei Perspektiven interpretiert werden. Einerseits scheint der Migrantenstatus alterskontrolliert an Erklärungskraft für Morbiditätsrisiken zu verlieren – mit Ausnahme für alltägliche gesundheitsbedingte Beeinträchtigung. Zum anderen belegen aber die kontrollierten Odds-Ratios, daß sich die Gesundheit ausländischer Befragter unabhängig von ihrer jeweiligen sozioökonomischen Lebenssituation offensichtlich stärker verschlechtert haben muß als bei deutschen Befragten, wenn sich ihre gesundheitliche Besserstellung zu Beginn der Befragung so geschmälert hat.«

Diese stärkere Verschlechterung der Gesundheit mit dem Alter ist ein wichtiger Punkt, auf den im weiteren Verlauf der Arbeit genauer eingegangen wird. Zu berücksichtigen ist, dass in der Analyse von Lechner und Mielck (ebd.) nur Alter, Einkommen und Beruf als Kontrollvariablen fungieren. In diesem Sinne sind detailliertere Erklärungsmodelle gesundheitlicher Ungleichheit zu bevorzugen.

In einer Veröffentlichung der Bundesregierung kommen die Autoren ebenfalls zu dem Schluss, dass in höheren Altersgruppen die subjektive Gesundheit von Personen mit Migrationshintergrund schlechter eingeschätzt wird und des Weiteren mehr Einschränkungen im Alltag bestehen als bei der einheimischen deutschen Bevölkerung (Beauftragte der Bundesregierung für Migration 2009). Die Ergebnisse werden in dem Bericht jedoch nicht weiter ausgeführt.

Insgesamt weisen die bisherigen Forschungsergebnisse zur (subjektiven) Gesundheit türkischer Migranten in Deutschland in keine klare Richtung. Chronische Erkrankungen werden in der türkischen Migrantenpopulation sowohl seltener (Kotwal 2010) als auch häufiger (Hubert u.a. 2009) festgestellt. Gesundheitliche Einschränkungen im Alltag scheinen etwas häufiger aufzutreten (Carnein u.a. 2010), zumindest was die Bevölkerung älter als 50 Jahre angeht. Die Zufriedenheit mit der eigenen Gesundheit (Elkeles/Seifert 1996; Razum, Zeeb, Meesmann u.a. 2008) und die subjektive Gesundheit (fünf-stufige Skala) (Hubert u.a. 2009; Kotwal 2010) scheinen im hohen Alter von den türkischen Migranten schlechter bewertet zu werden als von der einheimischen deutschen Bevölkerung. Ein eindeutiger Effekt der Aufenthaltsdauer in Deutschland auf die gesundheitliche Lage von Migranten konnte bisher nicht nachgewiesen werden. Deutschsprachkenntnisse scheinen jedoch in einem positiven Zusammenhang mit der Gesundheit zu stehen (Hubert u.a. 2009) und sollten daher ebenso wie die Aufenthaltsdauer, in empirischen Untersuchungen Beachtung finden. Die unterschiedliche Bewertung der Gesundheit in verschiedenen Altersgruppen ist ebenfalls ein Faktor, der bei empirischen Auswertungen berücksichtigt werden muss.

2.3.2 Spezifische Krankheiten und ihr Auftreten in der Migrantenpopulation

In speziell auf gesundheitliche Fragestellungen ausgerichteten Umfragen finden sich neben dem subjektiven Gesundheitszustand vereinzelt Angaben zu spezifischen Krankheitsbildern. In seltenen Fällen werden die Befragten zusätzlich medizinisch untersucht (z.B. im *Bundes-Gesundheitssurvey* des Robert Koch-Instituts oder bei der *Study of Health in Pomerania*). Bei entsprechend großen Fallzahlen in den Studien lassen sich dann verlässliche Aussagen über die Verteilung bestimmter Krankheiten in der Bevölkerung treffen. Auch Multimorbidität, das zeitgleiche Auftreten verschiedener Erkrankungen, kann anhand solcher Datensätze genauer untersucht werden. Da Umfragen mit medizinischen Untersuchungen einen hohen finanziellen und zeitlichen Aufwand bedeuten, sind sie bisher nur in geringem Umfang vorhanden. Migranten werden nicht gesondert berücksichtigt und machen daher nur einen geringen Teil der Untersuchungspopulation aus.[48] Bisher gibt es dementsprechend nur sehr wenige Angaben zu Unterschieden hinsichtlich der Krankheitsbilder von Migranten und Einheimischen – insbesondere für Deutschland.

Wie bei der subjektiven Gesundheit scheinen die europäischen Forschungsergebnisse eher in Richtung einer höheren Prävalenz spezifischer Krankheiten bei Migranten im Vergleich zur einheimischen Bevölkerung zu zeigen (z.B. Arai/Harding 2004; Hodge u.a. 2004; Rottem u.a. 2005).[49]

48 Ihre Zahl wird häufig durch Sprach- und andere Zugangsbarrieren weiter reduziert.

49 Als Prävalenz wird die Krankheitshäufigkeit bezeichnet. Sie gibt an wie viele Personen in einer Population an einer bestimmten Krankheit erkrankt sind. Hodge u.a. (2004) stellen für griechische und italienische Einwanderer in Australien ein erhöhtes Risiko fest, an Diabetes (Typ 2) zu erkranken. Dieses Risiko bleibt auch nach Kontrolle für den *body*

Eine detaillierte Übersicht über verschiedene Studien ist bei McKay u.a. (2003) und Carballo u.a. (1998) zu finden. In Anbetracht der Vielzahl unterschiedlicher Krankheiten und der hohen Heterogenität der Migrantenpopulation geht eine Darstellung aller relevanten Ergebnisse für den europäischen Raum über den Rahmen der vorliegenden Arbeit hinaus, da hier nicht die Untersuchung einzelner Krankheitsbilder im Vordergrund steht. Des Weiteren beschäftigt sich ein Teil der Studien nur mit der Häufigkeitsverteilung der Krankheitsbilder und ein Zusammenhang zu Einflussfaktoren wie dem sozioökonomischen Status bleibt unberücksichtigt. Aus diesen Studien können nur eingeschränkt Schlüsse für die vorliegende Arbeit gezogen werden. Eindrucksvoll zeigt sich die hohe Heterogenität der Forschungsergebnisse in einer Arbeit von Rafnsson und Bhopal (2009). Die Autoren tragen verschiedene europäische Datensätze und Studien zusammen, welche migrantenspezifische Angaben zu koronaren Herzerkrankungen, Schlaganfall und Diabetes beinhalten. Die tatsächliche Prävalenz der Erkrankungen in der Migrantenpopulation wird dabei nicht explizit ausgeführt. Im Fokus dieses Abschnitts stehen die Ergebnisse aus Deutschland und die Gesundheit von Erwachsenen.[50]

Für Deutschland zeigen Porsch-Oezçueruemez u.a. (1999), dass koronare Herzerkrankungen unter den türkischen Migranten mit dem Alter stärker ansteigen als für die einheimischen Deutschen. Im höheren Alter (55–64 Jahre) liegt die Prävalenz dieser Erkrankungen in der Migrantenpopulation daher über der der Deutschen und dürfte bei gleichbleibendem Trend im höheren Alter noch stärker anwachsen. Diabetes mellitus tritt bei türkischen Migrantinnen häufiger auf als bei deutschen Frauen (ebd.). Eine bis zu doppelt so hohe Prävalenz von Diabetes unter türkischen Migranten stellen auch Laube u.a. (2001) fest (siehe zusätzlich Brenner u.a. 2003).[51]

Haas u.a. (2006) beschreiben höhere Prävalenzen für Tuberkulose unter ausländischen Staatsangehörigen in Deutschland. Tuberkulose lässt sich

---

mass index erhöht, weitere Kontrollvariablen finden jedoch keine Berücksichtigung. Rottem u.a. (2005) fassen unterschiedliche Studien zum Anstieg von Allergien und Atopien (z.B. Asthma, Heuschnupfen, Neurodermitis) nach der Migration zusammen.

50 Zur Gesundheit von Kindern türkischer Migranten gibt es ebenfalls einige Studien. Kabesch u.a. (1999) finden geringere Raten von Asthma und Atopien für Kinder mit Migrationshintergrund gegenüber deutschen Kindern. Rothenbacher u.a. (1998) stellen ein häufigeres Vorkommen des Helicobacter pylori (siehe folgenden Paragrafen) bei Kindern mit türkischer Staatsangehörigkeit fest. Es lässt sich außerdem unter Kindern mit Migrationshintergrund häufiger Übergewicht beobachten (Razum u.a. 2011).

51 Siehe auch Guell (2011) zum Umgang mit Diabetes bei türkischen Migranten.

dabei in der Bevölkerung besonders gut messen, da eine Meldepflicht besteht. Im Jahr 2004 lag die Tuberkuloseinzidenz (Zahl der Neuerkrankungen) unter ausländischen Staatsangehörigen bei 30,6 pro 100.000 Personen, bei den Deutschen betrug sie 5,5 pro 100.000 Personen (ebd.: 11; siehe auch Razum, Zeeb, Meesmann u.a. 2008). Wie allgemein für ausländische Staatsangehörige ist die Inzidenz für türkische Staatsangehörige erhöht. Des Weiteren wurde der Helicobacter pylori[52] bei türkischen Migranten vermehrt nachgewiesen (Razum, Zeeb, Meesmann u.a. 2008). Beide Risiken, für Tuberkulose und Helicobacter pylori, werden dabei häufig mit der Situation im Herkunftsland und den Lebensumständen in der Kindheit in Verbindung gebracht (Banatvala u.a. 1993). Es gibt darüber hinaus weitere Forschungsarbeiten, welche die Lebensumständen in der Kindheit und die Morbidität/Mortalität im Erwachsenenalter in Verbindung bringen (Leon/Smith 2000; Smith u.a. 1998).

Es gibt des Weiteren Untersuchungen zur schlechteren Zahngesundheit von Personen mit Migrationshintergrund (Kühnisch u.a. 2003). Zu beachten ist, dass es auch Krankheitsbilder gibt, bei denen sich eine höhere oder niedrigere Prävalenz in der Migrantenpopulation bisher nicht eindeutig belegen lässt. So finden sich zum Beispiel Hinweise darauf, dass Allergien, Neurodermitis und Heuschnupfen (Atopien) unter Migranten seltener auftreten (Razum, Zeeb/Schenk 2008; Schenk 2007) und gegensätzliche Belege dafür, dass Allergien häufiger auftreten (Rottem u.a. 2005). In einigen kleineren Untersuchungen wurden auch die Blutwerte der Befragten genauer analysiert. So untersuchen zum Beispiel Erkal u.a. (2006) Vitamin-D-Mangel bei türkischen Migranten in Deutschland sowie Einheimischen in der Türkei und Deutschland. Sie finden für Türken – Einheimische und Migranten gleichermaßen – einen stärkeren Vitamin-D-Mangel. Der Mangel ist mit dem Geschlecht, BMI und Mangel an Sonnenlicht assoziiert. Die stärkere Hautpigmentierung von Türken scheint die Aufnahme zusätzlich zu vermindern.[53] Interessant ist dahin gehend, dass in der Studie der Mangel bei Frauen, die Kopftuch tragen, stärker ausgeprägt ist.[54] Was wiede-

52 Der Helicobacter pylori ist eine bakterielle Infektion des Magens. Diese kann in einer chronischen Magenentzündung, einem Magengeschwür oder Magenkrebs resultieren.

53 Dies kann aber den beobachteten Unterschied zwischen türkischen Einheimischen und türkischen Migranten nicht erklären. Der Mangel ist für türkische Migranten weniger ausgeprägt. Hier könnte die kalziumreichere Ernährung in Deutschland eine Rolle spielen, vermuten Erkal u.a. (2006).

54 Zu beachten ist dabei, dass Frauen, die Kopftuch tragen, in der Regel auch den Rest ihres Körpers stärker verhüllen als Frauen, die kein Kopftuch tragen.

rum ein Ausdruck für einen bereits besprochenen indirekten Effekt von Religiosität auf die Gesundheit ist (siehe 2.1.5).[55]

Arbeitsunfälle treten unter türkischen Migranten häufiger auf als unter deutschen Staatsangehörigen (Razum, Zeeb, Meesmann u.a. 2008). Da Unfälle nicht direkt mit der gesundheitlichen Lage, sondern vielmehr mit den Arbeitsbedingungen in Verbindung gebracht werden können, sollen diese hier nicht genauer betrachtet werden. Razum, Zeeb, Meesmann u.a. (ebd.: 42) haben außerdem die Diagnosen bei Arbeitsunfähigkeit ausgewertet:

> »Die Krankheitslast (gemessen als Arbeitsunfähigkeitstage) liegt bei nichtdeutschen Versicherten bezüglich bestimmter Diagnosegruppen deutlich höher als bei deutschen Versicherten. Zu den betreffenden Diagnosegruppen gehören Krankheiten des Skelettsystems, der Muskeln und des Bindegewebes, psychiatrische Erkrankungen, unklar bezeichnete Krankheiten, aber auch Herz-Kreislauf-Erkrankungen und Komplikationen bei Schwangerschaft und Geburt [...]«.

Bis zum Alter von 55 Jahren ist die Schwerbehindertenquote unter Ausländern geringer als unter Deutschen. In den darüber liegenden Altersstufen ist sie jedoch in beiden Gruppen ähnlich hoch (Razum u.a. 2011).

Untersuchungen zur Krebsmorbidität und -mortalität zeigen, dass die Krebsprävalenz zwischen türkischen Migranten und deutschen Einheimischen variiert (Spallek 2009). Dabei arbeiten Zeeb u.a. (2002) die Effekte der Umsiedlung von der Türkei nach Deutschland heraus. Sie gehen davon aus, dass sich die gesundheitlichen Risiken und somit auch die Prävalenz bestimmter Krebsarten in der Migrantenpopulation verändern, wenn sich die Migranten an deutsche Lebensverhältnisse anpassen. Insgesamt tritt bei türkischen Migranten häufiger als bei Deutschen Magenkrebs auf (Spallek 2009; Zeeb u.a. 2002), der mit Infektionen in Zusammenhang steht (z.B. Helicobacter pylori). Dagegen weisen die türkischen Migranten seltener Brust- oder Darmkrebs auf, welche häufig mit der Ernährungsweise in Industrieländern in Verbindung gebracht werden (Spallek 2009). Somit spielen sowohl Bedingungen in der Kindheit als auch Verhaltensweisen im Erwachsenenalter für die Gesundheit von Migranten eine Rolle. Daher folgert Spallek (ebd.), dass die Lebenslaufperspektive bei der Untersuchung der gesundheitlichen Lage von Migranten besonders wichtig ist (siehe auch Ben-Shlomo/Kuh 2002).[56]

---

55 Diese Studie ist außerdem das einzig bekannte Beispiel für einen Dreigruppenvergleich, wie er auch im Rahmen dieser Arbeit angestrebt wird.

56 Was empirische Untersuchungen angeht, lassen sich die Bedingungen in der Kindheit meist nur über die allgemeinen Bedingungen im Herkunftsland approximieren. Studien

Interessante Ergebnisse zeigen sich in einer Untersuchung zum Auftreten von Krankheiten innerhalb der letzten vier Wochen, die von Razum, Zeeb, Meesmann u.a. (2008) mit Daten des Mikrozensus durchgeführt wurde. Zwischen Einheimischen und Migranten zeigen sich gesundheitliche Differenzen, die mit dem Alter variieren. So geben jüngere Migranten seltener, ältere Migranten häufiger Krankheiten an als Deutsche in den vergleichbaren Altersgruppen. Razum, Zeeb, Meesmann u.a. (ebd.) stellen des Weiteren fest, dass somatoforme Störungen[57] unter ausländischen Staatsangehörigen häufiger auftreten als unter Deutschen.

Eine größer werdende Zahl von Studien in den letzten Jahren beschäftigt sich mit der psychischen Gesundheit türkischer Migranten (Haasen u.a. 1997; Kizilhan u.a. 2011; Machleidt/Calliess 2005; Röder/Opalić 1997; für die Niederlande: Sayil 1984). Claassen u.a. (2005) finden aber im Vergleich zum Vereinigten Königreich für Deutschland immer noch besonders wenige Studien, die sich mit der mentalen Gesundheit von Migranten auseinandersetzen. Brucks (2004) thematisiert die medizinische Unterversorgung der Migrantenpopulation im Bereich der psychischen Erkrankungen. Sie stellt fest, dass Migranten weniger über psychische Erkrankungen wissen, was die Therapie diesen Krankheiten erschwert. Da wenig über die tatsächliche Prävalenz psychischer Erkrankungen in der Migrantenpopulation bekannt ist, wird häufig versucht das Ausmaß dieser Erkrankungen über die Inanspruchnahme medizinischer Versorgung oder Rehabilitationsmaßnahmen zu erfassen (Rommel 2005). Außerdem werden psychische Belastungen direkt mit dem Prozess der Migration in Verbindung gebracht, was eine Trennung unterschiedlicher Einflussfaktoren und eine genaue Bewertung der psychischen Gesundheit von Migranten zusätzlich erschwert. Kirkcaldy u.a. (2006: 882) schreiben daher: »In dringend erforderlichen epidemiologischen Untersuchungen an ausreichend großen Migrantengruppen müssen spezifisch migrationsabhängige Risiken, psychisch zu erkranken, noch deutlicher von allgemeinen Risiken infolge ökonomischer und psychosozialer Marginalisierung differenziert werden.« Hier wird davon abgesehen, die Forschungsergebnisse zur psychischen Gesundheit von Migranten wiederzugeben. Psychische und physische Gesundheit bedingen

---

die Migranten über einen besonders langen Zeitraum und vor und nach der Migration untersuchen, liegen bisher nicht vor.

57 Somatoforme Störungen sind körperliche Beschwerden, die sich nicht eindeutig mit organischen Erkrankungen in Verbindung bringen lassen.

sich zwar zum Teil, sind aber insbesondere aus theoretischer Perspektive recht unterschiedliche Phänomene.[58]

Insgesamt ist die Erforschung spezifischer Krankheiten von (türkischen) Migranten noch in den Anfängen und geprägt von einer Vielzahl von Einzelergebnissen, die aber kein vollständiges Bild der Krankheitsprävalenzen innerhalb der türkischen Migrantenpopulation in Deutschland ergeben. Ganz allgemein scheinen in der Gruppe türkischer Migranten einige Krankheiten häufiger, andere seltener aufzutreten. Wie sich beim subjektiven Gesundheitsstatus schon angedeutet hat, sind dabei die älteren Migranten einem besonderen Gesundheitsrisiko ausgesetzt. In Zukunft sollte genauer analysiert werden, welche Krankheiten unter Migranten häufiger und welche in geringerem Umfang auftreten als bei der einheimischen Bevölkerung. Da Krankheiten in sozialwissenschaftlichen und epidemiologischen Studien bisher nicht umfassend erfasst werden, lässt die momentane Datenlage solche detaillierten Analysen jedoch nicht zu. So schreiben auch Razum, Zeeb, Meesmann u.a. (2008: 42): »Regelmäßig erhobene Statistiken über das Krankheitsspektrum in der ambulanten Versorgung, die eine Unterscheidung nach Migrationshintergrund der Patientinnen und Patienten bzw. Versicherten treffen, stehen nicht zur Verfügung.« Dementsprechend muss momentan noch auf Registerdaten zurückgegriffen werden, zum Beispiel das Krebsregister (Zeeb u.a. 2002). Des Weiteren können, zumindest teilweise, Todesursachen genauer untersucht werden (siehe dazu den folgenden Abschnitt 2.3.3).

Allgemein ist zu berücksichtigen, dass viele Krankheiten nur eine kleine Gruppe von Menschen betreffen. Dementsprechend muss die Relevanz der Krankheiten immer unter Beachtung der Prävalenz in der Bevölkerung bewertet werden (siehe auch Ahmad/Bradby 2007). Die hier dargestellten Ergebnisse lassen daher nur bedingt Rückschlüsse auf den allgemeinen Gesundheitsstatus der (türkischen) Migrantenpopulation in Deutschland zu. Risikofaktoren, die aus dem Gesundheitsverhalten resultieren, werden häufig im Rahmen gesundheitlicher Ungleichheit thematisiert. Das Gesundheitsverhalten von türkischen Migranten wird im Rahmen der vorliegenden Arbeit unter 2.4.4 separat dargestellt.

---

58 Das heißt, die genaue Beschreibung der psychischen Gesundheit türkischer Migranten würde es erforderlich machen, die Prozesse psychischer Gesundheit und die relevanten Einflussfaktoren genauer zu beleuchten. Im Rahmen dieser Arbeit kann diese umfangreiche Darstellung nicht geleistet werden.

2.3.3 Die Sterblichkeit von Migranten

Als Beleg für den *Healthy migrant*-Effekt (siehe 2.1.6) wird oft die niedrigere Mortalität von Migranten herangezogen – auch weil Gesundheitsdaten häufig fehlen.[59] Diesem Ansatz folgend sollen hier die unterschiedlichen Ergebnisse zur Sterblichkeit von Migranten zusammenfassend vorgestellt werden. Einleitend sei dabei auf einige internationale Forschungsergebnisse hingewiesen. Entgegen einer Vielzahl deutscher Forschungsergebnisse wird zum Beispiel eine höhere Sterblichkeit von irischen und schottischen Migranten in England und Wales beobachtet (Wild/McKeigue 1997).[60] Interessant ist außerdem eine Studie von Marmot/Adelstein u.a. (1984), die für England feststellen, dass sich die Mortalität und die entsprechenden Todesursachen für verschiedene Migrantengruppen unterscheiden. Dabei wird eine Vielzahl unterschiedlicher Migrantengruppen aus allen Regionen der Welt betrachtet. Es zeigt sich, dass neben der Gesamtmortalität insbesondere die todesursachenspezifische Sterblichkeit variiert. Irische Migranten weisen eine besonders hohe Sterblichkeit auf, während die Mortalität von anderen europäischen Einwanderergruppen eher unter der der Einheimischen zu liegen scheint. Des Weiteren stellen Uniken Venema u.a. (1995) für die Niederlande eine höhere Mortalität türkischer Migranten fest. Sie haben in ihrer Untersuchung verschiedene Studien zur Morbidität und Mortalität zusammengetragen und verglichen. Da die europäischen Ergebnisse die Situation in Deutschland nicht widerspiegeln, werden sie hier nicht weiter ausgeführt.

Kohls (2008) kann für Deutschland eine niedrigere Sterblichkeit von Migranten mit unterschiedlichen Daten nachweisen. Die Daten der amtlichen Statistik überschätzen dabei die Lebenserwartung von Migranten. Dies liegt daran, dass ein Teil der Sterbefälle nicht gezählt werden kann, wenn die Migranten – ohne Abmeldung – in ihr Heimatland zurückkehren (auch als *salmon bias* bezeichnet). Allgemein werden im Ausland stattfindende Sterbefälle von in Deutschland registrierten Ausländern in der amtlichen Sterbefallstatistik nicht berücksichtigt. Diese Fälle werden dann, bis zu einer Überprüfung und Bereinigung der Daten (z.B. die Bereinigung des Ausländerzentralregisters in Deutschland zwischen 2000 und 2004, siehe Opfermann u.a. 2006), in der deutschen Statistik weitergeführt. Die Selek-

59 Da Sterblichkeit nicht das Thema der Arbeit sein soll, wird an dieser Stelle nur kurz auf Forschungsergebnisse zur Mortalität eingegangen.

60 Einwanderer aus der Karibik weisen in der Studie eine niedrigere Sterblichkeit auf.

tionsprozesse, die sich durch die Rückkehr in das Heimatland ergeben, wurden in früheren Forschungsarbeiten bereits diskutiert (siehe z.B. Altenhofen/Weber 1993, siehe ebenfalls 2.2.4), konnten aber aufgrund fehlender Daten bisher nicht ausreichend belegt werden.

Um genauere Erkenntnisse zur Sterblichkeit von Migranten gewinnen zu können, zieht Kohls (2008) die Daten des Ausländerzentralregisters zur Analyse hinzu. Im Ausländerzentralregister werden auch die Sterbefälle von Ausländern berücksichtigt, die nicht in Deutschland stattfinden. Außerdem wurden die Daten zwischen 2000 und 2004 hinsichtlich der Fallzahlen bereinigt.[61] Auch mit diesen Daten zeigt sich eine höhere Lebenserwartung von Migranten, wenn auch nicht im gleichen Ausmaß wie in der amtlichen Statistik (siehe auch Hannemann/Scholz 2009).[62] Asiatische und afrikanische Migranten weisen unter den Migranten die höchste Lebenserwartung auf, die Fallzahlen sind aber eher gering und daher nur bedingt aussagefähig. »Dies deutet darauf hin, dass diese Migrantinnen und Migranten aufgrund der ›großen‹ räumlichen und ökonomischen Distanz besonders vom ›Healthy-Migrant-Effect‹ profitieren.« (Kohls 2008: 42/43) Für türkische Migranten zeigt sich im Ausländerzentralregister eine etwas niedrigere Lebenserwartung als für Migranten aus anderen Gastarbeiterländern (vgl. ebd.: 29). Die türkischen Männer weisen eine Lebenserwartung von 80,9 Jahre auf, bei den türkischen Frauen liegt die Lebenserwartung bei 84,9 Jahren. Wie alle anderen Migrantengruppen leben türkische Migranten im Durchschnitt immer noch länger als die einheimischen Deutschen.[63] Auch andere Studien konnten zeigen, dass Migranten im Durchschnitt später (also in höherem Alter) sterben als Einheimische (siehe z.B. Razum, Zeeb, Akgün u.a. 1998). Die unterschiedliche Sterblichkeit von türkischen Migranten und einheimischen Türken wird im folgenden Abschnitt 2.3.4 thematisiert.

Es gibt verschiedene Untersuchungen, die sich mit Todesursachen für Migranten und Einheimische beschäftigen. Zeeb u.a. (2002) haben sich mit der Sterblichkeit an verschiedenen Krebsarten auseinandergesetzt. Insgesamt weisen türkische Migranten eine niedrigere Gesamtsterblichkeit an

61 Dabei wurden unplausibele Fälle, z.B. mit unrealistisch hohem Alter, aus dem Ausländerzentralregister gelöscht.

62 Die Lebenserwartung wird hier als Lebenserwartung im Alter 0 betrachtet und in der Demographie mit e(0) bezeichnet. Alternativ kann z.B. auch die Lebenserwartung im Alter 15, mit e(15), dargestellt werden.

63 Zum Vergleich: Die Lebenserwartung der deutschen Männer liegt bei 77,0 Jahren, die der deutschen Frauen bei 82,5 Jahren.

allen betrachteten Krebsarten auf. Diese steigt jedoch über die Zeit (1980 bis 1997[64]) an. Die Sterblichkeit nimmt bei männlichen türkischen Migranten insbesondere für Lungenkrebs zu, was dem hohen Raucheranteil in der männlichen Migrantenpopulation entspricht (siehe 2.4.4). Bei den türkischen Migrantinnen zeigt sich ein Anstieg besonders deutlich für die Brustkrebs-Mortalität. Die Struktur der Krebsmorbidität (siehe 2.3.2) und -mortalität scheint sich mit der Aufenthaltsdauer in Deutschland also zu verändern. Bei separater Betrachtung von Kindern türkischer Migranten und einheimischen Kindern finden sich kaum Unterschiede hinsichtlich der Krebsarten und der Überlebenswahrscheinlichkeit (Spallek u.a. 2008; Spix u.a. 2008). Möglicherweise spricht dies für eine Angleichung der Risikostruktur für die türkischen Migranten in der zweiten Generation. Internationale Forschungsergebnisse zeigen, dass die Krebsmortalität verschiedener ethnischer Gruppen mit dem sozioökonomischen Status zusammenhängt (Chu u.a. 2007; Stirbu u.a. 2006).

Die Müttersterblichkeit und andere größtenteils vermeidbare Todesursachen werden ebenso häufig zur Analyse herangezogen (Villadsen u.a. 2010).[65] Vermeidbare Todesursachen können Aufschluss darüber geben, inwiefern strukturelle Unterschiede in der Sterblichkeit zwischen Migranten und Einheimischen bestehen. Deutsche Forschungsergebnisse zeigen, dass die Müttersterblichkeit in den 1990er Jahren unter ausländischen Frauen noch 1,5 mal so häufig auftrat wie unter deutschen Frauen. Seither gleichen sich die Werte für die Müttersterblichkeit jedoch an (Razum u.a. 1999; Razum u.a. 2011; Razum/Zeeb 2004).

Razum, Zeeb und Gerhardus (1998) untersuchen anhand von Registerdaten die Sterblichkeit von türkischen Migranten an kardiovaskulären Erkrankungen. Ihre aufgestellte Hypothese, dass die Sterblichkeit an diesen Erkrankungen über die Zeit (1981–1994) zunimmt, können sie nicht bestätigen. Für ihre Vermutung, dass der niedrige sozioökonomische Status in der Migrantenpopulation das Risiko an kardiovaskulären Erkrankungen zu versterben über die Zeit erhöht, finden sie ebenfalls keine Evidenz. Vielmehr stellen sie für Deutsche und türkische Migranten vornehmlich einen

64 Es werden in der Veröffentlichung drei Zeiträume betrachtet: 1980–1985, 1986–1991 und 1992–1997. Die Sterblichkeit in diesen drei Zeiträumen wird gegenübergestellt.

65 Als Müttersterblichkeit bezeichnet man Todesfälle, die mit der Schwangerschaft oder Geburt assoziiert sind und dementsprechend während der Schwangerschaft oder bis zu 42 Tage nach Schwangerschaftsende auftreten. Der Begriff der vermeidbaren Todesursachen ist abgeleitet aus der englischen Entsprechung *avoidable deaths*.

Rückgang dieser Todesursachen fest. Mit einer selektiven Re-Migration können Razum, Zeeb und Gerhardus (ebd.) den Rückgang nicht erklären, da diese weitestgehend ausgeschlossen werden kann.

2.3.4 Die gesundheitliche Lage der Bevölkerung in der Türkei

Es liegen bisher nur sehr wenige Studien zur gesundheitlichen Lage der Bevölkerung in der Türkei vor. Ein paar einzelne Beispiele werden in diesem Abschnitt vorgestellt. Mit dem subjektiven Gesundheitsstatus von türkischen Jugendlichen in Istanbuler Schulen (9.–11. Klasse) beschäftigt sich eine Studie von Erginoz u.a. (2004).[66] Dabei werden die Familiensituation, das Gesundheitsverhalten, die Lebenszufriedenheit und einige Gesundheitsindikatoren (Kopfschmerz, Rückenschmerz, Schwindel) in die Analyse einbezogen. Für Jungen und Mädchen werden separate Modelle mit unterschiedlichen Variablen berechnet, die daher nur eingeschränkt vergleichbar sind. Alle Einflussfaktoren stehen in signifikantem Zusammenhang mit dem Gesundheitsstatus und zeigen in die zu erwartende Richtung. Ein gutes Verhältnis zu den Eltern (für Mädchen zur Mutter, für Jungen zum Vater) hat zum Beispiel einen positiven Effekt auf die Gesundheit. Die Autoren schätzen die Gesundheit von türkischen Jugendlichen insgesamt jedoch nicht als besonders gut ein: »Findings of this study suggest that an important number of Turkish adolescents regard themselves as not very healthy and have physical and affective problems.« (ebd.: 490/491) Da Jugendliche in höheren Schulstufen interviewt wurden und sich die Studie auf Istanbul beschränkt, können keine allgemeinen Aussagen über die Situation von Jugendlichen in der Türkei abgeleitet werden.[67]

Eine Studie zur gesundheitlichen Lage von Befragten die 60 Jahre und älter sind, wurde in sieben Städten in der Türkei durchgeführt (Tufan 2009). 29 Prozent der befragten Männer und 39 Prozent der befragten Frauen in dieser Altersgruppe geben mindestens eine chronische Erkran-

66 Die Befragung fand im Rahmen der *Health Behaviour in School-aged Children* (HBSC) Studie statt. Für diese wurden in vielen verschiedenen Ländern Schulkinder zu ihrer gesundheitlichen Situation und anderen Themen befragt (www.hbsc.org). Im Rahmen dieser Studie wurden noch weitere Veröffentlichungen zur gesundheitlichen Situation von Kindern erstellt, z.B. von Alikaşifoğlu u.a. (2010). Da in der vorliegenden Arbeit Erwachsene im Fokus stehen, werden diese Ergebnisse hier nicht weiter ausgeführt.

67 Die Autoren geben selbst an, dass nur 22 Prozent der Grundschüler diese Klassenstufen erreichen (Erginoz u.a. 2004: 489).

kung an. Die deskriptiven Ergebnisse zeigen des Weiteren, dass türkische Männer häufig rauchen, während nur ein sehr kleiner Teil türkischer Frauen in diesem Alter raucht (78 Prozent gegenüber 12 Prozent). Die befragten türkischen Frauen weisen jedoch in höherem Maße Übergewicht auf (36 Prozent, Männer 21 Prozent). Tufan (ebd.) deutet selbst auf die Vorläufigkeit seiner Ergebnisse hin. Die Studie ist als Längsschnittstudie angelegt und könnte so in Zukunft noch interessante Ergebnisse zur gesundheitlichen Lage sowie dem Gesundheitsverhalten der älteren Bevölkerung in der Türkei liefern. Andere Studien finden desgleichen besonders hohe Raten von Übergewicht und Adipositas unter türkischen Frauen (Erem u.a. 2004; Yumuk 2005). Eine Übersicht zu weiteren Studien, die sich speziell mit der gesundheitlichen Lage der türkischen Bevölkerung ab dem Alter 65 beschäftigen, ist in einer Veröffentlichung von Aksoydan (2009) zu finden. Aus ihrer Arbeit geht hervor, dass Bluthochdruck, Herzerkrankungen und Diabetes mellitus die häufigsten Erkrankungen in dieser Altersgruppe sind.

Anhand der Daten des *Izmir Cancer Register* kann die Prävalenz bestimmter Krebsarten in der türkischen Bevölkerung analysiert werden (Fidaner u.a. 2001). Türkische Männer weisen dabei besonders oft Lungen-, Blasen- und Kehlkopfkrebs auf. Dies sind Krebsarten, die mit dem Rauchen assoziiert sind. Bei den Frauen ist Brustkrebs die häufigste Krebsart. Allgemein beschränken sich die Analysen auf Registereinträge aus der Stadt Izmir, dementsprechend sind Rückschlüsse auf die Gesamtbevölkerung nur teilweise möglich (siehe auch Zeeb u.a. 2002). Darüber hinaus werden in einer Studie vom Anfang der 1990er Jahre relativ niedrige Raten von koronaren Herzerkrankungen in der türkischen Bevölkerung gefunden (Onat/Senocak 1994; Onat u.a. 1993). Es fällt jedoch schwer die Ergebnisse zu bewerten, da Vergleichswerte – zum Beispiel zu einem späteren Zeitpunkt – fehlen. Ebenfalls wird, gegenüber westlichen Industrieländern, eine erhöhte Hepatitis B Prävalenz festgestellt. Die Untersuchung basierte dabei auf der Betrachtung von schwangeren Frauen (Erdem u.a. 1994).[68] Auch in neueren Veröffentlichungen wurde eine vergleichsweise hohe Prävalenz von Hepatitis B in der Türkei festgestellt (European Centre for Disease Prevention and Control 2010; Güven u.a. 2006).[69]

Akbiyik u.a. (2009) beschäftigen sich mit der psychischen Gesundheit von türkischen Patienten in der Türkei (Ankara) und in Deutschland (Ber-

68 Hepatitis B kann durch die Mutter auf das Kind übertragen werden. Die Autoren betonen daher die Relevanz routinemäßiger Tests auf Hepatitis bei schwangeren Frauen.

69 Zu den Prävalenzen von Hepatits A, B und C siehe Doğanci und Haznedaroğlu (1992).

lin). Die türkischen Befragten in Berlin weisen in ihrer Untersuchung etwas häufiger Depressionen auf. Die türkischen Befragten in Ankara zeigen hingegen häufiger Zwangssymptome, phobische und paranoide Angstzustände sowie weitere psychische Auffälligkeiten (ebd.: 416). In der Untersuchung wird geschlussfolgert, dass bestimmte Symptome, die in der Migrantenpopulation auftreten, nicht automatisch durch die Herkunftsgesellschaft geprägt sind. Vielmehr ergeben sich ganz unterschiedliche Symptome der mentalen Gesundheit für Türken in Berlin und Ankara.

Tabelle 4: Allgemeine Lebenserwartung und Lebenserwartung in Gesundheit in der Türkei und in Deutschland (in Jahren)

	Deutschland		*Türkei*	
	Männer	*Frauen*	*Männer*	*Frauen*
Lebenserwartung (2009)	77	83	72	77
Lebenserwartung in Gesundheit (*healthy life expectancy*) (2007)	71	75	64	67

Quellen: WHO 2010, 2011c

Die *World Health Organization* hat in ihrer Veröffentlichung zu den *World Health Statistics* (WHO 2011a, 2011d, 2010) einige Angaben zu verschiedenen Gesundheitsindikatoren gesammelt. In Anlehnung an den vorangegangenen Abschnitt soll hier die Lebenserwartung und Mortalität von türkischen Einheimischen thematisiert werden. Wie Tabelle 4 zu entnehmen ist, hatten Frauen in der Türkei im Jahr 2009 eine durchschnittliche Lebenserwartung von 77 Jahren, Männer von 72 Jahren. Im Vergleich dazu haben deutsche Frauen eine Lebenserwartung von 83 Jahren, Männer von 77 Jahren. Im Durchschnitt liegt die Lebenserwartung in der Türkei also 6 Jahre niedriger. Dies ist hinsichtlich der Sterblichkeit von türkischen Migranten und Deutschen interessant. Die türkischen Migranten weisen eine geringere Sterblichkeit auf als die einheimischen Deutschen. Die höhere Lebenserwartung lässt sich jedoch nicht mit den Bedingungen im Herkunftsland in Verbindung bringen, weil in der Türkei eine sehr viel niedrigere Lebenserwartung zu verzeichnen ist. Dies spricht für die Selektion von besonders gesunden Personen in der türkischen Migrantenpopulation. Von der WHO wird auch die Lebenserwartung in Gesundheit (*healthy life expectancy*) angegeben. Mit 67 Jahren liegt die Lebenserwartung in Gesundheit dabei für türkische Frauen am weitesten unter der tatsächlichen

Lebenserwartung. Sie verbringen im Durschnitt die letzten 10 Jahre ihres Lebens in Krankheit. Bei türkischen Männern und deutschen Frauen liegt die Differenz bei 8 Jahren. Deutsche Männer verbringen durchschnittlich nur die letzten 6 Jahre in Krankheit.[70]

Neben der niedrigen Lebenserwartung in der Türkei zeigt die Veröffentlichung der World Health Statistics (WHO 2011a), dass die Müttersterblichkeit und die Sterblichkeit an Tuberkulose höher sind als in Deutschland. Neben diesen beiden Todesursachen werden HIV und Malaria als Todesursachen ausgewiesen.[71] Für beide ist die Sterblichkeit in Deutschland und der Türkei jedoch sehr gering. Dem Todesursachenprofil entspricht auch das dargestellte Krankheitsprofil. Die Prävalenz und Inzidenz (Neuerkrankungen) von Tuberkulose ist unter der türkischen Bevölkerung im Vergleich zur deutschen Bevölkerung erhöht. Für andere Krankheiten zeigt sich kein klarer Trend. Es liegen zudem nicht für alle betrachteten Krankheiten jeweils für beide Länder Angaben vor (vgl. ebd.).

Akgün u.a. (2007) identifizieren ischämische Herzerkrankungen und Schlaganfälle als Haupttodesursachen in der türkischen Bevölkerung. 35 bis 38 Prozent der türkischen Männer und Frauen sterben an diesen Erkrankungen. Zu anderen Todesursachen geben Sie an:

> »Prudent interpretation of the results of applying various correction algorithms and modeling techniques suggests that Turkey is well advanced in its epidemiological transition, but that significant avoidable mortality from communicable diseases (diarrhoeal diseases, lower respiratory infections and tuberculosis), perinatal conditions (low birth weight, prematurity, birth asphyxia and birth trauma) and nutritional causes still occur.« (ebd.: 597)

Die Autoren weisen selbst darauf hin, dass Angaben zu den Todesursachen in der Türkei sehr ungenau sind bzw. die Qualität der Registerdaten verhältnismäßig schlecht ist. Zusätzlich gibt es Studien, die sich mit der Gesundheit spezifischer Berufsgruppen und in bestimmten Regionen der

70 Die Differenz zwischen Männern und Frauen entspricht dem aktuellen Forschungsstand. Frauen leben durchschnittlich länger, geben aber über viele Altersgruppen hinweg eine schlechtere Gesundheit an als Männer (siehe auch 4.1.1). In einer anderen türkischen Veröffentlichung, in der die allgemeine Lebenserwartung der Lebenserwartung in Gesundheit ab Alter 60 gegenübergestellt wird, sind die Abstände zwischen beiden Indikatoren etwas geringer (Yardim u.a. 2009).

71 Die ausgewiesenen Todesursachen sind dabei nicht notwendigerweise Todesursachen, die viele Menschen betreffen und somit besonders wichtig sind. Vielmehr werden die Todesursachen ausgewiesen, für die verlässliche Daten vorliegen. Dies hängt mit den gesetzlichen Bestimmungen zur Meldepflicht in den einzelnen Ländern zusammen.

Türkei (z.B. Türkkan/Aytekin 2009) beschäftigen. Da sich hier keine allgemeingültigen Ergebnisse ableiten lassen, wird davon Abstand genommen, diese Ergebnisse im Detail darzustellen.

Zu beachten ist, dass sich die momentane Situation der Bevölkerung in der Türkei nur teilweise für einen Vergleich mit der heutigen Migrantenpopulation in Deutschland eignet. Die heute in Deutschland lebenden Migranten sind durchschnittlich vor über 20 Jahren nach Deutschland eingereist (siehe 2.2.1). Über die gesundheitliche Situation der türkischen Bevölkerung in den 1960er bis 1980er Jahren – als ein Großteil der heute in Deutschland lebenden Migranten eingewandert ist – gibt es, nach eigener Einschätzung, keine verlässlichen Daten. Ein adäquater Vergleich würde demnach nur aktuell migrierende oder vor kurzem migrierte Personen berücksichtigen. Hier sind die Fallzahlen jedoch relativ gering, da die Zuwanderung stark abgenommen hat (siehe ebenso 2.2.1), weshalb sich eine solche Analyse schwierig gestaltet.

2.4 Determinanten gesundheitlicher Ungleichheit für türkische Migranten in Deutschland

Die ambivalenten Forschungsergebnisse zur Morbidität und Mortalität von türkischen Migranten zeigen, dass weiterer Forschungsbedarf besteht. Für die Mortalität lassen sich Belege für eine höhere Lebenserwartung der türkischen Migranten gegenüber den deutschen Einheimischen finden. Bei der gesundheitlichen Lage sind die Ergebnisse nicht eindeutig. Außerdem werden in der Forschung bisher kaum die komplexen Wirkungsmechanismen der unterschiedlichen Einflussfaktoren auf die Gesundheit berücksichtigt. In Anlehnung an Abschnitt 2.1.5 kann davon ausgegangen werden, dass die Gesundheit von türkischen Migranten in Deutschland durch viele verschiedene Faktoren bestimmt wird.

An dieser Stelle sollen daher die verschiedenen unter 2.1 dargestellten Erklärungsansätze gesundheitlicher Ungleichheit auf die türkische Migrantenpopulation in Deutschland angewandt werden. Da nicht immer gesonderte Angaben für türkische Migranten vorliegen, muss teilweise auf allgemeine Aussagen zur Situation von Migranten zurückgegriffen werden. Ziel dieses Kapitels ist es darzulegen, wie sich die soziale Lage, gesundheitliche Belastungen, die Bewältigungsressourcen, die medizinische Versorgung und das Gesundheits- und Krankheitsverhalten von Migranten, insbesondere türkischen Migranten, in Deutschland gestalten.

Die Beschreibung der Lebenssituation türkischer Migranten dient der Identifikation allgemeiner Erklärungsfaktoren, die bei der empirischen Analyse des Gesundheitsstatus türkischer Migranten – im Vergleich zur einheimischen deutschen und türkischen Bevölkerung – einbezogen werden müssen. Darüber hinaus sollen Hypothesen zur gesundheitlichen Lage abgeleitet werden. Dabei werden nicht zu allen Lebensbereichen bzw. Determinanten des Gesundheitsstatus Hypothesen ausgearbeitet. Vielmehr werden Hypothesen zu den Erklärungsfaktoren formuliert, die sich im Rahmen der theoretischen Modelle und in der bisherigen Forschung als bedeutsam erwiesen haben. Dabei wird berücksichtigt, inwiefern und in welchen Bereichen sich die gesundheitliche Situation von türkischen Migranten von der einheimischen deutschen und türkischen Bevölkerung unterscheidet bzw. unterscheiden könnte. Es ist zu beachten, dass der Fokus in dieser Arbeit auf dem Vergleich zwischen türkischen Migranten und einheimischen Deutschen liegt. Da wir sowohl über die gesundheitliche Lage als auch über die allgemeinen Lebensbedingungen der Bevölkerung in der Türkei nur relativ wenig wissen, können diese nur eingeschränkt zum Vergleich und zur Ableitung der Hypothesen herangezogen werden. Der Vergleich zwischen türkischen Migranten und Einheimischen, im letzten Teil dieser Arbeit (5.1 und 5.2), hat daher einen stärker explorativen Charakter.

Parallel zum Abschnitt 2.1 werden die Determinanten thematisch unterteilt. Der Fokus in diesem Abschnitt liegt auf Forschungsarbeiten, die die allgemeine Situation von türkischen Migranten beschreiben. Dementsprechend werden vornehmlich Ergebnisse präsentiert, die in den Bereich der quantitativen Sozialforschung fallen. Es gibt jedoch ebenso eine Vielzahl von qualitativen und persönlich geprägten Arbeiten, die sich mit der Migration, Integration und der Lebenssituation von türkischen Migranten in Deutschland beschäftigen (DOMiT 2000; Gür 1987; Şen/Goldberg 1994; Tepecik 2002; White 1997). Auch wenn qualitative Ergebnisse hier im Hintergrund stehen, fanden sie verschiedentlich Eingang in die vorherigen Abschnitte dieser Arbeit.

Bei der Formulierung der Hypothesen wird in Anlehnung an die benannten Forschungsfragen folgendermaßen vorgegangen: Es werden allgemeine Hypothesen zur gesundheitlichen Lage von Migranten und Einheimischen formuliert. Mit Bezug auf die Lebenssituation der türkischen Migranten in Deutschland wird der Frage nachgegangen, was den Gesundheitsstatus von türkischen Migranten und Deutschen gleichermaßen beeinflusst. Diese Hypothesen sind als allgemeine Hypothesen mit einem A gekennzeichnet. Des Weiteren werden, insbesondere im Abschnitt 2.4.5, Hypothesen formuliert, die sich insbesondere auf die gesundheitlichen Unterschiede zwischen türkischen Migranten und Einheimischen beziehen. Hier gilt es herauszustellen, für welche Faktoren ein divergenter Einfluss auf den Gesundheitsstatus angenommen wird. Diese Hypothesen zum gesundheitlichen Unterschied werden mit einem U gekennzeichnet. Die Kennzeichnung dient der leichteren Zuordnung beider Hypothesenarten.

2.4.1 Soziodemographische Faktoren und der sozioökonomische Status

Mit zunehmendem Alter verschlechtert sich in der Regel der allgemeine Gesundheitszustand der Menschen. Da dieser Altersgradient auf alle Menschen gleichermaßen zutrifft, wird er in der Forschung zur gesundheitlichen Ungleichheit selten explizit thematisiert. Da die Migrantenpopulation in Deutschland im Durchschnitt jedoch jünger ist als die einheimische Bevölkerung, muss dieser Aspekt beim Vergleich beider Gruppen berücksichtigt werden. Insofern die Analysen nicht altersstandardisiert vorgenommen werden, bzw. für Alter kontrolliert wird, können sich andernfalls Verzerrungen beim Vergleich von türkischen Migranten und einheimischen Deutschen ergeben. Außerdem zeigen bisherige Forschungsergebnisse (siehe 2.3.1 und 2.3.2), dass in höheren Altersgruppen bei türkischen Migranten, gegenüber den deutschen Einheimischen, vermehrt ein schlechterer Gesundheitsstatus identifiziert wurde.

Als zweiter soziodemographischer Faktor wird das Geschlecht herangezogen. Die getrennte Betrachtung von Männern und Frauen ist in der Literatur zum Gesundheitszustand von Migranten bisher nicht sehr weit verbreitet (Llácer u.a. 2007). Dabei gibt es in der Forschung Anhaltspunkte dafür, dass sich die Gesundheit männlicher und weiblicher Migranten unterscheidet. Dies scheint nicht allein mit einer unterschiedlichen sozialen Lage zusammenzuhängen (Cooper 2002). Immer mehr Veröffentlichungen beschäftigen sich daher explizit mit der spezifischen Situation und den Bedürfnissen von Migrantinnen (David u.a. 2000b; Hyman/Guruge 2002; Im/Yang 2006).

Türkische Migrantinnen stellen dabei eine besonders vulnerable Gruppe dar. Sie sind zum Beispiel in geringem Ausmaß in den Arbeitsmarkt integriert. So sind 21,5 Prozent der Frauen mit türkischem Migrationshintergrund nicht erwerbstätig (Statistisches Bundesamt 2010: 246, 254, Tabelle 16). Von den Frauen ohne Migrationshintergrund sind lediglich 7,8 Prozent erwerbslos.[72] Wenn Migrantinnen als nachreisende Familienmitglieder nach Deutschland kommen, sind sie außerdem im besonderen Maße abhängig von ihrem Ehemann. So war zum Beispiel für die nachfolgenden Partner der Gastarbeiter der 1960er und 1970er Jahre, das Aufenthaltsrecht vom Bestehen einer Ehegemeinschaft abhängig. Goldberg u.a. schreiben (2004: 59):

»Jene Frauen, die im Rahmen des Familiennachzugs nach Deutschland kommen, sind aufenthalts- und arbeitsrechtlich von ihren Ehemännern abhängig. So haben Ehefrauen erst nach drei Jahren Aufenthalt in Deutschland Anspruch auf eine allgemeine Arbeitserlaubnis. Findet in diesem Zeitraum eine Trennung oder Scheidung vom Ehemann statt, existiert der ›Zweck des Aufenthalts‹ nicht mehr.«[73]

Erdem (2004) setzt sich in einem Gutachten zur Situation der türkischstämmigen Bevölkerung in Deutschland mit der besonderen Situation türkischstämmiger Frauen in Deutschland auseinander. Sie stellt fest, dass türkische Migrantinnen stärker von Armut betroffen sind als deutsche Frauen oder männliche türkische Migranten. Türkische Migrantinnen sind außerdem in besonderem Maße Diskriminierung und rassistischer sowie häuslicher Gewalt ausgesetzt. Es ist möglich, dass sich diese schwierigen Bedingungen für türkische Migrantinnen negativ auf die physische und psychische Gesundheit auswirken. Es bedarf weiterer Forschung, um die geschlechtsspezifischen Unterschiede im Gesundheitsstatus für Migranten genauer zu evaluieren. In jedem Fall erscheint es sinnvoll, türkische Migranten auch nach Geschlecht getrennt zu untersuchen, um zu überprüfen, ob türkische Migrantinnen eine gesundheitlich besonders benachteiligte Gruppe darstellen.

---

72 Auch bei den Männern zeigt sich eine relativ große Diskrepanz. 16,5 Prozent der Männer mit türkischem Migrationshintergrund und 6,3 Prozent der Männer ohne Migrationshintergrund sind erwerbslos. Es handelt sich jeweils um das Verhältnis der Erwerbslosen zu den Erwerbspersonen. Erwerbspersonen sind nur Personen, die dem Arbeitsmarkt theoretisch zur Verfügung stehen. Selbst gewählte Erwerbslosigkeit wie z.B. bei Hausfrauen fällt nicht in diese Gruppe. Noch deutlicher wird der Unterschied daher, wenn man die Gruppen der tatsächlich erwerbstätigen Personen vergleicht (siehe 2.2.3).

73 Für Migranten, die nicht aus einem EU-Land nach Deutschland einreisen, gilt dies weiterhin. Nachfolgende Familienmitglieder erhalten eine Arbeitserlaubnis, insofern ihr Ehepartner eine allgemeine Arbeitserlaubnis besitzt oder wenn die Ehe seit mindestens zwei Jahren in Deutschland besteht (Bundesministerium des Innern 2009).

Da Migration in die neuen Bundesländer erst seit dem Fall der Mauer relevante Ausmaße annahm, ist davon auszugehen, dass sich die Migranten in beiden Regionen Deutschlands unterscheiden. Sollten Migranten in den neuen Bundesländern gesünder sein als Migranten in den alten Bundesländern, wäre dies ein Hinweis in Richtung des *Healthy migrant*-Effekts. Insofern die jeweiligen Daten es erlauben, soll daher untersucht werden, inwiefern der Gesundheitsstatus der Migranten in den alten und neuen Bundesländern variiert.

Ⓐ *1. Hypothese:* Je höher das Alter desto seltener geben türkische Migranten und deutsche Einheimische einen guten Gesundheitsstatus an.

Ⓐ *2. Hypothese:* Frauen geben durchschnittlich eine schlechtere Gesundheit an als Männer.

Ⓤ *3. Hypothese*: Bei den türkischen Migranten ist die Diskrepanz im Gesundheitsstatus zwischen Männern und Frauen größer als bei einheimischen Deutschen.

Ⓤ *4. Hypothese:* In den höheren Altersgruppen – etwa ab dem Alter von 65 Jahren – sind türkische Migranten ungesünder als einheimische Deutsche.

Dem sozioökonomischen Status kommt bei der Analyse der gesundheitlichen Lage von Migranten eine wichtige Rolle zu. So konnten verschiedene Ergebnisse zeigen, dass gesundheitliche Unterschiede zwischen Einheimischen und Migranten stark mit dem sozioökonomischen Status verknüpft sind (z.B. Lorant u.a. 2008; Wiking u.a. 2004, siehe auch 2.3.1).[74] Es lässt sich eindeutig sagen, dass Migranten im Durchschnitt in einer schlechteren sozioökonomischen Position sind als die einheimische Bevölkerung. Ältere Migranten haben dabei – genauso wie in der deutschen Bevölkerung – ein geringeres Bildungsniveau als die jüngeren. In allen Altersgruppen verfügen Personen mit Migrationshintergrund über geringere Bildungsabschlüsse (Schul- und Berufsausbildung) als die einheimische Bevölkerung. Dies gilt sowohl für die erste Generation (die Bildungsabschlüsse häufig in ihrem Heimatland erreicht hat) als auch für die zweite und dritte Generation. Die Differenz zur einheimischen Bevölkerung nimmt jedoch über die

74 In einigen Studien wird gänzlich darauf verzichtet, neben dem Geschlecht, Alter und sozioökonomischen Status weitere Einflussfaktoren zu berücksichtigen. Dies kann sicherlich eine Erklärung für die zum Teil sehr unterschiedlichen empirischen Ergebnisse zur gesundheitlichen Lage von Migranten sein.

Generationen hinweg ab. Zudem gibt es innerhalb der Personengruppe mit Migrationshintergrund starke Variationen (siehe dazu Beauftragte der Bundesregierung für Migration 2005; Konsortium Bildungsberichterstattung 2006). Aus einem geringeren Bildungsniveau und einer niedrigen beruflichen Stellung resultiert ein geringeres durchschnittliches Einkommen für Personen mit Migrationshintergrund (Elkeles/Seifert 1996).

Es stellt sich die wichtige Frage, ob die soziale Schicht für Personen mit Migrationshintergrund den gleichen Einfluss auf die Gesundheit hat wie für die einheimische Bevölkerung. Bisher gibt es auf diesem Gebiet kaum Forschungsergebnisse. Es wäre möglich, dass eine niedrigere soziale Position für Migranten nicht in gleichem Ausmaß in einem schlechteren gesundheitlichen Zustand resultiert wie in der einheimischen Bevölkerung. Die Komplexität des Zusammenhangs zeigt sich daran, dass Migranten zwar durchschnittlich sozioökonomisch schlechter gestellt sind, aber zum Teil sogar gesünder sind bzw. länger leben als die einheimische Bevölkerung (siehe *Healthy migrant*-Effekt 2.1.6). Da Migranten also nicht durchweg weniger gesund sind als die native Bevölkerung, könnte der Einfluss der Sozialschicht variieren. Diesbezüglich wird eine Hypothese zum unterschiedlichen Einfluss des Bildungsniveaus auf die gesundheitliche Lage von Migranten und Einheimischen formuliert. Hier sind detaillierte Auswertungen aktueller Daten notwendig. Zum Einfluss des sozialen Status auf die Gesundheit von Migranten und Einheimischen werden zwei Hypothesen formuliert.

(A) *5. Hypothese:* Je höher das Bildungsniveau der türkischen Migranten und deutschen Einheimischen desto besser ihr Gesundheitsstatus.

(U) *6. Hypothese:* Unter Kontrolle des sozioökonomischen Status wird der Einfluss des Migrationshintergrunds auf die subjektive Gesundheit geringer.

(U) *7. Hypothese:* Für die deutschen Einheimischen steigt der subjektive Gesundheitsstatus mit zunehmendem Bildungsniveau stärker an als für die türkischen Migranten.

Der Zusammenhang zwischen Gesundheit und Migrationsstatus ist sehr vielschichtig, wie bereits im Abschnitt 2.1.5 gezeigt wurde. Gesundheitliche Unterschiede zwischen Einheimischen und Migranten lassen sich in jedem Fall nicht allein an der sozialen Schicht festmachen. Unterschiede zwischen den beiden Gruppen bleiben auch bestehen, wenn man für die soziale Schicht kontrolliert (siehe z.B. Bollini/Siem 1995) und ein Effekt des

Migrationsstatus lässt sich zum Teil auch nachweisen, wenn man nur Personen einer bestimmten sozialen Schicht betrachtet (Schenk 2007).

2.4.2 Gesundheitliche Belastungen und Bewältigungsressourcen

Wie in Abschnitt 2.1 werden die gesundheitlichen Belastungen und Bewältigungsressourcen an dieser Stelle zusammen dargestellt. Wie bereits beschrieben, kann davon ausgegangen werden, dass fehlende Bewältigungsressourcen zu gesundheitlichen Belastungen werden und vice versa. Dementsprechend fällt es schwer, die beiden Dimensionen klar voneinander zu trennen. Wie bereits dargelegt, verfügen Migranten aus der Türkei in Deutschland über ein niedriges Qualifikationsniveau. Sie sind daher häufiger in niedrigeren beruflichen Positionen zu finden und sind öfter als Arbeiter und seltener als Angestellte beschäftigt (Beauftragte der Bundesregierung für Migration 2005).[75] Sie sind damit einem höheren Verletzungsrisiko am Arbeitsplatz ausgesetzt. Körperlich schwere Arbeiten, Lärm, psychische Belastungen etc. wirken sich negativ auf den Gesundheitszustand aus. Es konnte ferner ein negativer Zusammenhang zwischen dem Gesundheitszustand und Arbeitslosigkeit für Migranten festgestellt werden. Schlechtere Gesundheit resultiert in verminderten Möglichkeiten, eine neue Beschäftigung auszunehmen bzw. sich auf dem Arbeitsmarkt zu etablieren (Elkeles/Seifert 1996, Daten des SOEP).

Neben der Arbeits- ergeben sich für Migranten auch für die Wohnsituation Unterschiede zur einheimischen Bevölkerung. Personen mit Migrationshintergrund steht weniger Wohnraum zur Verfügung und sie sind weniger häufig Eigentümer der Wohnung oder des Hauses, in dem sie leben. Razum, Zeeb, Meesmann u.a. (2008) konnten mit Daten des SOEP ermitteln, dass türkischen Migranten in Deutschland mit 24 m^2 pro Person nur etwa halb so viel Wohnraum zur Verfügung steht wie der deutschen Bevölkerung. Janßen und Schroedter (2007) untersuchen in ihrer Arbeit die ethnische Segregation verschiedener Ausländergruppen. Sie stellen fest, dass die Segregation durch eine niedrige Bildung und ein geringes Einkommen verstärkt wird. Dieser Zusammenhang gilt ebenso für deutsche Einheimische, ist in dieser Gruppe jedoch nicht so stark ausgeprägt, sodass sich »eine Überschneidung von ethnischer und sozialer Segregation« (ebd.:

75 Selbstständige sind unter den Migranten ungefähr genauso häufig wie in der deutschen Bevölkerung (ca. 10 Prozent) (Beauftragte der Bundesregierung für Migration 2005: 84).

470) nicht feststellen lässt. Das heißt, Migranten – insbesondere türkische und griechische – leben bei niedriger Bildung und geringem Einkommen signifikant häufiger ethnisch segregiert als Deut-sche. Für türkische und griechische Migranten resultiert dies jedoch auch aus der relativen Größe dieser Migrantengruppe. Eingebürgerte Migranten leben des Weiteren weniger segregiert als nicht-eingebürgerte. Außerdem scheint die Segregation über die Zeit abzunehmen (Friedrichs 1998). Eine Segregation des Wohnumfelds kann sich direkt auf die persönlichen Wohnbedingungen auswirken. Die Wohnbedingungen werden hier als breiter Begriff aufgefasst, der auch das Wohnumfeld einschließt.

Folglich ergeben sich Unterschiede in der gesundheitlichen Belastung teilweise aus Unterschieden in der beruflichen Position und den allgemeinen Lebens- sowie Wohnbedingungen. Migranten könnten darüber hinaus über geringere Bewältigungsressourcen als die einheimische Bevölkerung verfügen, die dann zu gesundheitlichen Belastungen werden. So könnten soziale Netzwerke in der Aufnahmegesellschaft in geringerem Maße zur Verfügung stehen, da häufig Freunde und Familie in der Heimat zurückgelassen werden. Soziale Beziehungen und Netzwerke müssen von Migranten neu aufgebaut und der Verlust früherer Beziehungen muss psychisch verarbeitet werden. Empirische Belege für einen Zusammenhang zwischen fehlenden sozialen Netzwerken und dem Gesundheitsstatus von Migranten lassen sich jedoch nicht finden. Es wäre möglich, dass die kleineren sozialen Netzwerke stärker sind, da zum Beispiel der Familie im Krankheitsfall oder bei der Gesunderhaltung eine stärkere Rolle zukommt (siehe z.B. Zielke-Nadkarni 2003). Familien tragen dabei »durch präventive und kurative Leistungen zur Erhaltung der Gesundheit und Leistungsfähigkeit ihrer Mitglieder bei« (Bundesministerium für Familie 2000: 186).

Im 6. Familienbericht des Bundesministeriums für Familie, Senioren, Frauen und Jugend (2000) zur Lage von Familien ausländischer Herkunft in Deutschland wird deutlich, dass Verwandtschaftsbeziehungen im Prozess der Migration in der sozialwissenschaftlichen Forschung bisher kaum Beachtung finden. Eine Ausnahme bildet die Arbeit von Nauck und Kohlmann (1998). Sie stellen fest, dass bei türkischen Migranten eine stärkere Ausrichtung auf die Familie und Verwandtschaft stattfindet als bei einheimischen Deutschen. Im Vergleich zu den Deutschen sind Verwandte für türkische Migranten in größerem Ausmaß Teil des sozialen Netzwerkes, auch wenn sie nicht am selben Ort leben. Des Weiteren »werden Verwandtschaftsbeziehungen nicht durch erworbene Freundschafts- oder

Nachbarschaftsbeziehungen substituiert, sondern durch einen ausgeprägten Familialismus« (Nauck/Kohlmann 1998: 229; siehe auch Nauck u.a. 1997). Dabei können diese Beziehungen zu Verwandten als soziales Kapital angesehen werden.[76] Für Migranten ergeben sich ferner transnationale Netzwerke, die Herkunfts- und Aufnahmegesellschaft verbinden.[77]

Generell lässt sich bei den Gesundheitsbelastungen und Bewältigungsressourcen schwer trennen, was allgemeine und was migrantenspezifische Faktoren der gesundheitlichen Ungleichheit sind. Diesbezüglich sei auf Abschnitt 2.4.5 verwiesen, in dem explizit Determinanten des Gesundheitsstatus dargestellt werden, die ausschließlich für türkische Migranten relevant sind. Sofern möglich sollten soziale Netzwerke bei der Analyse des Gesundheitsstatus türkischer Migranten berücksichtigt werden. Ob sich der Effekt der Netzwerke auf den Gesundheitsstatus für türkische Migranten und einheimische Deutsche unterscheidet, lässt sich aus der bisherigen Forschung nicht ableiten. Daher wird hier keine entsprechende Hypothese formuliert.

Im Rahmen der Bewältigungsressourcen wurden unter 2.1.2 ebenfalls die Religiosität bzw. die Teilnahme an religiösen Veranstaltungen und ihr Einfluss auf die Gesundheit thematisiert. Religiosität steht in positivem Zusammenhang mit dem Gesundheitsstatus (Bucher 2007). Eindeutig ist, dass türkischen Migranten häufiger religiös sind als die einheimische Bevölkerung. Des Weiteren scheint die Religiosität über die Generationen hinweg konstant hoch zu bleiben (Diehl/Koenig 2009). Da sich hinsichtlich des Ausmaßes der Religiosität zwischen deutschen Einheimischen und türkischen Migranten besonders große Unterschiede ergeben, wird zum Einfluss der Religiosität auf die Gesundheit die fünfte Hypothese formuliert.

(A) *8. Hypothese:* Regelmäßige Teilnahme an religiösen Veranstaltungen und hohe Religiosität stehen in einem positiven Zusammenhang mit dem Gesundheitsstatus.

---

76 Zu den verschiedenen Typen von sozialem Kapital, die sich im Zusammenhang mit Migrantennetzwerken finden lassen, sei auf eine Veröffentlichung von Haug (2000) verwiesen.

77 In der zukünftigen Forschung auf diesem Gebiet gilt es zu klären, wie sich Migration auf die Familienstruktur auswirkt. Da häufig nicht alle Familienmitglieder zur gleichen Zeit wandern, ist von Anpassungskonflikten auszugehen. Möglich ist andererseits auch, dass der Prozess der Migration die Familienmitglieder stärker aneinander bindet. Hier wären jedoch Informationen vor und nach der Migration, zu beiden Partnern sowie ggf. weiteren Familienangehörigen notwendig, um die Auswirkungen auf die Familie/Partnerschaft detailliert analysieren zu können.

Wie bereits unter 2.1.2 dargestellt, sollten weitere Bewältigungsressourcen analysiert werden. Hier wäre sowohl an das Kohärenzgefühl, Kontrollüberzeugungen sowie an das Vertrauen gegenüber anderen Menschen zu denken (vgl. 2.1.2). Bisher ist nicht belegt, ob sich türkische Migranten in diesen Bereichen von der einheimischen deutschen oder türkischen Bevölkerung unterscheiden. Aus der bisherigen Forschung lässt sich ebenfalls nicht ableiten, ob der Effekt dieser Faktoren auf den Gesundheitsstatus von Migranten gegenüber der einheimischen Bevölkerung variiert. Dementsprechend werden dazu keine Hypothesen formuliert. Es muss außerdem in der epidemiologischen Forschung noch untersucht werden, ob es spezifische Bewältigungsressourcen gibt, die Personen mit (türkischem) Migrationshintergrund eigen sind und einen positiven Effekt auf ihren Gesundheitsstatus haben (siehe 2.4.5).

2.4.3 Zugang zur medizinischen Versorgung

Allgemein gestaltet sich die medizinische Versorgung für Personen mit Migrationshintergrund und Einheimische in Europa unterschiedlich (Bollini/Siem 1995; Ku/Matani 2001; Stanciole/Huber 2009). Für Migranten resultieren Schwierigkeiten bei der medizinischen Versorgung aus Problemen mit dem (langfristigen) Aufenthaltsstatus, Sprachproblemen, kulturellen Unterschieden hinsichtlich des Verständnisses von Krankheit, verstecktem oder offenem Rassismus, Unwissenheit hinsichtlich der Gesundheitsversorgung im Einwanderungsland und administrativen/bürokratischen Barrieren (wie z.B. dem Erhalten einer Krankenversicherung) (Verwey 2003). In Bezug auf den Zugang zu medizinischer Versorgung für Migranten lassen sich dabei Unterschiede zwischen verschiedenen Ländern finden, insbesondere weil Migranten ganz allgemein eine unterschiedliche rechtliche Stellung in den verschiedenen Ländern eingeräumt wird.[78]

78 Für einen kurzen Überblick hinsichtlich der politischen Richtlinien zur Gesundheit von Migranten in Spanien, den Niederlanden und Italien siehe Mladovsky (2007). Der Zugang zu medizinischer Versorgung für Migranten wird in verschiedenen europäischen Ländern thematisiert. Eine spanische Studie beschäftigt sich z.B. mit den Zugangsbarrieren für Einwanderer aus Ecuador (Terraza-Núñez u.a. 2010). Zum Zugang zu medizinischer Versorgung für türkische und marokkanische Migranten in den Niederlanden siehe Fassaert u.a. (2009). Hjern u.a. (2001) finden keine Unterschiede für Migranten aus Chile, Polen und der Türkei beim Zugang zu medizinischer Versorgung in Schweden. Stronks u.a. (2001) stellen für die Niederlande fest, dass türkische Migranten häufiger einen Allgemeinarzt aufsuchen und verschreibungspflichtige Medikamente ein-

In Deutschland können Migranten, rechtlich gesehen, nahezu in gleichem Ausmaß an der medizinischen Versorgung teilhaben wie die einheimische Bevölkerung. Razum u.a. (2004: A2885) fassen zusammen:

»Die bestehenden Unterschiede im Zugang zur Gesundheitsversorgung lassen sich vor allem auf drei Ursachen zurückführen: Diese sind Kommunikationsprobleme (einschließlich Sprachbarrieren und Informationslücken), unterschiedliche Krankheitskonzepte sowie im Zusammenhang mit der Migration gemachte Erfahrungen.«

Geiger (2000) beschreibt diese Zugangsbarrieren im Detail. Die Kommunikationsprobleme und unterschiedlichen Krankheitskonzepte werden im Folgenden genauer dargelegt.

Kommunikationsprobleme ergeben sich in der Interaktion zwischen Arzt und Patient. Die Kommunikation kann zum Beispiel aufgrund von Sprachproblemen und Informationslücken gestört sein. Für Ärzte ist es schwierig, kulturelle Unterschiede ihrer Patienten zu identifizieren und bei der medizinischen Untersuchung zu berücksichtigen (Gül u.a. 2008). Dadurch ergeben sich Probleme bei der Diagnose der vorliegenden Krankheiten. David u.a. (2000a) weisen in einer Studie in einer großen Berliner Klinik ein besonders geringes Wissen über den Körper, präventive Gesundheitsversorgung und Verhütung bei türkischen Migrantinnen nach. Sind die Deutschschreibkenntnisse gut, so ist ihr Wissen in diesen Bereichen jedoch genauso gut wie das der einheimischen deutschen Bevölkerung. Sander (2008) findet mit Daten des SOEP für Migranten keinen Effekt der Deutschsprachkenntnisse auf die Wahrscheinlichkeit überhaupt einen Arzt zu kontaktieren. Die Frequenz der Arztkontakte scheint jedoch mit den Sprachkenntnissen zusammenzuhängen. Je schlechter die Befragten Deutsch sprechen, desto geringer ist die Zahl der Arztkontakte. Brucks (2004) stellt außerdem fest, dass türkische Migranten, ähnlich einheimischen Personen aus einer niedrigen sozialen Schicht, wenig über psychische Störungen wissen und daher Zugangsbarrieren zu Versorgungseinrichtungen, die sich diesen Problemen widmen, entstehen (siehe auch Calliess u.a. 2007).

---

nehmen als die einheimische Bevölkerung. Diese erhöhte Frequentierung eines Allgemeinarztes sowie der gesteigerte Medikamentengebrauch lassen sich jedoch vornehmlich über den sozioökonomischen Status erklären. Eine geringere Nutzung von spezieller medizinischer Versorgung der türkischen Migranten, z.B. beim Besuch von Fachärzten, beobachten Stronks u.a. (ebd.) unabhängig vom sozioökonomischen Status.

Eine erhöhte Schmerzbetonung von Migranten die verschiedentlich festgestellt wurde, resultiert in übermäßiger Medikamentenverordnung und Fehldiagnosen (Brucks 2004; von Ferber u.a. 2003).[79] Von Ferber u.a. (2003) berichten, auf Basis von Fragebogeninterviews in verschiedenen Arztpraxen, eine signifikant höhere Schmerzbetonung von türkischen Patienten, die einhergeht mit einer höheren Schmerzmittelverordnung. Auf die Verordnungshäufigkeit anderer Medikamente hat die Nationalität in ihrer Untersuchung jedoch keine Auswirkung. Die höhere Schmerzbetonung von Migranten kann verschiedene Ursachen haben. Zum einen wäre es möglich, dass es türkischen Migranten nicht gelingt, ihre gesundheitlichen Beschwerden dem Arzt mitzuteilen, sodass dieser die Schmerzen lindern kann. Dies würde in Richtung der bereits dargelegten Kommunikationsschwierigkeiten deuten. Zum anderen könnte es sein, dass die Erkrankungen tatsächlich als schmerzhafter empfunden werden. Was, im Vergleich zur einheimischen Bevölkerung, für ein unterschiedliches Verständnis von Krankheit und Gesundheit sprechen würde.[80]

Eine Arbeit von Ete (1995) stellt eindrucksvoll dar, wie türkische Migranten gesundheitliche Beschwerden wahrnehmen. Krankheit wird als eigenständiges Phänomen verstanden, sie durchdringt außerdem den gesamten Körper und wird somit als ganzheitlich empfunden (siehe auch Kizilhan/Haag 2011). Daher fällt eine klare Benennung und Verortung des Schmerzes scheinbar schwer. Wichtig ist zusätzlich, dass türkische Migranten in besonderem Maße bemüht sind, sich dem Arzt gegenüber respektvoll zu verhalten. Ete (1995: 211) schreibt:

»Türkische Unterschichtspatienten äußern ihre Beschwerden allgemein und ungenau, um damit ihre Achtung vor der Rolle, der Kompetenz und dem Wissen des Arztes auszudrücken. Geht der Arzt davon aus, daß der Patient seine Beschwerden zwar differenziert wahrnimmt, aber nicht ebenso äußert, so kann der Arzt sie durch gezieltes Fragen eruieren. Damit verhält er sich entsprechend den Vorstellungen und Erwartungen, die der Patient von der Arztrolle hat.«

79 Zum Zusammenhang zwischen Schmerzempfinden und ethnischer Zugehörigkeit siehe ebenfalls Lipton und Marbach (1984).

80 Die möglichen Implikationen, die sich aus einem unterschiedlichen Verständnis von Gesundheit und Krankheit von Migranten und Einheimischen für die empirischen Auswertungen (4. Kapitel) ableiten lassen, werden unter 3.3.1 genauer beleuchtet. Vorab kann geschlussfolgert werden, dass alle vorgestellten Ergebnisse vermuten lassen, dass türkische Migranten ihre Gesundheit – wenn überhaupt – eher schlechter einschätzen als deutsche Einheimische. Dies zeigt sich z.B. in der höheren Schmerzbetonung.

Şaştımdur (1995) beschreibt außerdem, dass Krankheit in der Wahrnehmung von türkischen Migranten erst beginnt, wenn körperliche Symptome vorliegen. Des Weiteren kann es vorkommen, dass türkische Migranten den vollen Umfang ihrer Beschwerden verschweigen, um die Fähigkeiten des Arztes zu überprüfen. Das heißt, sie berichten beim Arztbesuch nicht alle Symptome ihrer Beschwerden. Außerdem nehmen türkische Migranten häufiger externale Ursachen für ihre Krankheit an (Franz u.a. 2007). Das heißt, sie definieren Krankheit, als etwas das ihnen passiert, weniger als etwas das sie verursacht haben. Daraus lässt sich folgern, dass kulturspezifische Behandlungen von Migranten im deutschen Gesundheitssystem notwendig sind. Ein unterschiedliches Verständnis von Krankheit und Gesundheit erschwert andernfalls den Zugang und den Erfolg von medizinischer Versorgung für türkischen Migranten (siehe auch Franz u.a. 2007).

Faltermaier (2001) nimmt außerdem an, dass ein volksmedizinischer Umgang mit Krankheiten für Migranten eine große Rolle spielt (siehe ebenfalls Şaştımdur 1995). Selbstbehandlung und familiäre Unterstützung im Krankheitsfall führen zu einer geringeren Nutzung des Gesundheitssystems. Dementgegen steht eine hohe Erwartungshaltung gegenüber dem medizinischen Versorgungssystem im Einwanderungsland, insbesondere dann, wenn das Gesundheitssystem in der Heimat noch nicht sehr weit entwickelt ist (siehe dazu WHO 2002). Dies könnte wiederum zu einer vermehrten Inanspruchnahme medizinischer Leistungen führen. Dahin gehend ist noch zu prüfen, ob Migranten häufiger oder seltener Ärzte aufsuchen und ob es vielleicht – wie bei Personen in unterschiedlichen sozialen Schichten – verschiedene Frequentierungen von Allgemein- und Fachärzten gibt. Erste Forschungsergebnisse weisen in diese Richtung. Migranten nehmen zum Beispiel weniger an Präventionsmaßnahmen (wie Vorsorgeuntersuchungen, Impfungen) teil (Keller/Baune 2005; Mladovsky 2007).

Razum, Zeeb und Schenk (2008) nutzen den Indikator Müttersterblichkeit, um Rückschlüsse auf den Zugang zu gesundheitlicher Versorgung für Migrantinnen zu ziehen. Die Müttersterblichkeit zählen sie dabei zu den (weitestgehend) vermeidbaren Todesursachen. Bei gleichem Zugang zu Versorgung dürfte sie außerdem zwischen Migranten und Einheimischen nicht variieren. Razum, Zeeb und Schenk (ebd.) konstatieren eine erhöhte Müttersterblichkeit unter Migrantinnen in der 1990er Jahren, die jedoch rückläufig ist und sich dem Wert der deutschen Frauen annähert. Kayhan u.a. (2007) untersuchen deutsche und türkische Schlaganfall-Patienten. Dabei stellen sie fest, dass türkische Migranten nach Auftreten des

Schlaganfalls die Klinik signifikant später erreichen. Sie bringen dies mit geringeren Kenntnissen über einen Schlaganfall und die einhergehenden Symptome in Verbindung. Darüber hinaus stellen sie eine höhere Zahl von Arztbesuchen unter den türkischen Schlaganfall-Patienten fest.

Für türkische Migranten kommen Razum u.a. (2005) zu dem Schluss, dass sich der Zugang zu medizinischer Versorgung für sie über die letzten Jahre/Jahrzehnte verbessert hat. Im Vergleich zum türkischen nehmen sie das deutsche Gesundheitssystem als gut ausgebaut und verfügbar war. Dies führt so weit, dass schwerwiegende Krankheiten ein Grund sind, in Deutschland zu bleiben, um von der guten medizinischen Versorgung zu profitieren, anstatt in die Türkei zurückzukehren (siehe auch 2.2.4).[81]

2.4.4 Gesundheits- und Krankheitsverhalten

Es gibt insgesamt relativ wenige Untersuchungen zum Gesundheitsverhalten von erwachsenen Personen mit Migrationshintergrund. Daher werden hier einige internationale Ergebnisse dargestellt. Lindström und Sundquist (2005) finden, mit Daten des *Public Health Survey* in Malmö, Belege für höheres Übergewicht von bestimmten Einwanderergruppen. Männer aus Ländern, in denen arabisch gesprochen wird, aus dem ehemaligen Jugoslawien sowie alle untersuchten Frauen mit Migrationshintergrund haben ein signifikant höheres Risiko übergewichtig zu sein. Desgleichen wird in den Niederlanden im Vergleich zur einheimischen Bevölkerung stärkeres Übergewicht unter den türkischen und marokkanischen Einwanderern gefunden (Ujcic-Voortman u.a. 2011). Dies gilt besonders für Migrantinnen.[82] Eine weitere Studie aus den Niederlanden könnte in Zukunft weiteren Aufschluss über die Ernährungsgewohnheiten und einhergehende kardiovaskuläre Erkrankungen verschiedener Migrantengruppen geben (HELIUS Studie, Dekker u.a. 2011).

Häufiger als für Erwachsene gibt es Analysen zum Gesundheitsverhalten von Kindern. Für Schulkinder lassen sich dabei in einigen Studien

81 Da der Zugang zu medizinischer Versorgung, die Frequentierung bestimmter Ärzte und die Inanspruchnahme medizinischer Leistungen mit den vorliegenden Daten nicht überprüft werden können, wird davon abgesehen, für dieses Themengebiet Hypothesen zu formulieren.

82 Zur Ernährung und Übergewicht von Migranten in den Niederlanden siehe ebenso Brussaard u.a. (2001). Für das Vereinigte Königreich sei auf eine Veröffentlichung von Landman und Cruickshank (2001) verwiesen.

Belege für höheres Übergewicht von Kindern mit Migrationshintergrund finden (z.B. für die Niederlande: Fredriks u.a. 2005). Sundby und Petersen (2003) können in einer Studie zu Zahnhygiene bei Schulkindern in Kopenhagen außerdem nachweisen, dass insbesondere Kinder mit albanischem Migrationshintergrund deutliche häufiger von Karies betroffen sind als dänische Kinder. Auch in Deutschland gibt es Untersuchungen zum Gesundheitsstatus von Kindern – zum Beispiel im Rahmen des Kinder- und Jugendgesundheitssurvey (KiGGS, Robert Koch-Institut 2008).[83] Darin lassen sich verschiedentlich höhere Prävalenzen von Übergewicht für Kinder mit Migrationshintergrund gegenüber deutschen Kindern finden (Erb/Winkler 2004; Gawrich 2004; Kuepper-Nybelen u.a. 2005; Razum, Zeeb/Schenk 2008; Will u.a. 2005). Das Gesundheitsverhalten unterscheidet sich also nicht nur bei den selbst gewanderten Migranten, sondern auch bei ihren Kindern also der zweiten Generation von Einwanderern.

Wie bereits beschrieben, sind Untersuchungen zum Gesundheitsverhalten von erwachsenen Migranten insbesondere für Deutschland bisher nur sehr spärlich verfügbar. Es gibt einige Untersuchungen, die sich mit dem Übergewicht von Migranten bzw. Personen mit Migrationshintergrund auseinandersetzen. Sander (2009) beschäftigt sich in ihrem Aufsatz auf Basis von Daten des SOEP mit der zeitlichen Entwicklung des Body Mass Index (BMI) von Migranten in Deutschland. Sie kann dabei einen Anstieg des BMI über die Zeit bzw. seit der Einreise nachweisen. Ihre Arbeit zeigt aber auch, dass weitere Fragen hinsichtlich des Gesundheitsverhaltens von Migranten in Deutschland und ihre Anpassung an die einheimische Bevölkerung noch offen sind.[84] Razum, Zeeb und Schenk (2008) stellen einen durchschnittlich ähnlichen BMI bei ausländischen und deutschen Frauen

83 „KiGGS ist eine Langzeitstudie des Robert Koch-Instituts zur gesundheitlichen Lage der Kinder und Jugendlichen in Deutschland. Die erste KiGGS-Studie (KiGGS-Basiserhebung) wurde von 2003 bis 2006 durchgeführt mit dem Ziel, zum ersten Mal umfassende und bundesweit repräsentative Daten zur Gesundheit der in Deutschland lebenden Kinder und Jugendlichen von 0 bis 17 Jahren zu erheben. Da sich nicht alle interessierenden Informationen durch Befragungen sammeln ließen, umfasste das Studienprogramm auch medizinische Untersuchungen und Tests sowie Laboranalysen (Blut- und Urinproben). Die Datenerhebungen wurden in 167 Orten in ganz Deutschland durchgeführt. Insgesamt haben 17.641 Jungen und Mädchen mit ihren Eltern an der Studie teilgenommen" (www.kiggs.de/studie/index.html aufgerufen am 25.01.2011).

84 So ist z.B. zu klären, wie sich der BMI über einen längeren Zeitraum und in Relation zur einheimischen Bevölkerung entwickelt. Da allgemein davon ausgegangen werden kann, dass der BMI mit dem Lebensalter ansteigt, ist eine Zunahme an sich noch kein Beweis für eine Entwicklung hin zu einem ungesünderen Lebensstil.

fest. In den Altersstufen über dem Alter von 65 Jahren sind ausländische Frauen jedoch häufiger adipösals deutsche Frauen.[85]

Des Weiteren lässt sich feststellen, dass männliche türkische Migranten sehr viel häufiger rauchen als Migrantinnen (Porsch-Oezçueruemez u.a. 1999) und auch stärker als deutsche Männer (Razum, Zeeb/Schenk 2008). Dies zeigt sich ebenso in den hohen Prävalenzen an Lungenerkrankungen und Lungenkrebs in dieser Gruppe (siehe 2.3.2). Das Gesundheitsverhalten wird des Weiteren bei der Angleichung von Migranten an die einheimische Bevölkerung diskutiert. So kann gefragt werden, ob die Anpassung an den Lebensstil im Einwanderungsland ungesündere Ernährung und ungesünderes Verhalten (Rauchen, weniger sportliche Betätigung) mit sich bringt.[86] Auch eine Angleichung in die andere Richtung wäre denkbar. So stellen Reeske u.a. (2009) fest, dass männliche, türkische Migranten in der zweiten Generation weniger rauchen als in der ersten. Hier sind weitere Forschungsergebnisse notwendig um die Anpassungsprozesse genauer zu beleuchten. Da wir bisher über das Gesundheits- und Krankheitsverhalten der Bevölkerung in der Türkei nicht sehr viel wissen, können Anpassungsprozesse nur schwer aufgedeckt werden. Das Gesundheitsverhalten ist jedoch eine wichtige Komponente bei der Beschreibung gesundheitlicher Ungleichheit zwischen Einheimischen und Personen mit Migrationshintergrund. Es werden zwei Hypothesen formuliert, die gegebenenfalls für beide Geschlechter getrennt überprüft werden müssen.

(A) *9. Hypothese:* Rauchen steht in einem negativen Zusammenhang mit dem Gesundheitsstatus.

(A) *10. Hypothese:* Übergewichtige Deutsche und türkische Migranten sind ungesünder als normalgewichtige Personen.

2.4.5 Migrationsspezifische Faktoren

Es gibt gesundheitliche Belastungen die sich ausschließlich für Migranten – aus dem Migrationsprozess heraus – ergeben. Dieses Feld der Belastungen

85 Als adipös gilt, wer einen BMI über 30 aufweist.

86 Selbstverständlich muss der Lebensstil im Einwanderungsland nicht immer ungesünder sein als im Herkunftsland. Aufgrund ökonomischer Faktoren ist jedoch davon auszugehen, dass für Personen, die aus weniger entwickelten Ländern in die Länder Westeuropas migrieren in ihrer neuen Umgebung ungesunde Verhaltensweisen, wie Rauchen oder geringere sportliche Betätigung, eher möglich sind.

kann unter Migrations-Stress zusammengefasst werden (Schenk 2007). Ross u.a. (2004) finden zum Beispiel für Spätaussiedler eine erhöhte Stressbelastung. Ebenso bedeutet für Asylsuchende die Wanderung von einem Land in ein anderes häufig eine hohe psychische Belastung. Dies gilt besonders, wenn schon im Heimatland verschiedene traumatische Ereignisse durchlebt wurden, die dann gegebenenfalls zur Auswanderung geführt haben. Dahin gehend lassen sich posttraumatische Belastungsstörungen bei dieser Gruppe von Migranten beobachten. Da Asylsuchende in regulären sozialwissenschaftlichen Untersuchungen nicht erfasst werden, und auch in der vorliegenden Arbeit nicht gesondert betrachtet werden, soll an dieser Stelle nicht genauer auf diese Gruppe eingegangen werden.

Migrations-Stress ergibt sich ebenfalls, wenn auch in geringerem Umfang, für Personen, die freiwillig migrieren. Kurz nach der Einwanderung müssen sich Migranten in verschiedener Hinsicht an die Bedingungen im Einwanderungsland anpassen. So schreiben Boneva und Frieze (2001: 487): »In their new country, however, immigrants undergo a psychologically complicated process of adjustment to the social, cultural, and political conditions that can lead to severe frustration of their strivings.« Bewältigungsmuster aus dem Heimatland können ferner nicht problemlos auf die neuen Anforderungen angewendet werden (Faltermaier 2001).[87] Sprachbarrieren, geringe soziale Kontakte, das Zurücklassen der Familie und Freunde im Heimatland, Arbeitssuche und andere Faktoren führen zu Verlusterlebnissen und Verunsicherung (Razum, Zeeb, Meesmann u.a. 2008). Halten diese Gefühle an, können sich langfristig Depressionen und andere psychische Störungen manifestieren. Im Vergleich zur einheimischen Bevölkerung stellen sich daher für Migranten im mittleren Lebensalter häufiger Bilanzierungskrisen ein. Die Realität wird dabei mit den Hoffnungen und Wünschen verglichen, die bei der Einwanderung vorhanden waren. Hier dürfte ebenfalls der Wunsch in die Türkei zurückzukehren eine Rolle spielen, dies wird als *myth of return* (Sonyel 2000) oder Illusion der Rückkehr bezeichnet, da sich die ursprüngliche Vorstellung der Rückkehr für die Migranten, die heute noch in Deutschland leben, nicht erfüllt hat.

Somatoforme Störungen, also körperliche Beschwerden, die sich nicht eindeutig mit organischen Erkrankungen in Verbindung bringen lassen, treten bei nicht-deutschen Frauen im mittleren Alter fast drei Mal so häufig auf wie bei deutschen Frauen (Razum, Zeeb, Meesmann u.a. 2008: 61,

87 Eine rasche Integration (sprachlich sowie in Bezug auf das persönliche Umfeld) dürfte förderlich für das Erlangen neuer Bewältigungsressourcen sein.

Daten der gesetzlichen Rentenversicherung zu Rehabilitationsmaßnahmen). Anknüpfend an den vorherigen Abschnitt 2.4.3 gibt es in der Literatur jedoch Belege dafür, dass türkische Patienten ein anderes Verständnis von Krankheit und Gesundheit haben (siehe Ete 1995). Dies könnte die unterschiedliche Prävalenz von somatoformen Störungen erklären.

Llácer u.a. (2007: ii6) nehmen Bezug auf drei Modelle von Beiser (2005: S31), um die Verschlechterung des Gesundheitsstatus von Migranten über die Zeit zu erklären:[88]

1. *convergence model*: Physische, soziale und kulturelle Einflüsse, denen der Migrant ausgesetzt ist, führen zu einer Verschiebung der Morbidität und Mortalität in Richtung der einheimischen Bevölkerung.
2. *resettlement stress model*: Stressfaktoren wie Armut, Arbeitslosigkeiten, Fehlen von sozialen Netzwerken sowie Zugangsbarrieren zu bestimmen Dienstleistungen haben einen negativen Effekt auf die Gesundheit, insbesondere für Migranten.
3. *interaction model*: Pre- und Post-Migrationserfahrungen sowie die individuellen, familiären und gesellschaftlichen Strategien mit Migration umzugehen bestimmen in Interaktion die Gesundheit von Migranten.

Diese Modelle schließen sich nicht vollständig gegenseitig aus, das heißt, die beschriebenen Mechanismen können zum Teil parallel wirken. Obwohl sich Llácer u.a. (2007) auf die Arbeit von Beiser (2005) beziehen, wird hier eine Verbesserung des Gesundheitsstatus über die Zeit, anders als in seiner Arbeit, nicht thematisiert.

Zu beachten ist, dass sich die Migration nicht nur negativ, sondern auch positiv auf die Gesundheit von Migranten auswirken kann. Dieser positive Effekt der Migration wird in der Literatur häufig vernachlässigt. Razum und Twardella (2002) arbeiten die unterschiedlichen Prozesse in der Migration anhand einer sogenannten Zeitreise ab – wie auch schon der Titel ihrer Arbeit verrät: *Time travel with Oliver Twist – Towards an explanation for a paradoxically low mortality among recent immigrants*. Dabei zeigt sich, dass Migranten, die zum Beispiel von einem geringer in ein höher entwickeltes Land migrieren, von der besseren medizinischen Versorgung profitieren können. Manche Krankheiten sind im Aufnahmeland besser heilbar (z.B. Tuberkulose; siehe auch Razum, Zeeb, Meesmann u.a. 2008) oder die medizinische Versorgung ist in größerem Ausmaß (in städtischen und

88 Hier treten Überschneidungen zu den bereits dargestellten Faktoren auf.

ländlichen Regionen) verfügbar. Diese Effekte treten direkt nach der Einreise auf und wirken so unmittelbar positiv auf die gesundheitliche Lage.

Als zweiten wichtigen Punkt greifen Razum und Twardella (2002) die Verschiebung von Risikofaktoren auf. Geht man zum Beispiel von einer besonders gesunden (mediterranen) Diät im Heimatland aus, so ergibt sich für die Gruppe der Migranten aus den Ländern des Mittelmeerraums zum Zeitpunkt der Migration ein geringeres Risiko kardiovaskuläre Erkrankungen zu erleiden als für die deutsche Bevölkerung. Das liegt daran, dass Herz-Kreislauferkrankungen stark vom individuellen Gesundheitsverhalten abhängen – Rauchen und Übergewicht sind relevante Risikofaktoren. Die Folgen eines Verhaltenswechsels im Aufnahmeland sind langfristiger Natur. Gesundheitsschädigende Lebensstilfaktoren brauchen eine gewisse Zeit, um sich in einem schlechten Gesundheitszustand zu manifestieren. Daraus könnte man ableiten, dass (türkische) Migranten zumindest zeitweise ihren Gesundheitsvorsprung weiter ausbauen können.

Abbildung 4: Der Gesundheitsstatus türkischer Migranten und die Einflussfaktoren im Zeitverlauf

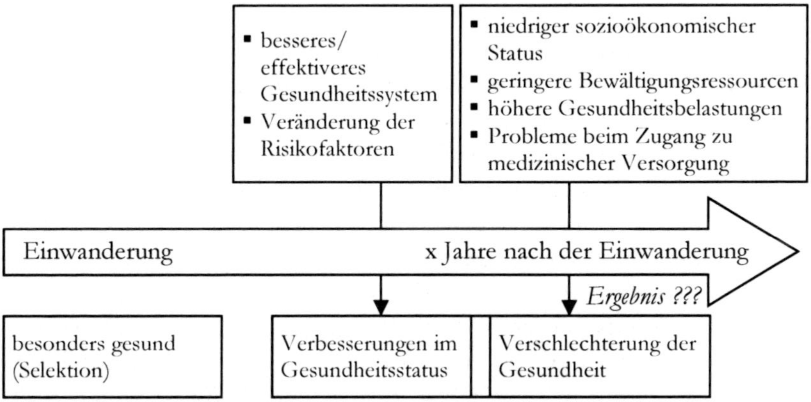

Quelle: eigene Darstellung nach Razum/Twardella 2002 und Schenk 2007

Insgesamt ist davon auszugehen, dass sich die gesundheitliche Lage von Migranten nach ihrer Einwanderung nicht ausschließlich verschlechtert, sondern vielmehr unterschiedliche Prozesse parallel ablaufen.[89] Das Zusammenwirken der unterschiedlichen Determinanten der gesundheitlichen

89 Gushulak und MacPherson (2006) setzen sich theoretisch mit dem gesundheitlichen Übergang zwischen Herkunfts- und Aufnahmegesellschaft auseinander.

Lage für Migranten wird, in Anlehnung an die Arbeit von Razum und Twardella (2002) sowie Schenk (2007), überblicksartig in Abbildung 4 dargestellt.

Allgemein gibt es zum Migrations-Stress sowie anderen migrantenspezifischen Gesundheitsbelastungen oder Bewältigungsressourcen bisher keine hinreichenden empirischen Belege. In allgemeinen sozialwissenschaftlichen Studien werden diese Aspekte kaum berücksichtigt. Inwiefern der Migrationsprozess eine Gesundheitsbelastung ist und von den Migranten als belastend empfunden wird oder ob der Migrationsprozess Vorteile bringt, lässt sich daher nur schwer überprüfen. Insbesondere lässt sich schwer trennen, welche Belastungen/Ressourcen speziell mit der Migration zusammenhängen und welche allgemein zutreffen. So können zum Beispiel geringe soziale Kontakte aus der Migration resultieren, aber auch mit den Persönlichkeitsmerkmalen des Individuums oder anderen Faktoren zusammenhängen. Sollten türkische Migranten, unter Kontrolle verschiedener allgemeiner Faktoren, einen schlechteren Gesundheitsstatus aufweisen als die einheimische deutsche Bevölkerung, könnte dies ein Hinweis auf migrantenspezifische Gesundheitsbelastungen sein.

Die Identifikation migrantenspezifischer Gesundheitsbelastungen fällt des Weiteren schwer, weil der unter 2.1.6 beschriebene *Healthy migrant*-Effekt negative Auswirkungen der Migration gegebenenfalls überdeckt. Migranten weisen zum Zeitpunkt der Wanderung eine besonders gute Gesundheit auf. Einige Wissenschaftler konnten Forschungsergebnisse vorlegen, die in diese Richtung weisen (Lechner/Mielck 1998). Da adäquate Daten fehlen, konnte der *Healthy migrant*-Effekt bisher jedoch nicht im Detail belegt werden. Im Idealfall bräuchte man Daten, die den Gesundheitsstatus vor und kurz nach der Migration sowie im weiteren Lebensverlauf messen, um die unterschiedliche Wirkung der Migration auf den Gesundheitsstatus zu evaluieren. Des Weiteren wären entsprechende Daten von Vergleichsgruppen – im Herkunfts- und/oder Aufnahmeland – unabdingbar. Diese Daten sind bisher nicht verfügbar. Über die Aufenthaltsdauer sollen hier jedoch Veränderungsprozesse im Gesundheitsstatus approximiert werden. Es werden vier Hypothesen zur zeitlichen Veränderung des Gesundheitsstatus türkischer Migranten nach der Einwanderung formuliert.

(U) *11. Hypothese:* Insbesondere kurz nach der Einwanderung sind türkische Migranten gesünder als die einheimische Bevölkerung in Deutschland.

(U) *12. Hypothese:* Insbesondere kurz nach der Einwanderung sind türkische Migranten gesünder als die einheimische Bevölkerung in der Türkei.

(U) *13. Hypothese:* Im zeitlichen Verlauf passen sich türkische Migranten hinsichtlich des Gesundheitsstatus der einheimischen deutschen Bevölkerung an.

(U) *14. Hypothese:* Nach 30 und mehr Jahren Aufenthalt in Deutschland sind unter Berücksichtigung des sozioökonomischen Status und der unterschiedlichen Bewältigungsressourcen keine signifikanten Unterschiede im Gesundheitsstatus zwischen Deutschen und türkischen Migranten nachweisbar.

Abschließend werden die verschiedenen Hypothesen in Tabelle 5 noch einmal im Überblick dargestellt. Aufgrund des Mangels an entsprechenden Daten, wurde nicht zu jedem vorgestellten Erklärungsfaktor der gesundheitlichen Lage eine Hypothese formuliert. Die genannten Faktoren und Hypothesen dienen dazu, relevante Unterschiede im Gesundheitsstatus zwischen türkischen Migranten in Deutschland und der einheimischen Bevölkerung in Deutschland sowie der Türkei zu identifizieren. Bevor die Hypothesen im vierten Kapitel empirisch überprüft werden, folgt im dritten Kapitel die Darstellung der verwendeten Daten und der Operationalisierung der abhängigen und unabhängigen Variablen.

Tabelle 5: Hypothesen zur gesundheitlichen Lage von türkischen Migranten und deutschen/ türkischen Einheimischen

Allgemeine Hypothesen		
SD	1	Je höher das Alter desto seltener geben türkische Migranten und deutsche Einheimische einen guten Gesundheitsstatus an.
SD	2	Frauen geben durchschnittlich eine schlechtere Gesundheit an als Männer.
SÖ	5	Je höher das Bildungsniveau der türkischen Migranten und deutschen Einheimischen desto besser ihr Gesundheitsstatus.
BW	8	Regelmäßige Teilnahme an religiösen Veranstaltungen und hohe Religiosität stehen in einem positiven Zusammenhang mit dem Gesundheitsstatus.
GV	9	Rauchen steht in einem negativen Zusammenhang mit dem Gesundheitsstatus.
GV	10	Übergewichtige Deutsche und türkische Migranten sind ungesünder als normalgewichtige Personen.
Hypothesen zu den Unterschieden zwischen türkischen Migranten und deutschen, türkischen Einheimischen		
SD	3	Bei den türkischen Migranten ist die Diskrepanz im Gesundheitsstatus zwischen Männern und Frauen größer als bei einheimischen Deutschen.
SD	4	In den höheren Altersgruppen – etwa ab dem Alter von 65 Jahren – sind türkische Migranten ungesünder als einheimische Deutsche.
SÖ	6	Unter Kontrolle des sozioökonomischen Status wird der Einfluss des Migrationshintergrunds auf die subjektive Gesundheit geringer.
SÖ	7	Für die deutschen Einheimischen steigt der subjektive Gesundheitsstatus mit zunehmendem Bildungsniveau stärker an als für die türkischen Migranten.
M	11	Insbesondere kurz nach der Einwanderung sind türkische Migranten gesünder als die einheimische Bevölkerung in Deutschland.
M	12	Insbesondere kurz nach der Einwanderung sind türkische Migranten gesünder als die einheimische Bevölkerung in der Türkei.
M	13	Im zeitlichen Verlauf passen sich türkische Migranten hinsichtlich des Gesundheitsstatus der einheimischen deutschen Bevölkerung an.
M	14	Nach 30 und mehr Jahren Aufenthalt in Deutschland sind unter Berücksichtigung des sozioökonomischen Status und der unterschiedlichen Bewältigungsressourcen keine signifikanten Unterschiede im Gesundheitsstatus zwischen Deutschen und türkischen Migranten nachweisbar.

Anmerkungen: SD: soziodemographische Faktoren, SÖ: sozioökonomischer Status, BW: Bewältigungsressourcen, GV: Gesundheits- und Krankheitsverhalten, M: migrationsspezifische Faktoren

3. Daten und Methoden

Im Jahr 2008 hat das Robert Koch-Institut in Berlin im Rahmen der Reihe zur Gesundheitsberichterstattung ein umfangreiches Heft zum Thema Gesundheit und Migration veröffentlicht, welches den aktuellen Forschungsstand zur gesundheitlichen Lage von Migranten in Deutschland darstellt (Razum, Zeeb, Meesmann u.a. 2008: 428). Darin zeigt sich, dass aufgrund einer relativ schlechten Datenlage der Gesundheitszustand von Migranten in der Vergangenheit nur sehr spärlich und nicht sehr detailliert untersucht werden konnte. Die Datenlage wird aber kontinuierlich besser.

Die beiden Themenbereiche Gesundheit und Migration lassen sich auf unterschiedliche Weise analysieren und miteinander verknüpfen. Beide Bereiche unterliegen komplexen Prozessen. Im Rahmen dieser Arbeit werden daher zwei Spezifikationen vorgenommen: Zum einen werden von den in Deutschland lebenden Migranten nur türkische Migranten im Detail analysiert. Zum anderen wird die gesundheitliche Lage vornehmlich anhand des subjektiven Gesundheitsstatus betrachtet. In diesem Kapitel werden die Grundlagen für die im vierten Kapitel folgende empirische Auseinandersetzung mit der Gesundheit türkischer Migranten gelegt.

Einleitend wird die Struktur des Projekts genauer erläutert (siehe 3.1). Im Anschluss werden die für die Analyse genutzten Datensätze vorgestellt. Dabei werden im Abschnitt 3.2, nach Datensätzen getrennt, die Auswahl der Untersuchungspopulation, die Größe der Stichprobe und das Untersuchungsdesign dargelegt. Ein weiterer Schwerpunkt dieses dritten Kapitels liegt auf der Darstellung der genutzten Variablen im Abschnitt 3.3. Dabei wird einleitend erläutert, welche unterschiedlichen Möglichkeiten es gibt, Gesundheit und Migrationsstatus zu messen (3.3.1 und 3.3.2). Außerdem wird dargelegt, welche Einflussfaktoren auf den Gesundheitsstatus anhand der genutzten Datensätze berücksichtigt werden können und wie diese operationalisiert werden (3.3.3). Es wird versucht alle theoretisch beschriebenen Dimensionen (siehe 2.1) gesundheitlicher Ungleichheit adäquat zu berücksichtigen. Im letzten Teil des Kapitels (3.4) werden die unterschiedlichen multivariaten Verfahren vorgestellt, welche für die Analyse genutzt werden. Dabei handelt es sich um: logistische Regressionsmodelle, *Random Effects* Panelmodelle und Matchingverfahren. Mit der Nutzung unterschiedlicher Verfahren wird zum einen der Struktur der Datensätze Rechnung getragen (Quer-, Längsschnitt, Fallzahlen) und zum anderen überprüft, ob die Ergebnisse robust sind.

3.1 Die Struktur des Projekts und die Wahl der Vergleichsgruppen

Türkische Migranten waren bei der Einreise nach Deutschland unterschiedlichen Selektionsprozessen ausgesetzt. Als die türkischen Gastarbeiter in den 1960er und 1970er Jahren nach Deutschland einreisten, mussten sie sich verschiedenen berufsbezogenen und gesundheitlichen Tests unterziehen. Nur gesunde Personen bekamen eine (vorerst temporäre) Arbeitserlaubnis für Deutschland. Neben dieser Selektion durch das Aufnahmeland, die nur für die türkischen Gastarbeiter relevant war, gibt es allgemeine Selektionsprozesse, die auf alle freiwillig migrierenden Personen zutreffen. In der Regel wandern gesunde Menschen eher aus als kranke. Bei Krankheit wird die Wanderung in ein anderes Land verschoben oder ausgesetzt (siehe auch 2.2.4).

Im Rahmen dieser Arbeit wird versucht diesen Selektionsprozessen und damit der besonderen Situation türkischer Migranten gerecht zu werden, indem die türkischen Migranten sowohl mit der Bevölkerung in Deutschland als auch mit der Bevölkerung in der Türkei verglichen werden.[90] Türkische Migranten weisen sowohl Merkmale aus der Herkunfts- als auch aus der Aufnahmegesellschaft auf und werden in unterschiedlichem Ausmaß durch die Bedingungen in beiden Gesellschaften geprägt. So können zum Beispiel gesundheitsrelevante Verhaltensweisen aus der Türkei für eine gewisse Zeit nach der Einreise beibehalten werden, während Vorteile des besser ausgebauten Gesundheitssystems direkt genutzt werden. Die individuellen Strategien des Umgangs mit beiden gesell-

90 Eine dritte Vergleichsgruppe würden z.B. andere Migranten darstellen. Aufgrund der schlechten Datenlage und der hohen Heterogenität innerhalb der Migrantenpopulation werden andere Migranten hier nur vereinzelt zum Vergleich herangezogen (siehe 4.1.5).

schaftlichen Hintergründen sind vielfältig und es lassen sich Verhaltensweisen und Ressourcen aus beiden Ländern ganz unterschiedlich kombinieren. Des Weiteren herrscht innerhalb der Migrantenpopulation eine hohe Heterogenität, dementsprechend variieren sowohl die Ausgangslagen als auch die Anpassungsprozesse an die Migration.

Abbildung 5: Die Vergleichsgruppen und genutzten Datensätze

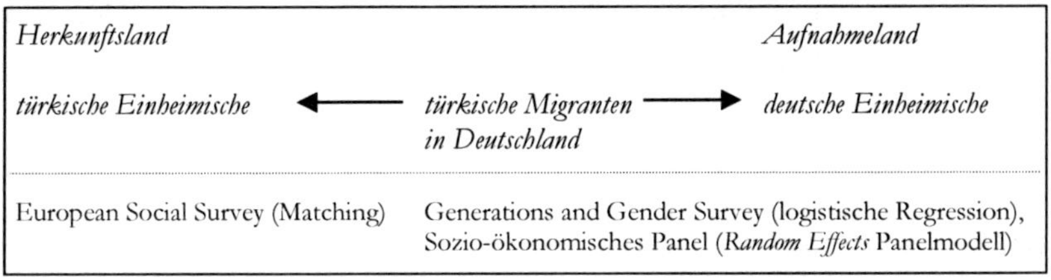

Für den Vergleich mit der einheimischen deutschen Bevölkerung werden zwei verschiedene Datenquellen herangezogen: der *Generations and Gender Survey* (GGS) und das *Sozio-ökonomische Panel* (SOEP). Für den zweiten Vergleich, einheimischer Türken mit türkischen Migranten in Deutschland, werden Daten des *European Social Survey* (ESS) verwendet.[91] Der besonders schwierigen Datenlage zur gesundheitlichen Lage der Bevölkerung in der Türkei ist es geschuldet, dass der zweite Vergleich hier einen explorativen Charakter hat. Außerdem lassen sich heute in Deutschland lebende türkische Migranten nur bedingt mit der aktuell in der Türkei lebenden Bevölkerung vergleichen. Die türkischen Migranten sind im Durchschnitt vor über 20 Jahren nach Deutschland eingewandert (vgl. 2.2.1). Eine Einschränkung auf kürzlich eingewanderte Migranten – um die direkte Vergleichbarkeit zu gewährleisten – lassen die Fallzahlen im ESS nicht zu.

91 Allgemein gibt es für den Vergleich türkischer Migranten und Einheimischer auch die Möglichkeit zwei verschiedene Datensätze zu verknüpfen – z.B. den GGS mit einer hohen Fallzahl von türkischen Migranten in Deutschland und den ESS mit einer relativ großen und detaillierten Stichprobe von Befragten in der Türkei. Dies wurde ebenfalls getestet (Ergebnisse nicht dargestellt), hat aber den Nachteil, dass sich die Zahl der verwendbaren Variablen stark reduziert, da nur vergleichbare Indikatoren genutzt werden können. Für Matchingverfahren schreiben Caliendo und Kopeinig (2008: 38) außerdem: „the data for participants and nonparticipants should stem from the same sources (e.g. the same questionnaire)“. Außerdem scheinen sich die deutschen Einheimischen im GGS und ESS zu unterscheiden. Für die Deutschen im ESS wurde eine schlechtere Gesundheit nachgewiesen als für die Deutschen im GGS. Dies deutet auf strukturelle Unterschiede zwischen beiden Datensätzen hin, die sich nicht aufklären lassen.

Überblicksartig werden die Vergleichsgruppen und die genutzten Daten in Abbildung 5 dargestellt.

Nach dem aktuellen Kenntnisstand wurde der hier durchgeführte doppelte Vergleich des Gesundheitsstatus türkischer Migranten mit der Bevölkerung in Herkunfts- und Aufnahmegesellschaft, in der sozialwissenschaftlichen Forschung bisher in dieser Form nicht realisiert.[92] Dies liegt vor allem daran, dass neben den nur begrenzt verfügbaren Gesundheitsdaten für türkische Migranten in Deutschland, Gesundheitsdaten für Türken in der Türkei derzeit kaum vorhanden sind.

3.2 Die Datensätze

Die drei zentralen Datensätze, die im Rahmen dieser Arbeit für die Analyse von türkischen Migranten und einheimischen Deutschen und Türken genutzt werden, sind der Generations and Gender Survey (GGS 2005/2006), das Sozio-ökonomische Panel (SOEP v26 2010) und der European Social Survey (ESS 2011). Alle drei Datensätze haben verschiedene Vorzüge. Der GGS beinhaltet neben einer großen Stichprobe von deutschen Befragten gleichzeitig eine besonders große, und in diesem Sinne einmalige, Stichprobe türkischer Migranten. Das SOEP ist eine Längsschnitterhebung, in der neben der einheimischen Bevölkerung ebenfalls eine relativ große Stichprobe von Migranten berücksichtigt wurde. Der ESS ist eine der wenigen sozialwissenschaftlichen Erhebungen, die neben Angaben für Deutschland auch Angaben zur Türkei enthält. Des Weiteren lassen sich türkische Migranten anhand des abgefragten Geburtsorts identifizieren und es liegen Angaben zur subjektiven Gesundheit vor.[93]

Zusätzlich wird im ersten Teil des Ergebniskapitels (4.1.4) ein Datensatz herangezogen, der nur eine kleine Zahl von türkischen Migranten be-

92 Einen Vergleich dieser Art, der sich jedoch lediglich mit einem sehr spezifischen Gesundheitsproblem beschäftigt, bildet die Arbeit von Erkal u.a. (2006, vgl. 2.3.2). Sie untersuchen den Vitamin D Mangel von türkischen Migranten, deutschen und türkischen Einheimischen.

93 Diese drei notwendigen Bedingungen für einen adäquaten Vergleich von türkischen Migranten und türkischen Einheimischen – Angaben zur türkischen einheimischen Bevölkerung, Identifikation türkischer Migranten in Deutschland und Angaben zur gesundheitlichen Lage – treten in Kombination äußerst selten auf. Andere Beispiele werden unter 3.2.4 dargestellt.

inhaltet, der *Alterssurvey* des *Deutschen Zentrums für Altersfragen.* Da im Alterssurvey zeitgleich verschiedene Migrantengruppen befragt wurden, lassen sich hier Vergleiche zu anderen Gruppen anstellen. Dies wird getan, um ein möglichst umfassendes Bild über die Situation türkischer Migranten zu gewinnen. Außerdem kann geprüft werden, ob man mit unterschiedlichen Datensätzen zu ähnlichen Ergebnissen gelangt. Da die Fallzahlen in diesem zusätzlich verwendeten Datensatz jedoch sehr gering sind, wird er nur für deskriptive Analysen herangezogen.[94] Die drei Hauptdatenquellen (GGS, SOEP und ESS) werden in diesem Abschnitt genauer vorgestellt.

3.2.1 Der Generations and Gender Survey

Der GGS ist Teil des *Generation and Gender Program* der *United Nations Economic Commission for Europe* (siehe auch www.ggp-i.org). Im Rahmen dieses Programms wird der GGS weltweit in unterschiedlichen Ländern erhoben. Der GGS ist als Längsschnittstudie angelegt. Bisher liegen jedoch nur die Angaben aus der ersten Welle vor, daher wird er hier als Querschnittsstudie behandelt. In Deutschland wurde der GGS durch das Bundesinstitut für Bevölkerungsforschung in Wiesbaden initiiert.

Im Jahr 2005 wurden ca. 10.000 deutschsprachige Personen aus der deutschen Wohnbevölkerung interviewt, dabei wurde keine Einschränkung hinsichtlich der Nationalität vorgenommen. 2006 wurde eine zusätzliche Stichprobe von türkischen Staatsangehörigen, die dauerhaft in Deutschland leben, gezogen. Im Zuge dessen wurden zusätzlich ca. 4.000 Personen

94 Im Alterssurvey werden Personen ab Alter 40 befragt. Insgesamt umfasst der Survey drei Wellen (1996, 2002, 2008), dabei werden zum einen soweit möglich Personen mehrmals befragt (Panel), zum anderen aber in jeder Welle neue Personen interviewt. Es wurde außerdem im Jahr 2002 eine gesonderte Ausländerstichprobe erhoben (www.dza.de/forschung/deas.html). Für den Alterssurvey wurden neben deutschen Staatsangehörigen ebenfalls Personen aus den ehemaligen Gastarbeiterländern befragt. Außerdem wurden im Alterssurvey Personen aus den USA (n=25), dem ehemaligen Jugoslawien (n=80) und der ehemaligen Sowjetunion (n=66) interviewt. Diese werden jedoch nicht separat dargestellt, da sie nicht in gleichem Maße mit den türkischen Migranten vergleichbar sind (da z.B. andere Gründe für die Einreise vorliegen). Zu beachten ist außerdem, dass im Alterssurvey die Staatsangehörigkeit und nicht das Geburtsland abgefragt wurde (siehe zur Definition von Migranten 3.3.2), das heißt, es ist nicht auszuschließen, dass in der Gruppe der Deutschen, Personen mit einem Migrationshintergrund enthalten sind. Dies ist auch unter dem Gesichtspunkt der relativ kleinen Fallzahlen bedauerlich, da sich diese bei der (informativeren) Frage nach dem Geburtsland in den entsprechenden Bevölkerungsgruppen sicherlich erhöhen würde.

befragt. Im GGS wurden Personen zwischen 18 und 79 Jahren befragt und es handelt sich um eine bevölkerungsrepräsentative Erhebung. Die Interviews wurden *face-to-face* (computergestützt) ausgeführt. Beide Stichproben wurden mit einer Zufallsauswahl gezogen, dabei wurde ein mehr-stufiges Verfahren angewandt. Für die türkische Stichprobe (Befragung im Jahr 2006) wurde auf Daten des Ausländerzentralregisters zurückgegriffen. Gemeinden mit weniger als 200 gemeldeten Zielpersonen blieben aus Datenschutzgründen bei der Stichprobenziehung unberücksichtigt. Beide Stichproben wurden mit offiziellen Statistiken abgeglichen. Dabei wurden die Merkmale Geschlecht, Alter, Schulbildung, Haushaltsgröße und Gemeindeklasse zur Validierung herangezogen.[95] Die Abweichungen sind gering, daher wird auf die Nutzung von Gewichten bei den deskriptiven Auswertungen verzichtet. Insofern notwendig stand für türkische Befragte eine Übersetzungshilfe zur Verfügung. 67 Prozent der Befragten nutzten die Übersetzungshilfe zu keinem Zeitpunkt, 12 Prozent gebrauchten sie durchgehend (Ette u.a. 2007: 15). Die Erhebungsmethoden und die Stichprobenziehung werden im Detail bei Ruckdeschel u.a. (2006) für die deutsche und bei Ette u.a. (2007) für die türkische Stichprobe beschrieben.

Der GGS wurde in Anlehnung an den *Family and Fertility Survey* gestaltet. Dementsprechend liegt der Fokus auf Familienbeziehungen, dies schließt Generationen- und Geschlechterbeziehungen ein. Der GGS ist jedoch insgesamt relativ breit angelegt und beinhaltet Angaben zum sozioökonomischen Status, zu sozialen Netzwerken, zu Einstellungen und zur Gesundheit. Da er nicht explizit auf gesundheitssoziologische Fragestellungen ausgerichtet ist, fehlen jedoch Angaben zum Gesundheitsverhalten (z.B. sportliche Betätigung, Raucherstatus) und zur medizinischen Versorgung.[96] Die einmalig große Stichprobe türkischer Migranten sowie die ver-

---

95 Für die Validierung der deutschen Stichprobe (Befragung 2005) wurden Daten des Mikrozensus genutzt. Für die Validierung der türkischen Stichprobe (Befragung 2006) wurden Daten des Statistischen Bundesamts und des Ausländerzentralregisters genutzt.

96 Einige Informationen zu gesundheitsbezogenem Verhalten und den Unterschieden zur einheimischen Bevölkerung finden sich bei Razum u.a. (2008) und unter 2.4.4. Des Weiteren fehlen Informationen über den Zugang zu medizinischer Versorgung. Da zumindest für legale Einwanderer die medizinische Versorgung in Deutschland frei zugänglich ist, kann dieses Problem hier vernachlässigt werden. Jedoch ergeben sich neben dem formalen Zugang Unterschiede im Bereich des Wissens über Gesundheitsleistungen, Sprachbarrieren und Kommunikationsschwierigkeiten. Diese resultieren teilweise in einer unterschiedlichen Nutzung des Gesundheitssystems zwischen Einheimischen und Migranten (siehe 2.4.3).

fügbaren Informationen zum subjektiven Gesundheitsstatus, zur sozioökonomischen Stellung, zu Gesundheitsbelastungen und Bewältigungsressourcen machen den GGS zu einem der besten Datensätze, um die gesundheitliche Lage türkischer Migranten zu evaluieren.

Die beiden Datensätze aus dem Jahr 2005 und 2006 werden kombiniert und danach nicht mehr klar getrennt. Türkische Migranten und einheimische Deutsche sind in beiden Datensätzen zu finden, die Überschneidungen sind aber gering. Dass sich entsprechende Fälle in beiden Datensätzen finden lassen, hängt zum einen damit zusammen, dass in der deutschen Stichprobe (2005) Personen unabhängig von ihrer Nationalität oder Herkunft befragt wurden. Zum anderen wird nicht – wie in der türkischen Stichprobe – die Staatsangehörigkeit, sondern der Migrationshintergrund als Kriterium angelegt. Das heißt, es werden Personen untersucht die selbst oder deren Eltern in der Türkei geboren wurden, dies geschieht unabhängig von der Staatsangehörigkeit des Befragten. Dabei wird außerdem die erste und zweite Generation der Migranten gesondert betrachtet. Allgemein werden nur Personen betrachtet, die entweder in Deutschland oder der Türkei geboren wurden (im Detail wird dies unter 3.3.2 erläutert). Für die Analyse stehen 8.615 Deutsche, 2.736 türkische Migranten der ersten und 612 türkische Migranten der zweiten Generation zur Verfügung.

3.2.2 Das Sozio-ökonomische Panel

Das SOEP ist eine Längsschnitterhebung, die seit 1984 jährlich vom *Deutschen Institut für Wirtschaftsforschung* in Berlin ausgeführt wird. Aktuell liegen für die Jahre 1984 bis 2009 kontinuierlich Befragungsdaten vor. Das SOEP bietet damit eine einzigartige Datenbasis für die Analyse sozialwissenschaftlicher Forschungsfragen.

Im Jahr 1984 wurde erstmals eine Stichprobe von (West-)Deutschen und Ausländern gezogen.[97] Insgesamt wurden ca. 12.000 Personen befragt – davon ca. 9.000 Deutsche und 3.000 Ausländer.[98] Dabei fanden insbesondere Personen Berücksichtigung, die aus Ländern stammen, aus denen vormals Gastarbeiter rekrutiert wurden. Dies sind: die Türkei, Griechenland, das ehemalige Jugoslawien, Spanien und Italien. Die Türken bilden

97 Das zugrunde liegende Kriterium war dabei der Haushaltsvorstand.

98 Hier werden nur tatsächlich befragte Individuen betrachtet (mit realisierten Interviews). Die Gesamtgröße der Stichprobe beläuft sich auf ca. 16.000 Personen.

mit ca. 1.000 Personen im Jahr 1984 die größte Gruppe. Über die Zeit nimmt die Gesamtpopulation des SOEP weiter zu, da Personen in die Haushalte einziehen und hineingeboren werden können. Die Zusammensetzung der Stichproben verändert sich ebenfalls, wenn Personen aus Haushalten ausziehen, versterben oder sich Haushalte auflösen.[99] Außerdem wurden im weiteren Verlauf (1984 bis 2009) neue Stichproben gezogen. Im Detail wird dies in einer Veröffentlichung von Haisken-DeNew und Frick (2005) dargestellt. Heute liegen im SOEP Informationen zu ca. 66.000 verschiedenen Befragten vor. Diese weiteren Stichproben (C: 1990, D: 1994/1995, E: 1998, F: 2000, G: 2002, H: 2006 und I: 2009) werden hier jedoch nicht explizit vorgestellt, da in der vorliegenden Arbeit nur die ersten beiden, ursprünglichen Stichproben A und B untersucht werden.[100]

Das SOEP ist eine Haushaltsbefragung, dementsprechend werden alle Haushaltsmitglieder interviewt. Nur ein Haushaltsmitglied beantwortet dabei den Haushaltsfragebogen. Die Interviews wurden von Interviewern vor Ort im Haushalt durchgeführt und alle Personen oberhalb von Alter 16 wurden direkt befragt.[101] Alle Stichproben basieren auf einer mehr-stufigen Zufallsauswahl. Die Ausländerstichprobe B wurde auf Basis der Einwanderungsregister gezogen. Um ausreichend hohe Fallzahlen zu gewinnen, wurden die ausländischen Befragten überrepräsentativ häufig erhoben. Für alle Befragungen seit 1984 steht ein türkischer Fragebogen zur Verfügung. Es wird außerdem auf professionelle Übersetzer und Familienangehörige als Übersetzer zurückgegriffen. Die Datenstruktur des SOEP ist gut im Internet dokumentiert (www.diw.de/soep), es wird daher an dieser Stelle davon abgesehen, sie genauer darzustellen. Weitere Informationen lassen sich außerdem bei Haisken-DeNew und Frick (2005) finden.

Da nur Personen befragt wurden, die in einem Haushalt leben, der schon 1984 in das SOEP aufgenommen wurde, werden nahezu ausschließlich westdeutsche Personen und Haushalte untersucht. Ausnahmen treten nur auf, wenn Personen aus dem Gebiet der neuen Bundesländer in einen Haushalt in den alten Bundesländern gezogen sind oder wenn Personen aus einem SOEP-Haushalt auf das Gebiet der neuen Bundesländer umge-

99 Ausziehende Personen werden, soweit möglich, im neuen Haushalt weiter berücksichtigt. Der neue Haushalt wird dann Teil der SOEP-Stichprobe.

100 Für Informationen zur Zuwanderer-Stichprobe D siehe Schupp und Wagner (1995).

101 Der technischen Entwicklung entsprechend wurden die Interviews zuerst nur auf Papier erfasst und werden jetzt computergestützt erhoben. Ein Teil der Befragten beantwortete den Fragebogen nur in schriftlicher Form, sodass kein Interviewer in den Haushalt kam.

zogen sind. Es wird im weiteren Verlauf nicht zwischen ost- und westdeutschen Haushalten differenziert.
Der subjektive Gesundheitsstatus wurde im SOEP erstmalig im Jahr 1992 erhoben. Seit 1994 wird dieser Indikator jedes Jahr abgefragt. Dementsprechend handelt es sich zum Beginn des hier untersuchten Befragungszeitraums – im Jahr 1992 – bereits um eine selektive Personengruppe, da ein Teil der potentiellen Befragten zwischen 1984 und 1992 aus dem SOEP ausgeschieden ist.[102] Eine weitere Selektion ergibt sich hinsichtlich der Berücksichtigung aller relevanten Erklärungsfaktoren. Es werden nur Personen analysiert, für die zu mindestens einem Zeitpunkt Informationen zur gesundheitlichen Lage und den relevanten Einflussfaktoren vorliegen. Die Entwicklung der Stichproben von türkischen Migranten und Deutschen ist in Abbildung 6 zu sehen. Bis 1994 werden die potentiell zur Verfügung stehenden Personen dargestellt (realisierte Interviews). Ab 1992 werden die tatsächlich genutzten Fälle abgebildet, dies sind jene Personen für die Informationen zum Gesundheitsstatus und den Erklärungsfaktoren vorliegen. Dabei zeigt sich, dass sich über den betrachteten Zeitraum für türkische Migranten und Deutsche unterschiedliche Ausfallwahrscheinlichkeiten ergaben.[103]

1984 sind 8.898 Deutsche und 1.004 türkische Migranten mit realisierten Interviews in das SOEP eingetreten. Im Jahr 1992 liegen zum subjektiven Gesundheitsstatus und den relevanten Einflussfaktoren Informationen für 6.941 Deutsche und 720 türkische Migranten vor. Da über die Zeit auch neue Individuen in die Stichprobe eingetreten sind (wenn auch nur einige wenige), können die Zahlen nicht direkt gegenübergestellt werden. Zum letzten betrachteten Zeitraum im Jahr 2009 liegen für 4.237 Deutsche und 206 türkische Migranten Informationen zum subjektiven Gesundheitsstatus und den Einflussfaktoren vor. Wie Abbildung 6 eindrucksvoll zeigt,

---

102 Die verbliebene Gruppe wurde teilweise seit 1984 kontinuierlich befragt, das heißt, es könnte sich um Personen handeln die besonders gut im SOEP integriert sind, da bei Panelerhebungen Personen besonders stark zwischen der ersten und zweiten Befragung aussteigen – wie in Abbildung 6 zu erkennen ist.

103 Diesbezüglich lässt sich die Zahl der potentiell verfügbaren Befragten bei kontinuierlicher Erhebung des Gesundheitsstatus – seit 1984 – nur eingeschränkt abschätzen, da nicht ergründet werden kann, welche Individuen tatsächlich für die Analyse relevant gewesen wären. Das heißt, von den Personen, die tatsächlich befragt wurden, für die also ein realisiertes Interview vorliegt, fallen einige aus, wenn nicht zu allen untersuchten Determinanten des Gesundheitsstatus verwertbare Informationen vorliegen (für die genaue Beschreibung der Einflussfaktoren siehe 3.3.3).

hat sich die Größe der Stichprobe für türkische Migranten über die Zeit stärker verringert als die deutsche Stichprobe, insbesondere im hier untersuchten Zeitraum ab 1992.

Abbildung 6: Die Entwicklung der SOEP-Stichprobe über die Zeit, dargestellt: realisierte Interviews (1984–1994), für die Analyse genutzte Fälle (1992, 1994–2009)

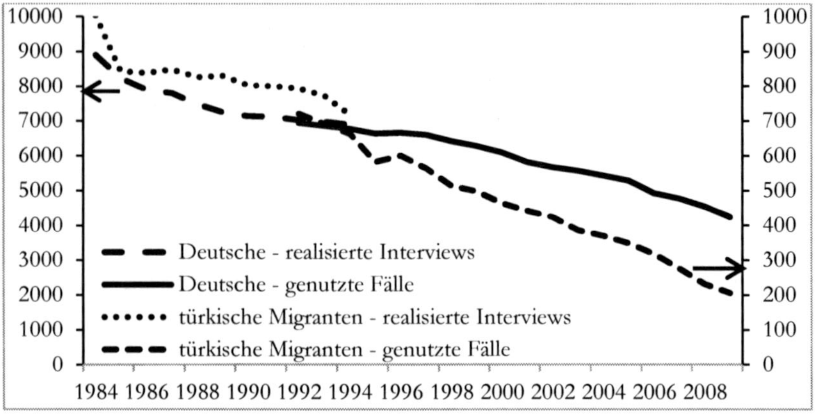

Quelle: SOEP 1984–2009, eigene Darstellung

Insgesamt liegen im SOEP für 10.406 Deutsche und 871 türkische Migranten zu mindestens einem Zeitpunkt Informationen zum Gesundheitsstatus und allen anderen (später betrachteten) unabhängigen Variablen vor.[104] Für 11 Prozent der Deutschen und 15 Prozent der türkischen Migranten liegen nur zu einem Zeitpunkt Informationen vor und für 22 Prozent der Deutschen und 11 Prozent der türkischen Migranten liegen für alle 17 Befragungszeitpunkte Informationen vor (siehe Anhang Tabelle A1). Im Durchschnitt gibt es für jeden Befragten Informationen zu neun Zeitpunkten. Insgesamt scheinen die Beteiligung und der Verbleib im SOEP damit sehr hoch. Es ist aber, wie bereits angesprochen, zu berücksichtigen, dass es sich 1992 bereits um eine selektive Gruppe handelt, die in besonderem Maße an das SOEP gebundene Individuen beinhaltet.

Im SOEP wird versucht, die Gründe für das Ausscheiden aus der Stichprobe zu erheben. Dies gelingt nur teilweise, da Personen zum Bei-

104 Hier zeigt sich, dass die Stichprobe nicht nur ab-, sondern auch zunimmt. Zu den 6.941 Deutschen und 720 türkischen Migranten, die im Jahr 1992 befragt wurden, kommen bis 2009 noch neue Individuen hinzu, parallel scheiden andere aus. Insgesamt werden 10.406 Deutsche und 871 türkische Migranten befragt.

spiel die Auskunft verweigern oder nicht mehr auffindbar sind. Ein umfangreicher Überblick über die Entwicklung der SOEP-Stichproben sowie dem Aus- und Eintritt der Befragten ist in einer Arbeit von Kroh (2010) zu finden. Abbildung 7 und 8 sind aus seiner Arbeit entnommen und stellen die Entwicklung der Stichproben A und B[105] von 1984 bis 2009 im Detail dar. Hier zeigt sich deutlich die unterschiedliche Altersstruktur in beiden Stichproben. Unter den deutschen Befragten sind sehr viel mehr Personen bereits verstorben als bei den Ausländern. Fortzüge ins Ausland sind bei den Ausländern mit über 20 Prozent ein besonders häufiger Grund aus dem SOEP auszuscheiden. Es zeigt sich auch, dass in der letzten Welle (2009) mehr deutsche Personen aus der ursprünglichen Stichprobe befragt wurden als Ausländer.

Abbildung 7: Die Entwicklung der Stichprobe A (Deutsche) im SOEP 1984–2009

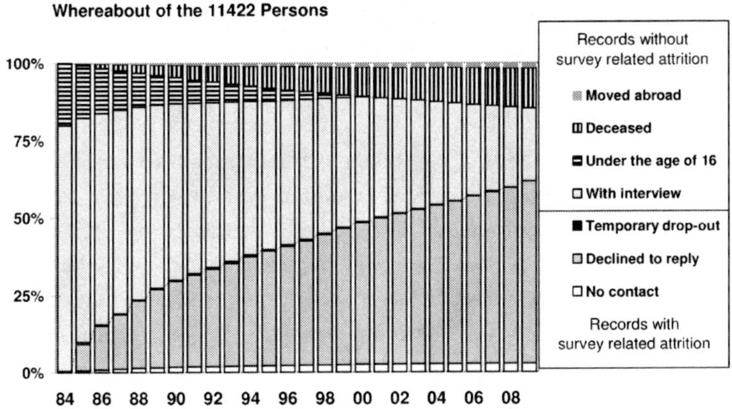

Quelle: Kroh 2010: 12

Wie bei der Analyse der GGS-Daten werden bei der Auswertung der SOEP-Daten Migranten und nicht Ausländer betrachtet (siehe dazu 3.3.2). Die Zuordnung der deutschen Einheimischen und türkischen Migranten geschieht über das Geburtsland: Es werden nur Personen betrachtet, die in Deutschland oder der Türkei geboren sind. Insofern die Information vorliegt, werden Personen ebenfalls aus der Analyse ausgeschlossen, wenn die Eltern nicht in Deutschland geboren sind, da nicht auszuschließen ist, dass

105 In der vorliegenden Arbeit werden nur die türkischen Migranten behandelt, Abbildung 8 beinhaltet jedoch die komplette Ausländerstichprobe.

es sich um türkische Migranten in der zweiten Generation handelt, was die Ergebnisse verzerren könnte.[106]

Abbildung 8: Die Entwicklung der Stichprobe B (Ausländer) im SOEP 1984–2009

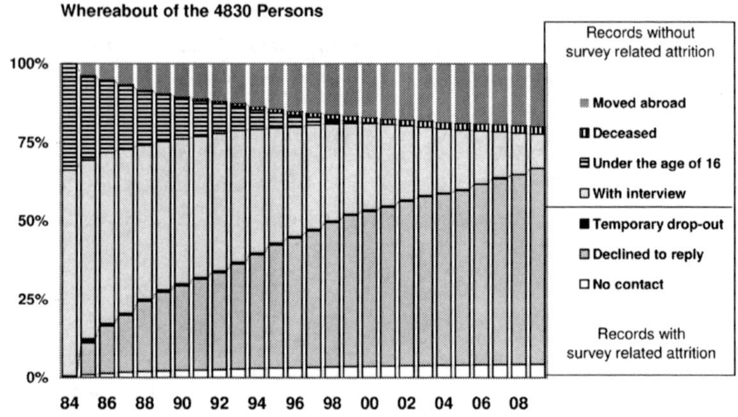

Quelle: Kroh 2010: 12

Seit 1994 werden im SOEP zusätzlich Informationen zu den Einwanderungsgründen und -biografien der Migranten gesammelt. Die abgefragten Gründe für den Zuzug (besseres Leben, Geld verdienen, in Freiheit leben, mit Familie zusammenleben, Armut in der Heimat, Krieg in der Heimat, einfach so in Deutschland leben) werden jedoch immer nur von einer kleinen Gruppe benannt, sodass diese nur begrenzt für die weiteren Analysen verwertbar sind. Das Längsschnittdesign, die vergleichsweise große Stichprobe türkischer Migranten und die kontinuierliche Erfassung des subjektiven Gesundheitsstatus machen das SOEP, ergänzend zum GGS, zu einem besonders gut geeigneten Datensatz, um die Gesundheit von türkischen Migranten und einheimischen Deutschen zu vergleichen.

3.2.3 Der European Social Survey

Der ESS ist eine sozialwissenschaftliche Erhebung, die in über 30 verschiedenen europäischen Länder durchgeführt wird. Der ESS wird dabei

106 Im GGS liegen Informationen zu den Eltern vor, sodass dort nach der ersten und zweiten Einwanderergeneration unterschieden werden kann. Im SOEP liegt diese Information nur für einen Bruchteil der Befragten vor und kann daher nicht genutzt werden.

von unterschiedlichen Partnern koordiniert, in Deutschland ist dies das *Leibniz-Institut für Sozialwissenschaften GESIS*. Die Daten des ESS werden vom *Norwegian Social Science Data Service* (http://ess.nsd.uib.no) verwaltet. Aktuell liegen Daten für vier Wellen (2002, 2004, 2006 und 2008) vor. Wobei in jeder Welle neue Individuen befragt werden, es handelt sich also nicht um eine Längsschnitterhebung. Der Fokus des ESS liegt auf der Messung von Einstellungen, Wertvorstellungen und Verhaltensmustern, darüber hinaus werden verschiedene andere Themenbereiche abgefragt. Gesundheitliche Fragestellungen stehen nicht im Fokus.

Für die hier durchgeführten Analysen werden für Deutschland alle vier Wellen und für die Türkei die Wellen zwei und vier genutzt. In den Wellen eins und drei hat die Türkei nicht am ESS teilgenommen. Es gibt einen Hauptfragebogen (*core questionnaire*) und zusätzlich wechselnde Module (*rotating modules*). Die Hauptbefragung bleibt über die betrachteten Wellen immer gleich, während einige Themenbereiche nur in bestimmten Wellen abgefragt werden. Allgemein werden im ESS Personen, die 15 Jahre und älter sind und in einem Privathaushalt leben, interviewt, ohne Einschränkungen hinsichtlich der Nationalität vorzunehmen.[107]

In Deutschland wurden in jeder Welle zwischen 2.700 und 2.900 Individuen befragt. Es wurden zwei-stufige Zufallsstichproben auf Basis der Register des Einwohnermeldeamts gezogen. Somit umfasst die Stichprobe neben Einheimischen auch Ausländer und Migranten (siehe 3.3.2). Die Stichprobenziehung ist für jede Welle detailliert im Datenreport beschrieben (ESS 2008, 2006, 2004, 2002). Es wurden computergestützte *face-to-face* Interviews durchgeführt. Für die eigenen Auswertungen werden aus der deutschen Stichprobe nur die türkischen Migranten betrachtet, also die Personen, die aktuell in Deutschland leben und in der Türkei geboren sind.

Für die Türkei liegen in Welle zwei ca. 1.800 und in Welle vier ca. 2.400 Interviews vor. Die Stichprobenziehung basierte auf den jeweils aktuellen Daten des Zensus aus dem Jahr 2000 bzw. 2007. Die Stichproben wurden für Welle zwei in einem drei- und für Welle vier in einem vier-stufigen Verfahren gezogen. Die Haushalte und die interviewten Personen im Haushalt

107 Im Datenreport steht ebenfalls, dass keine Einschränkungen hinsichtlich der Sprache und des Aufenthaltsstatus vorgenommen werden (z.B. ESS 2002). Personen, die sich illegal in Deutschland oder der Türkei aufhalten, können jedoch nicht befragt werden, da sie nicht beim Einwohnermeldeamt bzw. im Zensus erfasst sind. Ebenfalls können sich Sprachbarrieren ergeben, da – soweit bekannt – die Interviews jeweils nur in der Landessprache durchgeführt wurden. Diesbezüglich ist es möglich, dass sich unter den türkischen Migranten insbesondere Personen befinden, die besonders gut integriert sind.

wurden zufällig ausgewählt (siehe ESS 2008; ESS 2004). Hier wurden die Interviews ebenfalls persönlich (*face-to-face*) durchgeführt, die Erfassung der Interviews erfolgte allerdings auf Papier. Aus der türkischen Stichprobe werden nur türkische Einheimische betrachtet. Dies sind Personen, die in der Türkei geboren wurden und die mindestens ein Elternteil haben, das in der Türkei geboren ist. Andernfalls könnte es sich um Einwanderer der zweiten Generation handeln, was die Ergebnisse verzerren könnte.

Da alle vier Wellen des ESS verknüpft werden, um möglichst viele Fälle türkischer Migranten in Deutschland zum Vergleich heranziehen zu können, ist es nur möglich Variablen zu verwenden, die in allen vier Wellen (vergleichbar) abgefragt wurden. Dementsprechend können nur Fragen aus dem Hauptteil (*core questionnaire*) des ESS verwendet werden. Damit ergeben sich außerdem einige weitere Einschränkungen bei der Variablenauswahl.[108] Auf der Webseite des European Social Survey (http://ess.nsd.uib.no/ess) ist es möglich, einen kumulierten Datensatz zu generieren und dabei eine Variablenauswahl vorzunehmen. Unter Berücksichtigung der relevanten Einflussfaktoren liegen für 113 türkische Migranten in Deutschland und 3.955 türkische Einheimische Angaben zur Analyse vor.

Potentielle Inkonsistenzen in den Daten des ESS

Auf eine Auffälligkeit bei der Nutzung des ESS sei an dieser Stelle hingewiesen. Berechnet man logistische Regressionsmodelle, die neben den türkischen Migranten und Einheimischen auch deutsche Einheimische beinhalten, so lassen sich für die zuletzt genannten signifikante Unterschiede im Gesundheitsstatus finden. Bei Kontrolle von verschiedenen für die Gesundheit relevanten Charakteristika der Befragten scheinen türkische Einheimische signifikant gesünder zu sein als einheimische Deutsche. Auch wenn dieser Vergleich hier nicht im Vordergrund steht, ist er in metho-

108 Ein Beispiel ist die Einkommensvariable. Bei der Erfassung des Einkommens gab es bedauerlicherweise zwischen Welle drei und vier eine Umstellung. Während zuvor klare und absolute Einkommensgruppen abgefragt wurden, wurden in der vierten Welle Einkommensdezile (Haushaltsnettoeinkommen im Bereich von 0–10 Prozent, 11–20 Prozent etc. aller Haushalte) erfasst. Da die Unterschiede zwischen türkischen Migranten und türkischen Einheimischen jedoch hinsichtlich des Einkommens relativ groß sind, soll dieser Einflussfaktor nicht unberücksichtigt bleiben. Es wird auf ein anderes subjektives Einkommensmaß zurückgegriffen, welches über alle vier Wellen des ESS erfasst wurde. Die Befragten wurden gebeten anzugeben, inwiefern das momentane Haushaltseinkommen zur Bestreitung des Alltags ausreicht.

discher Hinsicht von Relevanz. Dies sei kurz genauer ausgeführt: Wenig überraschend wäre sicherlich eine schlechtere oder nicht signifikant unterschiedliche Gesundheit der Türken gegenüber den Deutschen. Da Einwohner der Türkei eine deutlich niedrigere Lebenserwartung aufweisen (WHO 2011a, 2011b, 2011d) und das Gesundheitssystem in der Türkei schlechter ausgebaut ist als in Deutschland (WHO 2002), würde man für sie eine durchschnittlich schlechtere gesundheitliche Lage vermuten als für Deutsche, auch wenn es diesbezüglich kaum empirische Ergebnisse gibt und wir sehr wenig über den Gesundheitsstatus in der Türkei wissen.

Wichtig ist, dass die Türken im ESS, im Durchschnitt 39,1 Jahre alt sind, während die Deutschen ein Durchschnittsalter von 48,4 Jahren aufweisen. Für den Alterseffekt wird zwar in den multivariaten Modellen kontrolliert, es kann jedoch nicht ausgeschlossen werden, dass darüber hinaus Unterschiede existieren, die unberücksichtigt bleiben.[109] Auch wenn hinsichtlich der Stichprobenziehung und der Befragung der Individuen keine relevanten Unterschiede erkennbar sind, kann an dieser Stelle nicht final geklärt werden, ob es strukturelle Unterschiede bei der Befragung und beim Antwortverhalten in der Türkei und in Deutschland gegeben hat. In jedem Fall zeigt dieses Ergebnis auf, dass die Daten vorsichtig genutzt werden müssen und zu einem späteren Zeitpunkt anhand weiterer Daten validiert werden sollten.

Andere mögliche Datenquellen zum Vergleich türkischer Migranten und türkischer Einheimischer

Wie für den Vergleich der türkischen Migranten und der einheimischen deutschen Bevölkerung wurden auch für den Vergleich mit der Bevölkerung in der Türkei unterschiedliche Datenquellen geprüft. Allgemein ist relativ wenig über die Gesundheit der Bevölkerung in der Türkei bekannt. Der Schwerpunkt des *Turkey Disability Survey* liegt zum Beispiel auf körperlichen Behinderungen. Angaben zum Gesundheitsverhalten wurden nicht erhoben. Der *Turkey Demographic and Health Survey* beschäftigt sich hauptsächlich mit der Fertilität und dem Wissensstand zu sexuell übertragbaren Krankheiten wie HIV. Fragen zum allgemeinen Gesundheitsstatus wurden nicht gestellt (siehe Turkey Demographic and Health Survey 2003, 1995). Ähnlich verhält es sich mit der *National Burden of Disease and Cost Effectivness*

109 Nicht-lineare Effekte des Alters (z.B. Alter quadriert) wurden getestet, konnten die Unterschiede jedoch nicht auflösen.

Study. Der Fokus liegt hier nicht auf dem allgemeinen Gesundheitszustand (nur einen Teil der Befragten wurde dazu interviewt), sondern auf der Pflegesituation im Haushalt und auf Fragen zu den Gesundheitsausgaben. Aktuell scheint ein allgemeiner sozialwissenschaftlicher Survey wie der ESS am besten geeignet, um die Gesundheit einer ausreichend großen Stichprobe in der Türkei zu untersuchen. Geprüft wurde auch das Eurobarometer (64.3), in diesem Survey sind ebenso Angaben zur subjektiven Gesundheit in der Türkei und in Deutschland vorhanden. Die Stichprobe war im Eurobarometer jedoch kleiner und es liegen weniger Informationen zu den verschiedenen Einflussfaktoren vor, weshalb darauf verzichtet wurde, diese Daten im Detail auszuwerten.

3.3 Operationalisierung der Variablen

Ähnlich wie im zweiten Kapitel dieser Arbeit werden hier die beiden Themenbereiche Gesundheit und Migration erst separat betrachtet, bevor sie zusammengebracht werden. Es gibt unterschiedliche Möglichkeiten Gesundheit und Migration zu messen, diese und die konkrete Messung in der vorliegenden Arbeit werden unter 3.3.1 und 3.3.2 dargestellt. Dabei wird ebenfalls thematisiert, welche Besonderheiten sich bei der Messung der Gesundheit von Migranten ergeben. Unter 3.3.3 werden dann die Einflussfaktoren und ihre Operationalisierung in den unterschiedlichen Datensätzen dargelegt.

3.3.1 Die Messung von Gesundheit

Wie bereits dargestellt, gibt es unterschiedliche Dimensionen von Gesundheit und somit verschiedene Arten sie zu messen. Ganz allgemein umfasst der Gesundheitszustand einer Person physische und psychische Aspekte. Gute Gesundheit geht dabei über die Abwesenheit von Krankheit hinaus (siehe Einleitung zum zweiten Kapitel). Insofern die gesundheitliche Lage von Interesse ist, wird in sozialwissenschaftlichen Umfragen häufig nach dem subjektiven Gesundheitsstatus gefragt. Dieses einfache Maß hat sich in der Forschung als aussagekräftig erwiesen. Insbesondere gilt der subjektive Gesundheitsstatus als guter Prädiktor für Mortalität (Helmert 2003; Klein u.a. 2001; Maschewsky-Schneider 2004; Müters u.a. 2005). Die Vor-

und Nachteile dieses Indikators sollen hier beleuchtet werden. Außerdem wird dargelegt, inwiefern der subjektive Gesundheitsstatus über verschiedene kulturelle Gruppen vergleichbar ist. Anschließend wird die Operationalisierung der Variable in der vorliegenden Arbeit dargestellt, bevor darüber hinaus einige weitere Gesundheitsindikatoren vorgestellt werden, die zur Validierung der Ergebnisse genutzt werden.

Der subjektive Gesundheitsstatus – Vor- und Nachteile

Es gibt kein objektives Maß dafür, was gute oder schlechte Gesundheit ist. Das heißt, es bleibt den Befragten überlassen ihren Gesundheitsstatus einzuordnen (vgl. Jylhä 2009). Dementsprechend können sich persönliche Unterschiede im Antwortverhalten ergeben. Die Befragten können zum Beispiel ihrer physischen oder psychischen Gesundheit einen individuell unterschiedlichen Stellenwert einräumen. Generell scheinen die Befragten bei der Bewertung ihrer eigenen Gesundheit Informationen zu den allgemeinen körperlichen Funktionen, spezifischen Gesundheitsproblemen und dem Gesundheitsverhalten zu kombinieren (Quesnel-Vallée 2007).

Der große Vorteil des Indikators *subjektive Gesundheit* liegt in seiner Einfachheit und klaren Verständlichkeit. Die Erhebung des Indikators in sozialwissenschaftlichen Untersuchungen ist außerdem leicht durchzuführen und nimmt wenig Zeit in Anspruch. Somit kann relativ schnell und einfach die gesundheitliche Gesamtsituation einer Person erfasst werden. Wie eingangs beschrieben, ist der subjektive Gesundheitsstatus außerdem ein guter Prädiktor für das Mortalitätsgeschehen. Dies stellen Idler und Benyamini (1997) in einer Metastudie fest, in der sie 27 verschiedene Studien untersuchen. Bei gleichzeitiger Berücksichtigung anderer Gesundheitsindikatoren bleibt dieser Zusammenhang bestehen, so steigt bei schlechter subjektiver Gesundheit das Risiko zu versterben.[110] In einer weiteren Metastudie mit 22 verschiedenen Untersuchungen finden DeSalvo u.a. (2006) den gleichen Effekt. Ihre Arbeit beinhaltet Studien aus Nordamerika sowie (West-)Europa und Australien.

110 In einer späteren Arbeit stellen Idler u.a. (2004) fest, dass ein schlechter subjektiver Gesundheitsstatus insbesondere für Personen mit chronischen Erkrankungen des Herz-Kreislaufsystems ein starker Prädiktor für die Mortalität ist. Für die Personen, die keine Herz-Kreislauferkrankungen oder andere Erkrankungen aufweisen, stellen sie den Zusammenhang nicht fest. Allerdings geben in dieser gesunden Gruppe nur sehr wenige Personen eine mittelmäßige oder schlechte Gesundheit an.

Miilunpalo u.a. (1997) untersuchen den Zusammenhang zwischen subjektiver Gesundheit und Mortalität in einer finnischen Studie mit Personen mittleren Alters (35–63 Jahre). Sie finden ebenfalls, dass Personen, die eine schlechte Gesundheit angeben, ein erhöhtes Risiko aufweisen in den elf Jahren nach der Erhebung zu versterben. Das heißt, der Zusammenhang beschränkt sich nicht auf hohe Altersgruppen. Miilunpalo u.a. (ebd.) stellen außerdem fest, dass Angaben zu chronischen Erkrankungen, Behinderungen und Arztbesuchen eine gegenüber dem subjektiven Gesundheitsstatus geringere Vorhersagekraft der Mortalität aufweisen.

Ebenso stellen Lundberg und Manderbacka (1996) die subjektive Gesundheit anderen Gesundheitsindikatoren gegenüber, sie setzen sich dabei mit der Reliabilität und somit der Verlässlichkeit der Maße auseinander. Sie stellen fest, dass die Reliabilität des subjektiven Gesundheitsstatus mindestens genauso gut und teilweise besser ist als die Reliabilität der anderen Indikatoren. Zum Vergleich ziehen sie Angaben zur körperlichen Fitness (laufen, Treppensteigen, gehen) und zu einer Vielzahl spezifischer Krankheiten heran.[111] Sie messen die verschiedenen Gesundheitsindikatoren zu zwei Zeitpunkten, um die Stabilität der Angaben zu untersuchen. Im Durchschnitt liegen 22 Tage zwischen dem ersten und zweiten Interview. Es wurde darauf geachtet, einen Zeitraum zu wählen der verhindert, dass die Befragten sich an ihre Antworten im ersten Interview erinnern, der jedoch nicht soweit auseinanderliegt, dass sich die Gesundheit tatsächlich verändert (ebd.). Trotz der Uneindeutigkeit der Frage nach subjektiver Gesundheit (weicher Indikator) ergibt sich eine Stabilität im Antwortverhalten (ebd.). Die hohe Reliabilität der subjektiven Gesundheit ist insbesondere dahin gehend interessant, dass weiche Indikatoren in der Regel eine geringere Reliabilität aufweisen als harte Indikatoren.

Bereits 1973 setzen sich Maddox und Douglass mit dem subjektiven Gesundheitsstatus als Maß zur Erfassung des allgemeinen Gesundheitsstandes auseinander. Mit einer relativ kleinen Stichprobe an Befragten, die sie über 15 Jahre hinweg untersuchen, stellen sie fest, dass eine hohe Kongruenz zwischen der subjektiven Gesundheit und den Einschätzungen des Arztes besteht. Sie schließen: »These ratings clearly measure something more–and something less–than objective medical ratings. However, our data demonstrate that self assessment of health is not random but is persistently and positively related to objective evaluations of health status.«

111 Dabei wurden die Befragten gebeten zu 50 verschiedenen Symptomen und Krankheiten anzugeben, ob diese in den letzten zwölf Monaten bei ihnen aufgetreten sind.

(Maddox/Douglass 1973: 92) Aus diesen Forschungsergebnissen lässt sich schlussfolgern, dass der subjektive Gesundheitsstatus die allgemeine gesundheitliche Lage der Befragten adäquat abbildet.[112]

Jylhä (2011, 2010, 2009; Jylhä u.a. 1998) hat sich in verschiedenen Aufsätzen mit der subjektiven Gesundheit auseinandergesetzt. In ihrer Veröffentlichung aus dem Jahr 2009 stellt sie ein Modell auf, das die unterschiedlichen Prozesse der subjektiven Evaluation des Gesundheitsstatus beschreibt. Jylhä nennt drei Phasen, die eine Person durchläuft, wenn sie ihre Gesundheit evaluiert. Als Erstes muss die Person definieren, was Gesundheit für sie bedeutet und welche Komponenten für den Gesundheitszustand eine Rolle spielen (z.B. medizinische Diagnosen, körperliche Symptome). Dann muss die Person für sich klären, welche Faktoren bei der Bewertung der Gesundheit berücksichtigt werden müssen (z.B. Alter, frühere Gesundheit). Zuletzt muss die Gesundheit im Rahmen der zur Verfügung stehenden Antwortmöglichkeit bewertet werden. Eine Übersicht über das Modell von Jylhä (2009) ist im Anhang zu finden (Abbildung A6).

In Reaktion auf den Artikel von Jylhä (ebd.) kommen Huisman und Deeg (2010) zu dem Schluss, dass die kognitiven Prozesse, die zur Bewertung des eigenen Gesundheitsstatus führen, noch nicht umfassend erklärt sind. Des Weiteren geben sie an, dass Unklarheit darüber besteht, was der wahre Gesundheitsstatus einer Person ist, sie schreiben: »Further, we conclude that self-rated health should best be viewed as a measure of people's perception of their health rather than a measure of something that is often described as true health, the meaning of which seems impossible to pinpoint.« (ebd.: 654)[113]

Aus den Arbeiten von Jylhä (2010, 2009) sowie Huisman und Deeg (2010) lässt sich ableiten, dass schlechte subjektive Gesundheit nicht mit Krankheit gleichzusetzen ist. Eine Person, die sich subjektiv gesundheitlich schlecht (oder mittelmäßig) fühlt, muss nicht krank sein. Außerdem muss

112 Etwas pessimistischer formuliert könnte man auch sagen, dass der subjektive Gesundheitsstatus die Gesundheit nicht schlechter abbildet als andere Gesundheitsindikatoren.

113 Dieser Zwiespalt zwischen dem, was der subjektive Gesundheitsstatus misst und dem was Gesundheit überhaupt bedeutet, findet sich in den unterschiedlichen Forschungsarbeiten wieder. Dies zeigt sich auch in den hier diskutierten Arbeiten. Insofern es keine wahre Gesundheit (Huisman/Deeg 2010) gibt, kann diese auch nicht gemessen werden. Dementsprechend kann der subjektive Gesundheitszustand nur abbilden, was der jeweilige Befragte als gut oder schlecht einstuft. So gesehen sollte vielmehr der Frage nachgegangen werden, ob unterschiedliche Personen unter den gleichen Bedingungen zu einer ähnlichen Bewertung ihres Gesundheitsstatus kommen (siehe auch Sen 2002).

eine kranke Person nicht in jedem Fall einen schlechten subjektiven Gesundheitsstatus aufweisen. Gesundheit und Krankheit sind unterschiedliche Konzepte, die sich jedoch überschneiden. Dies zeigt sich ebenfalls, wenn man die Korrelationen von subjektiver Gesundheit und anderen Gesundheitsmaßen betrachtet (siehe Tabelle A3 im Anhang).

Wie bereits beschrieben, setzt sich der subjektive Gesundheitsstatus aus unterschiedlichen Komponenten (körperliche Funktionsfähigkeit, spezifische Gesundheitsprobleme, Gesundheitsverhalten) zusammen. Darüber hinaus hängt der subjektive Gesundheitsstatus mit dem allgemeinen Wohlbefinden bzw. der Lebenszufriedenheit einer Person zusammen (Diener u.a. 1999; Larson 1978). Diener u.a. (1999: 287) schreiben dazu: »Self-rated health measures reflect not only one's actual physical condition but also one's level of emotional adjustment, [...]«. Dementsprechend beinhaltet die subjektive Wahrnehmung auch Strategien zum *coping*, also zur Bewältigung. Das heißt, die subjektive Bewertung der Gesundheit ist ebenso Ausdruck der Möglichkeiten mit schlechter Gesundheit umzugehen.

Final lässt sich an dieser Stelle nicht klären, wie genau die persönliche Evaluation des Gesundheitszustandes verläuft. Die individuellen Unterschiede dieses Evaluationsprozesses sind noch nicht umfassend erforscht (vgl. Huisman/Deeg 2010). Trotzdem bietet der subjektive Gesundheitsstatus, aufgrund der hohen Reliabilität und der guten Prädiktion des Mortalitätsgeschehens, eine gute Basis, um den allgemeinen Gesundheitsstatus einer Person einzuordnen. Darüber hinaus stellt sich jedoch die Frage, ob es kulturelle Unterschiede bei der Bewertung der eigenen Gesundheit gibt und somit der subjektive Gesundheitsstatus zwischen verschiedenen Ländern bzw. kulturellen Gruppen vergleichbar ist. Die bisherigen Forschungsergebnisse auf diesem Gebiet werden im folgenden Abschnitt diskutiert.

Der subjektive Gesundheitsstatus in verschiedenen kulturellen Gruppen

Bisher gibt es, wie bei den individuellen Bewertungsmustern der gesundheitlichen Lage, wenig Erkenntnisse darüber, ob sich kulturelle Gruppen bei der subjektiven Evaluation ihres Gesundheitszustandes grundsätzlich unterscheiden. Sollte Gesundheit und dementsprechend auch Krankheit in den verschiedenen Kulturkreisen – und damit bei Migranten und Einheimischen – unterschiedlich wahrgenommen und erlebt werden (z.B. Ete 1995, vgl. 2.4.3), wären Angaben zum subjektiven Gesundheitsstatus zwischen den Gruppen nur begrenzt vergleichbar.[114] Diesbezüglich gibt es einige Untersuchungen, die zu dem Schluss kommen, dass man den subjektiven Gesundheitsstatus nicht oder nur eingeschränkt zwischen kulturellen Gruppen vergleichen kann. Andere Studien kommen hingegen zu dem Ergebnis, dass ein Vergleich unproblematisch ist.

Agyemang u.a. (2006) verwenden Angaben zu chronischen Erkrankungen, um die Nutzbarkeit des subjektiven Gesundheitsstatus beim Vergleich von türkischen und marokkanischen Migranten mit einheimischen Niederländern zu validieren. Sie analysieren dabei, inwiefern die Nennung einer Krankheit signifikant mit mittelmäßiger oder schlechter Gesundheit assoziiert ist. Sie stellen fest, dass der Zusammenhang zwischen den Krankheiten und dem subjektiven Gesundheitsstatus für türkische/marokkanische Migranten und einheimische Niederländer variiert. Sie folgern daraus, dass die Frage nach dem subjektiven Gesundheitsstatus für die Migranten und Einheimischen etwas anderes bedeutet. Die zugrunde liegenden Prozesse und Schlussfolgerungen werden dabei von Agyemang u.a. (ebd.) nicht genauer ausgeführt. Es bleiben außerdem verschiedene andere Aspekte unberücksichtigt. So wird zum Beispiel nicht thematisiert, dass mittelmäßige oder schlechte subjektive Gesundheit nicht nur mit der Prävalenz bestimmter Krankheiten zusammenhängt.[115] Die Angaben zu den Krankheiten basieren auf einer Selbstauskunft, die wiederum häufig auf den Informationen eines Arztes beruhen dürfte. Das heißt, der unterschiedliche Zugang zu medizinischer Versorgung für Einheimische und Migranten könnte die Ergebnisse verzerren. Es wird des Weiteren nur eine geringe Zahl an Kontrollvariablen (Alter, Geschlecht, Bildung, Einkommen und Haushaltskomposition) in die Modelle aufgenommen. Insofern lässt sich anhand der Ergebnisse von Agyemang u.a. (ebd.) nicht erkennen, inwiefern strukturelle Unterschiede bei der Beantwortung der Frage nach dem subjektiven Gesundheitsstatus zwischen den türkischen/marokkanischen Migranten und den einheimischen Niederländern bestehen.

Zu beachten ist bei der Arbeit (ebd.) außerdem, dass mit jeweils über 70 Prozent ein hoher Anteil der türkischen und marokkanischen Migranten

---

114 Hier wird nur betrachtet, ob sich bei gleicher Fragestellung Unterschiede zwischen kulturellen Gruppen ergeben. Variiert die Frage zur subjektiven Gesundheit, ist davon auszugehen, dass auch das Antwortverhalten der Gruppen unterschiedlich ist, damit haben sich z.B. Jürges u.a. (2008) beschäftigt. Diese Unterschiede werden hier nicht behandelt, da in den vorliegenden Datensätzen die Migranten und Einheimischen auf die gleiche Frauge antworten (siehe Tabelle 6 in diesem Abschnitt).

115 Wie bereits besprochen ist gute Gesundheit mehr als die Abwesenheit von Krankheit.

eine mittelmäßige oder schlechte Gesundheit angibt – im Vergleich geben dies ledig 35 Prozent der einheimischen Niederländer an. Diese starken Unterschiede sind im Kontrast zu anderen Untersuchungen zum subjektiven Gesundheitsstatus türkischer Migranten in Europa überraschend (siehe 2.3.1). Möglicherweise hängt dies mit dem hohen durchschnittlichen Alter der Befragten zusammen, da nur Personen ab Alter 55 berücksichtigt wurden. Dies würde darauf hinweisen, dass ältere Migranten ihre Gesundheit als besonders schlecht einstufen.

Eine weitere Studie, die sich kritisch mit der Nutzung des subjektiven Gesundheitsstatus beim Vergleich unterschiedlicher kultureller Gruppen auseinandersetzt, ist die Arbeit von Jylhä u.a. (1998). Sie finden Unterschiede im durchschnittlich angegebenen Gesundheitsstatus in zwei Regionen in Finnland und Italien. Gleichzeitig ist der subjektive Gesundheitszustand in beiden Regionen mit den gleichen Einflussfaktoren assoziiert. Das unterschiedliche Niveau im subjektiven Gesundheitsstatus lässt Jylhä u.a. (ebd.) folgern, dass kulturelle Unterschiede bei der Bewertung des subjektiven Gesundheitsstatus bestehen. Neben den unterschiedlichen Gesundheitsindikatoren werden jedoch nur Alter, Geschlecht und Bildung als Kontrollvariablen verwendet. Es bleibt offen, inwiefern die beobachteten Unterschiede zwischen den beiden Regionen auf andere Erklärungsfaktoren zurückzuführen sind.

Bardage u.a. (2005) konstatieren gleichermaßen, dass der subjektive Gesundheitsstatus in verschiedenen untersuchten Ländern (Finnland, Israel, Niederlande, Spanien, Schweden) auf gleiche Weise mit Krankheiten und Indikatoren der funktionalen Gesundheit assoziiert ist. Kulturelle Unterschiede bei der individuellen Bewertung des Gesundheitsstatus können sie deshalb nicht ausschließen. Dabei ist jedoch zu beachten, dass sich die Wortwahl bei der Fragestellung zum subjektiven Gesundheitsstatus in allen fünf Ländern unterscheidet. Des Weiteren wurde nur eine begrenzte Auswahl an Erklärungsfaktoren in der Analyse berücksichtigt.[116] Ganz allgemein weisen die bisher vorgestellten Forschungsergebnisse verschiedene Schwachstellen auf. Aktuell kann daher nicht genauer bewertet werden,

116 Neben verschiedenen Determinanten der Gesundheit wurden nur soziodemographische und sozioökonomische Faktoren in die Analyse einbezogen. Dementsprechend können Variationen zwischen den Ländern noch in anderen strukturellen Unterschieden begründet liegen. Außerdem werden neben dem subjektiven Gesundheitsstatus spezifische Krankheiten (wie Bluthochdruck und Diabetes) kontrolliert. Diese Faktoren dürften mit der subjektiven Gesundheit assoziiert sein.

inwiefern die Frage nach dem subjektiven Gesundheitsstatus in verschiedenen kulturellen Kontexten unterschiedlich verstanden wird.

Theoretisch können sich kulturelle Differenzen auch aus dem unterschiedlichen Entwicklungsstand der einzelnen Länder ergeben. In einem Land/einer Region mit höherem Entwicklungsstand sind mehr Krankheiten diagnostizierbar, das heißt, es besteht größeres Wissen darüber, wie genau die gesundheitliche Lage des Individuums ist und welche Krankheiten man haben kann (vgl. Sen 2002). Im schlechtesten Fall führt dies dazu, dass man seinen Gesundheitsstatus schlechter einstuft. Andererseits sind in höher entwickelten Regionen einige Krankheiten – auch durch das frühere Erkennen – besser heilbar, was den subjektiven Gesundheitsstatus wiederum positiv beeinflussen kann. Bisher gibt es nach eigener Kenntnis keine empirischen Arbeiten, in denen dies genauer untersucht wird.

Eine Arbeit, die sich klar für die Nutzung des Indikators subjektive Gesundheit über kulturelle Gruppen hinweg ausspricht, wurde von Chandola und Jenkinson (2000) verfasst. Sie zeigen, ähnlich wie Jylhä u.a. (1998) und Bardage u.a. (2005), dass der subjektive Gesundheitsstatus in verschiedenen ethnischen Gruppen auf gleiche Weise mit spezifischen Krankheiten zusammenhängt. Sie interpretieren ihr Ergebnis jedoch anders und schlussfolgern, dass diese Zusammenhänge anzeigen, dass der subjektive Gesundheitsstatus in verschiedenen ethnischen Gruppen zur Analyse des allgemeinen Gesundheitszustandes genutzt werden kann. So wie Agyemang u.a. (2006) nutzen sie Interaktionseffekte, um zu testen, ob der Zusammenhang zwischen subjektiver Gesundheit und spezifischen Krankheiten zwischen den ethnischen Gruppen variiert. Anders als Agyemang u.a. finden sie jedoch keine signifikanten Unterschiede.

Insgesamt gibt es bisher keine klaren Ergebnisse, die für oder gegen die Nutzung des subjektiven Gesundheitsstatus bei der Analyse unterschiedlicher kultureller Gruppen sprechen. Dies schließt thematisch direkt an den unter 2.6 behandelten Zusammenhang zwischen Kultur/Ethnie und der gesundheitlichen Lage an. Es kann nicht klar belegt werden, ob es einen direkten, eigenständigen Effekt von Kultur auf den subjektiven Gesundheitsstatus gibt. Um die Vergleichbarkeit des subjektiven Gesundheitsstatus genauer zu evaluieren, sind außerdem eine Vielzahl unterschiedlicher Gesundheitsindikatoren notwendig, die jedoch in den meisten ländervergleichenden Studien nicht erhoben werden (siehe dazu Sadana u.a. 2000). In jedem Fall sollte man mögliche Unterschiede bei der Gegenüberstellung verschiedener kultureller Gruppen berücksichtigen (Jylhä u.a. 1998).

Die unter 2.4.3 und 2.4.5 dargestellten Forschungsresultate lassen vermuten, dass türkische Migranten und Einheimische ihre Gesundheit eher schlechter einschätzen als einheimische Deutsche. Diese Vermutung basiert auf der hohen Zahl somatoformer Störungen unter ausländischen Frauen in Deutschland (Razum, Zeeb, Meesmann u.a. 2008), der größeren Überzeugung türkischer Migranten gegenüber Deutschen, dass Krankheit weitreichende negative Konsequenzen mit sich bringt (Franz u.a. 2007) sowie der Tatsache, dass Türken Krankheit häufig als ein ganzheitliches Phänomen empfinden (Ete 1995). Es gibt auf Basis aller bisher betrachteten Forschungsergebnisse keinen Anlass anzunehmen, dass Türken ihre Gesundheit – bei gleichen objektiven Bedingungen – durchschnittlich besser bewerten als Deutsche. Zu beachten ist auch, dass der subjektive Gesundheitsstatus aktuell unter Berücksichtigung aller relevanten Datensätze und mit dem Anspruch eine hinreichend große Stichprobe zu analysieren, die einzige Möglichkeit darstellt, die gesundheitliche Lage von türkischen Migranten, Einheimischen und Deutschen gleichzeitig zu untersuchen.[117] Da die subjektive Gesundheit von vielen verschiedenen Faktoren beeinflusst wird, erscheint es insbesondere im Hinblick auf die in diesem Abschnitt vorgestellten Forschungsergebnisse wichtig, zur Erklärung der subjektiven Gesund ein komplexes theoretisches Modell zu wählen.

Die Operationalisierung von subjektiver Gesundheit

Regulär wird der subjektive Gesundheitsstatus auf einer fünf-stufigen Skala erhoben. Eine Übersicht über den genauen Wortlaut der Frage in den hier genutzten Datenquellen ist in Tabelle 6 zu finden. Im Rahmen der vorliegenden Arbeit wird die Variable dichotomisiert. Das heißt, die beiden Kategorien *sehr gut* und *gut* werden zusammengefasst und den anderen drei Kategorien gegenübergestellt. Damit steht gute und nicht schlechte Gesundheit im Fokus der Analyse.[118] Mit der Dichotomisierung dieser Variable haben sich bereits Manor u.a. (2000) auseinandergesetzt. Sie haben fünf verschiedene Möglichkeiten, um subjektive Gesundheit in Regressionsmodellen zu analysieren, gegenübergestellt. Ihre Ergebnisse zeigen, dass mit

117 Ein allgemeiner, verschiedene Studien zusammenfassender Artikel behandelt die Messung der Gesundheit ethnischer Minderheiten (Chaturvedi/McKeigue 1994).

118 Alternativ könnten die beiden Kategorien *schlecht* und *sehr schlecht* zusammengefasst werden. Der Unterschied besteht darin, welcher Seite die Mittelkategorie zugeordnet wird. Siehe dazu auch: Mackenbach u.a. (1994).

allen Varianten ähnliche Ergebnisse erzielt werden. Eine Dichotomisierung der Variable und eine Verwendung eines logistischen Regressionsmodells erscheinen also unproblematisch.

Tabelle 6: Die Frage nach dem subjektiven Gesundheitsstatus im GGS, SOEP, ESS und Alterssurvey

Datensatz	*Frage*	*Antwortmöglichkeiten*
GGS	Wie ist Ihr allgemeiner Gesundheitszustand?	sehr gut, gut, mittelmäßig, schlecht, sehr schlecht
SOEP (1992, 1994–2009)	Wie würden Sie Ihren gegenwärtigen Gesundheitszustand beschreiben?	sehr gut, gut, zufriedenstellend, weniger gut, schlecht
ESS	Wie schätzen Sie – alles in allem – Ihren Gesundheitszustand ein? Würden Sie sagen, er ist ...	sehr gut, gut, durchschnittlich, schlecht, oder sehr schlecht?
Alterssurvey	Wie bewerten Sie Ihren derzeitigen Gesundheitszustand?	sehr gut, gut, mittel, schlecht, sehr schlecht

Einschränkungen im Alltag, chronische Erkrankungen und Gesundheitszufriedenheit

Es gibt noch andere Maße, die in Umfragen genutzt werden, um den allgemeinen Gesundheitsstatus des Befragten zu analysieren. Zum einen wird gelegentlich nach Einschränkungen im Alltag gefragt, die sich durch den Gesundheitsstatus ergeben. Die genauen Frageformulierungen in den hier genutzten Datensätzen sind in Tabelle 7 zu finden. Zum anderen wird teilweise nach länger andauernden oder chronischen Erkrankungen gefragt (siehe Tabelle 8). Beide Maße werden in der vorliegenden Arbeit genutzt, um die Ergebnisse zum subjektiven Gesundheitsstatus zu validieren. Dabei wird überprüft, ob sich die Ergebnisse bei Nutzung dieser Gesundheitsindikatoren replizieren lassen und somit robust gegenüber der unterschiedlichen Operationalisierung sind. Dazu werden die Angaben zu Einschränkungen im Alltag und chronischen/andauernden Erkrankungen ebenfalls als dichotome Variablen behandelt.[119]

In einer Studie von Macintyre u.a. (2005) wurde getestet, inwiefern Angaben zu langandauernden Krankheiten über verschiedene sozioökono-

119 Bei den Einschränkungen im Alltag werden im SOEP die Gruppen *ein wenig* und *erheblich/stark* als vorhandene Einschränkung zusammengefasst. Im ESS werden die Gruppen *ja, stark* und *ja, bis zu einem gewissen Grad* zusammengefasst.

mische Gruppen vergleichbar sind. Sie können keinen Effekt des sozioökonomischen Status auf das Antwortverhalten feststellen. Dementsprechend sollte dieser Indikator besonders gut geeignet sein, um die Ergebnisse zum subjektiven Gesundheitsstatus zu überprüfen.

Tabelle 7: Die Fragestellung zur Erfassung von Einschränkungen im Alltag durch den Gesundheitsstatus im GGS, SOEP und ESS

Datensatz	*Frage*	*Antwortmöglichkeiten*
GGS	Sind Sie aufgrund von körperlichen oder geistigen Problemen oder Behinderungen in Ihrer Fähigkeit eingeschränkt, normale Alltagsverrichtungen auszuführen?	ja, nein
SOEP (1984–1987, 1992, 1995–2001)	Von kurzen Erkrankungen einmal abgesehen. Behindert Sie Ihr Gesundheitszustand bei der Erfüllung alltäglicher Aufgaben, z.B. Haushalt, Beruf oder Ausbildung? In welchem Umfang?	überhaupt nicht, ein wenig, erheblich/stark
ESS	Werden Sie bei Ihren täglichen Aktivitäten in irgendeiner Weise von einer längeren Krankheit oder einer Behinderung, einem Gebrechen oder einer seelischen Krankheit beeinträchtigt?	ja, stark, ja, bis zu einem gewissen Grad, nein

Tabelle 8: Die Fragestellung zur Erfassung von chronischen Erkrankungen im GGS und ESS

Datensatz	*Frage*	*Antwortmöglichkeiten*
GGS	Haben Sie eine länger andauernde oder chronische Krankheit?	ja, nein
ESS	Was davon trifft am besten auf Ihre Situation (in den letzten sieben Tagen) zu? …	chronisch krank oder behindert

Etwas seltener wird noch präziser danach gefragt, ob es Einschränkungen bei der Ausführung ganz spezifischer Tätigkeiten gibt, so zum Beispiel im SOEP. Dort werden Angaben zum Treppensteigen und anderen anstrengenden Tätigkeiten seit 2002 alle zwei Jahre erhoben.[120] Ebenfalls seit 2002

120 Es wird gefragt: Wenn Sie Treppen steigen müssen, also mehrere Stockwerke zu Fuß hochgehen: Beeinträchtigt Sie dabei Ihr Gesundheitszustand stark, ein wenig oder gar nicht? Es wird außerdem gefragt: Und wie ist das mit anderen anstrengenden Tätigkeiten im Alltag, wo/wenn man z.B. etwas Schweres heben muss oder Beweglichkeit braucht: Beeinträchtigt Sie dabei Ihr Gesundheitszustand stark, ein wenig oder gar nicht?

wird die psychische Dimension von Gesundheit im SOEP genauer beleuchtet.[121]

Razum, Zeeb und Meesmann u.a. (2008) nutzen außerdem die Gesundheitszufriedenheit, um die Gesundheit einer Person abzubilden. Bei der Verwendung der SOEP-Daten liegt der Vorteil dieses Indikators in der kontinuierlichen Verfügbarkeit, er wird seit 1984 jedes Jahr erhoben.[122] Dabei ist zu berücksichtigen, dass die Zufriedenheit und die subjektive Gesundheit nicht gleichzusetzen sind. So geben zum Beispiel türkische Migranten im SOEP häufiger einen (sehr) guten Gesundheitsstatus an als die einheimischen Deutschen. Sie sind jedoch insgesamt weniger zufrieden mit ihrer Gesundheit (siehe Tabelle A4 im Anhang). Einen interessanten Ansatz, um den Gesundheitsstatus der Befragten zu evaluieren, verfolgen Mackenbach u.a. (1994). Sie kombinieren Angaben zur subjektiven Gesundheit mit Informationen zu verschiedenen chronischen Erkrankungen und unterschiedlichen (somatischen und psychosomatischen) Beschwerden. Sie stellen dabei gute und schlechte Gesundheit gegenüber und finden ähnliche (nur umgekehrte) Zusammenhänge zu den unterschiedlichen Erklärungsfaktoren.

Spezifische Krankheiten und Gesundheitsuntersuchungen

In einigen Datensätzen (z.B. *The Survey of Health, Ageing and Retirement in Europe* – SHARE) werden neben der subjektiven Gesundheit explizit Krankheitsbilder abgefragt. Jürges (2007) nutzt diese Daten bei der Analyse

121 Die Fragen lauten: Bitte denken Sie einmal an die letzten vier Wochen. Wie oft kam es in dieser Zeit vor, – dass Sie sich gehetzt oder unter Zeitdruck fühlten? – dass Sie sich niedergeschlagen und trübsinnig fühlten? – dass Sie sich ruhig und ausgeglichen fühlten? – dass Sie jede Menge Energie verspürten? – dass Sie starke körperliche Schmerzen hatten? – dass Sie wegen gesundheitlicher Probleme körperlicher Art in Ihrer Arbeit oder Ihren alltäglichen Beschäftigungen: weniger geschafft haben als Sie eigentlich wollten? bzw. in der Art Ihrer Tätigkeiten eingeschränkt waren? – dass Sie wegen seelischer oder emotionaler Probleme in Ihrer Arbeit oder Ihren alltäglichen Beschäftigungen: weniger geschafft haben als Sie eigentlich wollten? bzw. Ihre Arbeit oder Tätigkeit weniger sorgfältig als sonst gemacht haben? – dass Sie wegen gesundheitlicher oder seelischer Probleme in Ihren sozialen Kontakten, z.B. mit Freunden, Bekannten oder Verwandten, eingeschränkt waren? [immer, oft, manchmal, fast nie, nie] Da die Informationen nur für die Jahre 2002, 2004, 2006 und 2008 vorliegen, können sie in den multivariaten Analysen nicht genutzt werden. Für den deskriptiven Teil werden sie jedoch ausgewertet.

122 Die Frage lautet: Wie zufrieden sind Sie heute/gegenwärtig mit den folgenden Bereichen Ihres Lebens? – mit Ihrer Gesundheit [0-ganz unzufrieden, 10-ganz zufrieden]

des subjektiven Gesundheitsstatus, um Unterschiede im Beantwortungsverhalten in unterschiedlichen Ländern auszugleichen. Er bewertet dabei alle Unterschiede zwischen den Ländern, die sich nicht anhand objektiverer Variablen (z.B. Greifkraft oder BMI) abbilden lassen, als Unterschiede im Antwortverhalten. Ein Ansatz, der sicherlich diskussionswürdig ist. Allgemein stellt sich auch hier die Frage, wie zum einen der Befragte, zum anderen der auswertende Forscher Gesundheit definiert. Im Rahmen dieser Arbeit soll, auch in Anbetracht der Datenlage, am ganzheitlichen Verständnis von Gesundheit festgehalten werden.

Im besten Fall wird die Gesundheit außerdem anhand medizinischer Untersuchungen erhoben. Dies ist zum Beispiel im *Bundes-Gesundheitssurvey* 1998[123] oder in der *Study of Health in Pomerania* – SHIP[124] geschehen. Es gibt aktuell jedoch keinen Datensatz in Deutschland, der gleichzeitig eine für die Analyse ausreichend hohe Anzahl an (türkischen) Migranten und Angaben zu medizinischen Untersuchungen enthält.

3.3.2 Die Messung des Migrationsstatus

Anders als in vielen Veröffentlichungen aus dem englischsprachigen Raum wird in gesundheitswissenschaftlichen Publikationen in Deutschland selten von ethnischer Zugehörigkeit, Ethnizität oder *race* (Rasse)[125] gesprochen. Vielmehr werden fast ausschließlich Migranten, Personen mit Migrationshintergrund oder Ausländer thematisiert. Diese Unterschiede sind vornehmlich historisch bedingt und bei der Betrachtung von Forschungsergebnissen aus unterschiedlichen Ländern zu berücksichtigen.

Zieht man die Beispiele England und die Vereinigten Staaten von Amerika (USA) zum Vergleich heran, so ist zu beachten, dass Migration in diese Länder schon viel länger und aus anderen Gründen stattfindet (siehe 2.2.1). In den USA basiert ein Großteil der epidemiologischen Forschung auf Unterschieden zwischen weißen Amerikanern und Afro- sowie Hispa-

123 http://www.rki.de/DE/Content/Gesundheitsmonitoring/Studien/Degs/bgs98/bgs98_node.html

124 http://www.medizin.uni-greifswald.de/cm/fv/ship.html

125 Das englische Wort *race* ist nicht ohne Weiteres mit dem deutschen Begriff Rasse gleichzusetzen. Dies zeigt sich auch daran, dass der Begriff in der deutschsprachigen Forschung obsolet ist, während er in den USA häufig noch bei der Beschreibung gesundheitlicher Unterschiede Verwendung findet. So haben z.B. Williams u.a. (1994) einen Aufsatz mit dem Titel *The concept of race and health status in America* veröffentlicht.

noamerikanern. Da diese nicht selbst gewandert sind, sondern zum Teil schon über mehrere Generationen in den USA leben, ist ein Vergleich mit anderen Einwanderergruppen nur bedingt möglich und sinnvoll. Dementsprechend lassen sich aus den Forschungsergebnissen des US-amerikanischen Raums nur eingeschränkt Rückschlüsse auf die Situation von Migranten in Europa und speziell in Deutschland ziehen. Folglich werden in der vorliegenden Arbeit auch nur sporadisch Forschungsergebnisse aus den USA vorgestellt.

Die unterschiedlichen Definitionen der im europäischen Raum gebräuchlichen Begriffe zur Identifikation von ethnischen Minderheiten, Ausländern, Migranten und Personen mit Migrationshintergrund sollen hier erläutert werden. Dabei sind *ethnische Minderheiten*, *Ausländer* und *Migranten* Bezeichnungen, die häufig synonym verwendet werden (Geißler 2011), obwohl sie sich inhaltlich unterscheiden. Während Ausländer und Migranten relativ klar definiert sind, ist der Begriff der Ethnie oder ethnischen Zugehörigkeit ungenau. Dies zeigt sich zum Beispiel in einer Beschreibung von Senior und Bhopal (1994: 327), die die wesentlichen Elemente der ethnischen Zugehörigkeit nennt: »The concept of ethnicity is neither simple nor precise, but it implies one or more of the following: shared origins or social background; shared culture and traditions that are distinctive, maintained between generations, and lead to a sense of identity and group; and a common language or religious tradition.« Die Zugehörigkeit zu einer bestimmten ethnischen Gruppe geschieht also, neben anderen, auf Basis von Sprache, Kultur, Abstammung und Religion. Des Weiteren vollzieht sich eine Abgrenzung zu anderen ethnischen Gruppen. Einer ethnischen Gruppe kann man sich selbst zugehörig fühlen oder die Abgrenzung kann durch andere Menschen/ethnische Gruppen vollzogen werden. Allgemein ist wichtig, dass eine ethnische Zugehörigkeit unabhängig von Staatsangehörigkeit oder Wohnort ist.

Die Bezeichnungen Ausländer und Migrant sind entgegen dem Begriff der Ethnie eher technischer Natur. Als Ausländer gilt eine Person, die nicht die Staatsbürgerschaft des Landes besitzt, in dem sie aktuell und permanent lebt. In der sozialwissenschaftlichen Forschung wurden lange Zeit vornehmlich Ausländer untersucht und nicht Migranten oder ethnische Minderheiten. Dies liegt vor allem in der Datenlage begründet, da lange nur die Staatsangehörigkeit als Kriterium der Zuordnung erfasst wurde. In der amtlichen Statistik findet gegenwärtig ein Wandel vom Ausländer- zum Migrationskonzept statt (Konsortium Bildungsberichterstattung 2006), das heißt, es wird nicht mehr die Staatsangehörigkeit, sondern die Migrationsgeschichte betrachtet. Da bisher sowohl in der amtlichen Statistik als auch in der sozialwissenschaftlichen Forschung die Migrationsgeschichte relativ unterschiedlich und zum Teil in sehr geringem Umfang erfasst wurde, wird es sicherlich eine Weile dauern, bis man die gleichen Angaben zur Migrationsgeschichte in unterschiedlichen Datenquellen findet.

Für die eigenen Analysen im vierten und fünften Kapitel dieser Arbeit sind nur die Begriffe *Migrant* und *Person mit Migrationshintergrund* relevant. Die Begriffe werden synonym verwendet und es wird eine breite Definition zugrunde gelegt. Der Begriff der Migranten beschreibt Personen und deren Kinder, die ihr Geburtsland verlassen haben, um langfristig in einem anderen Land zu leben.[126] Um die spezifische Situation beider Gruppen zu analysieren, wird dabei zwischen Migranten der ersten und der zweiten Generation unterschieden. Als Migranten der ersten Generation werden nur Personen bezeichnet, die selbst gewandert sind. Im vorliegenden Fall sind das alle Personen, die in der Türkei geboren sind und die aktuell in Deutschland leben. Migranten der zweiten Generation sind Kinder von selbst gewanderten Migranten. Für die eigene Analyse wird definiert, dass Personen als Migranten der zweiten Generation eingeordnet werden, wenn sie selbst in Deutschland geboren sind und mindestens ein Elternteil in der Türkei geboren wurde.[127] Sie können nur im GGS und ESS identifiziert werden. Im ESS werden sie, aufgrund zu geringer Fallzahlen, nicht explizit ausgewertet. Des Weiteren würde man bei den Enkeln der selbst gewanderten Migranten von Migranten der dritten Generation sprechen. Diese lassen sich mit den vorliegenden Daten jedoch nicht identifizieren.

Die zweite Generation von Einwanderern ist insbesondere bei der Betrachtung von Integration, Assimilation und Akkulturation interessant, da diese Personen im Einwanderungsland aufgewachsen sind, jedoch zusätzlich, wenn auch in unterschiedlichem Umfang, an das Heimatland ihrer Eltern gebunden sind. Kinder und Enkel von Einwanderern unterscheiden sich somit in verschiedenen Aspekten von der einheimischen Bevölkerung. Die sozialwissenschaftliche Forschung hat die Besonderheit dieser Gruppe erkannt und widmet sich ihr in immer stärker werdendem Ausmaß (siehe

---

126 Was *langfristig* bedeutet, kann erneut zu Problemen bei der Definition führen. Es ist dabei außerdem möglich, dass die Migranten in ganz unterschiedlichen Ländern leben, bevor sie z.B. Deutschland erreichen.

127 In der Literatur besteht kein Konsens über die Zuordnung. Zum Teil werden ebenso Personen, die im Kindesalter eingewandert sind, der zweiten Generation zugeordnet.

z.B. Portes/Rumbaut 2005). 19 Prozent der Personen, die in Deutschland leben, haben einen Migrationshintergrund, das heißt, sie sind entweder selbst oder ihre Eltern sind nach Deutschland eingewandert (Statistisches Bundesamt 2010, siehe Abbildung 2 unter 2.2).[128]

Für die Identifikation von Migranten in Umfragen ist die Erfassung des Geburtslandes unabdingbar. Das Geburtsland ist dabei eine verlässlichere Variable als die Staatsangehörigkeit. Der Migrantenstatus bleibt lebenslang bestehen, es sei denn, der Migrant kehrt in sein Heimatland zurück. Die Staatsangehörigkeit kann jedoch wechseln. Da der Erhalt der Staatsangehörigkeit in verschiedenen Ländern sehr unterschiedlich geregelt ist, ist das Geburtsland als Informationsquelle für den Migrationshintergrund insbesondere dann zu bevorzugen, wenn man nicht-einheimische Personen in verschiedenen Ländern vergleichen möchte (Schneider, Silke 2008). Gegebenenfalls sollte die Information über das Geburtsland (der Eltern) mit anderen Indikatoren des Migrationshintergrunds – wie der eigenen Zuordnung zu einer ethnischen Gruppe – verknüpft werden. Dies ist jedoch von der individuellen Forschungsfrage abhängig (Gresch/Kristen 2011). Im vorliegenden Fall erscheint die Zuordnung über das Geburtsland zum einen ausreichend und ist zum anderen (neben der Staatsangehörigkeit) die einzige Information, die in allen drei Datensätzen verfügbar ist. Allgemein wäre es wünschenswert, dass in sozialwissenschaftlichen Umfragen Angaben zum Geburtsort des Befragten und der Eltern mit erhoben werden (siehe auch Jacobs u.a. 2009), dies ist aber bisher nicht immer der Fall.

Desgleichen muss für die einheimische Bevölkerung eine klare Definition vorgenommen werden. Als einheimische Deutsche werden Befragte definiert, die in Deutschland geboren wurden und von denen beide Elternteile ebenfalls in Deutschland geboren wurden. Diese Einschränkung kann nur vorgenommen werden, insofern die Information für beide Elternteile vorliegt. Andernfalls ist nur die Information des einen Elternteils ausschlaggebend. Mit dieser zweiten Einschränkung soll verhindert werden, dass sich unter den als deutsche Einheimische klassifizierten Befragten auch Migranten der zweiten Generation befinden (was mögliche Verzerrungen innerhalb der Stichprobe begünstigen könnte). Das gleiche Vorgehen wird für die türkische einheimische Bevölkerung gewählt. Türkische Einheimische sind somit jene Personen, die selbst und deren Eltern in der Türkei geboren wurden.

128 Die dritte Generation von Migranten wird in der Veröffentlichung nicht berücksichtigt.

3.3.3 Kontrollvariablen

Dem Modell von Elkeles and Mielck (1997) folgend, können unterschiedliche Dimensionen identifiziert werden, die die Gesundheit aller Befragten gleichermaßen beeinflussen. Dies sind:

- soziodemographische Faktoren,
- der sozioökonomische Status,
- Bewältigungsressourcen (und Gesundheitsbelastungen),
- die gesundheitliche Versorgung und
- das Gesundheitsverhalten.

Darüber hinaus gibt es einige Faktoren, die nur für türkische Migranten eine Rolle spielen bzw. für die es nur für türkische Migranten Variation gibt. Dies wäre zum Beispiel die Aufenthaltsdauer in Deutschland, diese ist nur für türkische Migranten messbar.[129]

Ziel dieses Abschnitts ist es darzulegen, wie diese Dimensionen mit den hier genutzten Daten operationalisiert werden. Die Möglichkeiten der Berücksichtigung unterscheiden sich dabei zwischen den einzelnen Datensätzen. Die gesundheitliche Versorgung kann in keinem der genutzten Datensätze adäquat operationalisiert werden und bleibt daher unberücksichtigt. Eine Übersicht über alle genutzten Indikatoren ist in Tabelle 10 zu finden. Im weiteren Verlauf werden die einzelnen Dimensionen vorgestellt. Warum diese und ihre einzelnen Determinanten berücksichtigt werden müssen, wird unter 2.4 im Detail besprochen. Zur Erklärung des subjektiven Gesundheitsstatus wird ein komplexes Modell gewählt, um alle relevanten Dimensionen gesundheitlicher Ungleichheit zu integrieren.

Die Soziodemographie

Die zentrale unabhängige Variable in den hier durchgeführten Analysen ist der Migrationshintergrund. Er wird auf zwei unterschiedliche Arten berücksichtigt. Zum einen wird eine binäre Variable genutzt, die Einheimische und Migranten unterscheidet. Dabei ist das Geburtsland ausschlaggebend (vgl. 3.3.2). Im GGS wird zusätzlich zwischen erster und zweiter Generation von Migranten unterschieden. Zum anderen wird eine Variable generiert, die den Migrationshintergrund und die Aufenthaltsdauer in

129 Für einheimische Deutsche wäre die Aufenthaltsdauer in Deutschland gleich dem Alter und somit keine eigenständige und sinnvoll interpretierbare Variable.

Deutschland verknüpft. Das heißt, die Gruppe der Migranten der ersten Generation wird in vier Untergruppen aufgeteilt: 0–10, 11–20, 21–30 sowie 31 und mehr Jahre Aufenthalt in Deutschland. Damit werden die Einwanderungskohorten getrennt und getestet, ob die Aufenthaltsdauer den Gesundheitsstatus beeinflusst. Konstant stellen die einheimischen Deutschen und Türken jeweils die Referenzgruppe dar. In Tabelle 9 wird die Operationalisierung des Migrationsstatus zusammengefasst.

Tabelle 9: Die Operationalisierung des Migrationshintergrunds

	Migrationshintergrund	*Migrationshintergrund + Aufenthaltsdauergruppen*
Einheimische	nein	nein
Migranten der ersten Generation	ja →	0–10 11–20 21–30 31 und mehr Jahre
Migranten der zweiten Generation (nur GGS)	ja	ja

Neben dem Migrationshintergrund werden Alter, Geschlecht, Wohnregion und Familienstand als Kontrollvariablen herangezogen. Alter wird als metrische Variable berücksichtigt. Es wird untersucht, ob sich Frauen und Männer hinsichtlich der subjektiven Gesundheit unterscheiden. Ob ein Befragter in den neuen oder alten Bundesländern lebt, kann nur im GGS berücksichtigt werden. Hauptsächlich findet Migration in die neuen Bundesländer erst seit dem Mauerfall statt. Es ist also davon auszugehen, dass sich Migranten in den neuen und alten Bundesländern strukturell unterscheiden. Da im SOEP nur die Stichproben A und B betrachtet werden, die seit 1984 befragt werden, ist die Zahl der Befragten in den neuen Bundesländern dort so gering, dass sich eine separate Betrachtung nicht lohnt. Als letzter soziodemographischer Faktor wird der Familienstand in die Analyse des ESS einbezogen. Dabei wird unterschieden, ob türkische Migranten und türkische Einheimische verheiratet sind oder nicht.

Der sozioökonomische Status

Der sozioökonomische Status wird durch das Bildungs- und Einkommensniveau abgebildet. Der Bildungsgrad scheint dabei ein konsistenter und stärkerer Prädiktor für Gesundheit zu sein als die berufliche Stellung und das Einkommen (Winkleby u.a. 1992), daher kommt diesem Indikator eine besonders wichtige Rolle zu. Im GGS wird das Bildungsniveau in vier Stufen erfasst, im SOEP und ESS werden ISCED Klassifizierungen verwendet. Das Haushaltsnettoeinkommen findet als metrische Variable in die Analyse der SOEP-Daten Eingang. Dabei wird das sogenannte Äquivalenzeinkommen pro Person berechnet, welches die Zahl der Personen im Haushalt berücksichtigt und dabei Erwachsene anders gewichtet als Kinder (modifizierte OECD Skala, siehe Hagenaars u.a. 1994; OECD 2011). Da im ESS die Erfassung des Einkommens über die vier Wellen variiert, wird auf ein subjektives Maß der Einkommenssituation zurückgegriffen. Die Befragten wurden gebeten einzuordnen, wie sie mit ihrem gegenwärtigen Haushaltseinkommen zurechtkommen. Sie konnten angeben, ob sie nur sehr schwer zurechtkommen, schwer zurechtkommen, zurechtkommen oder bequem leben können. Die Variable wird in ihrer ursprünglichen metrischen Form verwendet.

Zusätzlich werden Arbeitslosigkeit und Vertragsart als Teil des sozioökonomischen Status aufgefasst. Die Arbeitslosigkeit ist eine Ausprägung der beruflichen Stellung. Da Arbeitslosigkeit ein Gesundheitsrisiko ist (vgl. 2.1.1), werden arbeitslose Befragte den Personen gegenübergestellt, die beschäftigt oder nicht auf dem Arbeitsmarkt aktiv sind. Die Vertragsart wird hier als Teil der Arbeitsbedingungen untersucht, könnte jedoch auch als Bewältigungsressource betrachtet werden. Da vermutet wird, dass ein unbefristeter Vertrag in einem positiven Zusammenhang mit Gesundheit steht, wird diese Ausprägung in den Vordergrund gestellt. In der Referenzgruppe befinden sich Befragte mit befristetem oder ohne Arbeitsvertrag.

Die unter 2.1.2 dargelegten psychischen Auswirkungen der Arbeitsbedingungen lassen sich mit den hier genutzten Datensätzen nur eingeschränkt abbilden. Des Weiteren besteht in der sozialwissenschaftlichen Forschung kein Konsens darüber, wie diese gemessen bzw. abgefragt werden sollen. Daher werden hier nur die Arbeitslosigkeit und die Arbeitsvertragsart im Detail zur Analyse herangezogen.

Die Bewältigungsressourcen

Elkeles und Mielck (1997) unterscheiden zwischen Bewältigungsressourcen und Gesundheitsbelastungen, jedoch decken beide Dimensionen ähnliche Determinanten ab, sodass sie hier zusammen betrachtet werden.

Tabelle 10: Kontrollvariablen im GGS, SOEP und ESS

	GGS	SOEP	ESS
Soziodemographie	*Migrationshintergrund der ersten Generation* ja, nein *oder* Aufenthaltsdauer 0–10, 11–20, 21–30, 31 und mehr Jahre *Migrationshintergrund der zweiten Generation* R: Deutsche	*Migrationshintergrund der ersten Generation* ja, nein *oder* Aufenthaltsdauer 0–10, 11–20, 21–30, 31 und mehr Jahre R: Deutsche	*Migrationshintergrund der ersten Generation* ja, nein *oder* Aufenthaltsdauer 0–20, 21 und mehr Jahre R: Türken
	Alter in Jahren	*Alter* in Jahren	*Alter* in Jahren
	weiblich R: männlich	*weiblich* R: männlich	*weiblich* R: männlich
	in Westdeutschland lebend R: in Ostdeutschland lebend		
			verheiratet R: alles andere
Sozioökonomischer Status	*Bildungsniveau* niedriges, mittleres, hohes R: kein Schulabschluss	*Bildungsniveau* (ISCED) in der Schule, Haupt-/Realschulabschluss, Fachoberschulabschl./Abitur, +Lehre etc., +Beamtenausbildung/Meister/ Techniker, Fach-/ Hochschulabschluss R: kein Abschluss	*Bildungsniveau* (ISCED) Primarbildung (Grund-schule) und darunter, Sekundarbereich I (Haupt-schule, mittlere Reife), Sekundarbereich II (Ausbil-dung, Fachh.reife, Abitur), Anderes R: post-sekundärer, (nicht-) tertiärer Bereich
		Äquivalenzeinkommen (netto) in 1.000 Euro	*Einkommenssituation* 0-sehr schwierig, 3- komfortabel
	arbeitslos R: beschäftigt/nicht auf dem Arbeitsmarkt	*arbeitslos* R: beschäftigt/nicht auf dem Arbeitsmarkt	*arbeitslos* R: beschäftigt/nicht auf dem Arbeitsmarkt
	unbefristeter Arbeitsvertrag R: befristeter/kein Arbeitsvertrag	*unbefristeter Arbeitsvertrag* R: befristeter/kein Arbeitsvertrag	*unbefristeter Arbeitsvertrag* R: befristeter/kein Arbeitsvertrag
Bewältigungsressourcen	*Zufriedenheit mit Haus/ Wohnung* 0-überhaupt nicht, 10-sehr zufrieden	*Zustand des Hauses/ der Wohnung* 0-abbruchreif, 3-in gutem Zustand	*Religiosität* 0-nicht, 10-sehr religiös
	Teilnahme an religiösen Veranstaltungen 0-nie/selten, 3-häufig	*mindestens monatlich Teilnahme an religiösen Veranstaltungen* R: seltener, nie/kein Wert	

GGS: Generations and Gender Survey, SOEP: Sozio-ökonomisches Panel, ESS: European Social Survey, R: Referenz

Tabelle 10: – fortgesetzt –

	GGS	SOEP	ESS
Bewältigungsressourcen	*soziale Unterstützung* R: keine soziale Unterstützung *Kontrollüberzeugung* 1-keine, 4-hohe Kontrolle *Vertrauen gegenüber Anderen* man kann den meisten Menschen vertrauen, keine Antwort/weiß nicht R: vorsichtig gegenüber Anderen		*soziale Kontakte* 0-nie, 6-jeden Tag
Gesundheitsverhalten		*Raucher* R: nie angegeben ein Raucher zu sein *BMI der auf Adipositas hinweist* (BMI>30) R: BMI immer<30/kein Wert für BMI *mindestens wöchentlich sportliche Betätigung* R: seltener, nie/kein Wert	
Migrationsspezifische Faktoren	*Sprachfähigkeit Deutsch* 1-gar nicht, 5-sehr gut	*Sprachfähigkeit Deutsch* 1-eher schlecht, 4-sehr gut, keine Angabe R: gar nicht	
		Umgangssprache überwiegend deutsch, teils-teils, keine Angabe R: überwiegend Heimatsprache	
	Zeit des permanenten Aufenthalts in Deutschland in Jahren	*Zeit des permanenten Aufenthalts in Deutschland* in Jahren	*Einreisezeitpunkt* im letzten Jahr, 1–5 Jahren, 6–10 Jahren, 11–20 Jahren, vor mehr als 20 Jahren
		Wunsch in Deutschland zu bleiben einige Jahre, immer in Deutschland bleiben R: Rückkehr innerhalb eines Jahres	
		Dauer des geplanten Aufenthalts in Jahren	

GGS: Generations and Gender Survey, SOEP: Sozio-ökonomisches Panel, ESS: European Social Survey, R: Referenz

Zur Analyse werden fünf verschiedene Variablen herangezogen: der Zustand des Hauses, die Teilnahme an religiösen Veranstaltungen, soziale Unterstützung, Kontrollüberzeugung und Vertrauen gegenüber Anderen. Alle Bewältigungsressourcen werden so gemessen, dass hohe Werte hypothetisch positiv mit Gesundheit assoziiert sind. Dies entspricht dem grundlegenden Gedanken, dass gute und nicht schlechte Gesundheit gemessen wird.

Im GGS und SOEP kann die Zufriedenheit mit bzw. der Zustand des Wohnraums berücksichtigt werden. Im GGS wurden die Befragten gebeten, auf einer elf-stufigen Skala anzugeben, wie zufrieden sie mit ihrem Wohnraum sind. Mit dem Zusammenhang zwischen der Zufriedenheit mit den Wohnverhältnissen und objektiveren Maßen des Wohnumfelds haben sich Davis und Fine-Davis (1981) in einer irischen Studie beschäftigt. Sie können zeigen, dass die Zufriedenheit mit der Wohnung eng mit adäquater Heizung, intaktem Bad/Küche und der Größe der Wohnung zusammenhängt. Faktoren wie das Alter, Eigentum der Wohnung oder das Einkommen spielen eine geringere Rolle. Das heißt, es wird davon ausgegangen, dass die Wohnraumzufriedenheit die objektiven Bedingungen im Haushalt abbildet. Auch Pikhart u.a. (2010) nutzen die Zufriedenheit mit der Wohnung als Indikatoren für die Wohnsituation. Im SOEP wurden die Befragten gebeten, den Zustand des Hauses/der Wohnung einzuordnen. Dabei konnte angegeben werden, ob das Haus abbruchreif, ganz oder teilweise renovierungsbedürftig bzw. in gutem Zustand ist.

Als zweite Variable der Bewältigungsressourcen wird die Teilnahme an religiösen Veranstaltungen bzw. die Religiosität der Befragten analysiert. Mit den Daten des GGS wird eine vier-stufige Variable generiert, welche die Teilnahme als nie/selten, kaum (mehrmals im Jahr), regelmäßig (mindestens einmal im Monat) und häufig (mindestens einmal in der Woche) unterscheidet.[130] Für die Daten des SOEP wird nur zwischen regelmäßiger (mindestens einmal im Monat) und seltenerer Teilnahme unterschieden. Misst man die Partizipation an religiösen Veranstaltungen und nicht die tatsächliche Religiosität, muss man beachten, dass muslimische Frauen teilweise hinsichtlich des Besuchs der Moschee eingeschränkt sind.[131] Eine

130 Die ursprüngliche Variable hat neun Ausprägungen und unterscheidet zwischen: täglich, mehrmals in der Woche, einmal in der Woche, mehrmals im Monat, einmal im Monat, mehrmals im Jahr, einmal im Jahr, seltener und nie.

131 Traditionell wurden nur Männer explizit aufgefordert, in der Moschee zu beten. Frauen sollten sich hingegen weniger oft in der Öffentlichkeit zeigen, dies schloss den Besuch

geringere Partizipation ist für sie also nicht gleichbedeutend mit geringerer Religiosität. Dahin gehend ist die im ESS verwendete Frage nach der Religiosität möglicherweise ein besserer Indikator, insbesondere für den direkten Einfluss von Religion auf die Gesundheit.[132]

Die dritte Variable der Bewältigungsressourcen ist die soziale Unterstützung bzw. die Frequenz der sozialen Kontakte. Im GGS wird gefragt, ob es genug Menschen gibt, die den Befragten bei Problemen stützen können. Die Personen, die dies verneinen (trifft nicht zu), werden denen gegenübergestellt, die angeben, dass dies (mehr oder weniger) zutrifft. Im ESS wird der soziale Kontakt mit einer sieben-stufigen Skala erfasst. Es wird erhoben, ob der Befragte Freunde, Verwandte oder Kollegen nie, seltener als einmal im Monat, einmal im Monat, mehrmals im Monat, einmal in der Woche, mehrmals in der Woche oder jeden Tag trifft. Diese Kontaktfrequenz wird als metrische Variable behandelt.

Die letzten beiden Variablen der Bewältigungsressourcen können nur im GGS gemessen werden (siehe Tabelle 10): die Kontrollüberzeugung und das Vertrauen gegenüber anderen Menschen. Die Befragten wurden gebeten anzugeben, wie stark sie die folgenden Lebensbereiche in den nächsten drei Jahren kontrollieren können: finanzielle Situation, Arbeit, Wohnsituation, Gesundheit und Familienleben. Sie konnten angeben, ob sie die Bereiche überhaupt nicht, ein bisschen, ziemlich stark oder sehr stark kontrollieren können. Über die fünf Lebensbereiche wurde der Mittelwert berechnet, sodass sich die Gesamtsituation abbilden lässt. Diesbezüglich spiegelt die Kontrollüberzeugung auch das Kohärenzgefühl des Befragten wider (siehe 2.1.2). Der von Antonovsky (1987) postulierte *sense of coherence* kann mit den verfügbaren Daten nicht auf seine ursprüngliche ausführliche Weise gemessen werden. Antonovsky selbst stellt eine Skala mit 29 *Items* auf. In der Forschung werden auch Lösungen mit drei Items ausprobiert (siehe dazu Lundberg/Nyström Peck 1995; Schumann u.a. 2003). Diese lassen sich ebenfalls nicht mit den vorhandenen Daten abbilden, daher wird das Konzept etwas breiter interpretiert und die Kontrollüberzeugung als Ausdruck des Kohärenzgefühls verstanden.

---

der Moschee ein (Skinner Keller/Radford Ruether 2006). Über die Zeit ist diese Exklusion der Frauen zurückgegangen, aber noch heute gehen muslimische Frauen weniger oft in die Moschee als Männer. Zum Teil liegt dies auch darin begründet, dass die Moscheen für Frauen nicht immer separate Möglichkeiten zum Beten anbieten.

132 Die Teilnahme an religiösen Veranstaltungen misst hingegen eher einen indirekten Effekt. So wird hier argumentiert, dass regelmäßige Teilnahme das Sozialkapital erhöht und sich somit positiv auf die Gesundheit auswirkt (vgl. 2.1.2).

Das Vertrauen gegenüber anderen Menschen ist die letzte berücksichtigte Variable der Bewältigungsressourcen. Die Befragten wurden im GGS gebeten anzugeben, ob man den meisten Menschen vertrauen kann oder ob man im Umgang mit anderen Menschen vorsichtig sein muss. Wie bei den anderen Bewältigungsressourcen wird hier die positive Ausprägung gemessen, sodass Personen, die Anderen nicht vertrauen die Referenzgruppe darstellen. Zusätzlich wird hier die Gruppe der Personen ohne Antwort bzw. ohne genaue Angabe (weiß nicht) separat dargestellt, da diese vergleichsweise groß ist.[133] Es wird nicht erwartet, dass diese Kategorie in signifikantem Zusammenhang mit der Gesundheit steht.

Gesundheitsrelevantes Verhalten

Im SOEP werden verschiedene Variablen zum Gesundheitsverhalten abgefragt, die für die vorliegende Arbeit genutzt werden: der Raucherstatus, der Body Mass Index (BMI)[134] und die sportliche Betätigung. Keine der Variablen wurde dabei über alle 17 Beobachtungszeitpunkte erfasst. Dementsprechend muss mit den verschiedenen Lücken zwischen den Erhebungen umgegangen werden. Hierbei wird für den Raucherstatus und den BMI ein anderes Vorgehen gewählt als für die sportliche Betätigung. Gibt der Befragte zu einem Zeitpunkt an, dass er raucht oder einen BMI über 30 (adipös) aufweist, so wird konstant von einem Risikofaktor ausgegangen.[135] Das heißt, der Person wird über alle Befragungszeitpunkte der Wert 1 für die entsprechende Variable zugeordnet.[136] Diesem Vorgehen liegt die Überlegung zugrunde, dass Rauchen und Übergewicht langfristige Gesundheitsrisiken sind, die auch nach Beendigung des Rauchens bzw. Reduktion des BMIs nachhaltig einen negativen Effekt auf die Gesundheit haben können (siehe z.B. Himes 2011). Der Effekt von sportlicher Betätigung auf die Gesundheit wird hingegen als kurzfristig angesehen, was sich auch daran zeigt, dass zum Beispiel regelmäßiger Ausdauersport relativ schnell in einer verbesserten gesundheitlichen Lage resultiert. Des Weiteren wurde die sportliche Betätigung im SOEP insgesamt zu zwölf Zeit-

133 Bliebe diese Ausprägung unberücksichtigt, würden diese Fälle aus der multivariaten Analyse komplett herausfallen.

134 Der BMI setzt Körpergröße und -gewicht einer Person in Relation: $bmi = \frac{Gewicht\ (kg)}{Größe\ (m)^2}$.

135 Der Raucherstatus wurde im SOEP 1999, 2001, 2002, 2004, 2006 und 2008 erfasst. Gewicht und Körpergröße, die zur Berechnung des BMI herangezogen werden, wurden 2002, 2004, 2006 und 2008 erhoben.

136 Es handelt sich dementsprechend um eine zeitkonstante Variable.

punkten gemessen, was eine genaue Betrachtung der Veränderungen über die Zeit ermöglicht.[137] Zu den Zeitpunkten für die keine Informationen vorliegen, wird für alle Befragten angenommen, dass sie keinen Sport ausüben – dies dürfte den Gesamteffekt der sportlichen Betätigung auf die Gesundheit etwas unterschätzen.

Migrationsspezifische Variablen

Zuletzt werden einige Variablen berücksichtigt, die direkt mit dem Migrationsprozess bzw. dem Migrantenstatus assoziiert sind. Das heißt, diese Variablen nehmen für die einheimischen Deutschen und Türken immer den Wert 0 an.[138] Sie werden daher nur in den gruppenspezifischen Modellen – und nur für die türkischen Migranten – berücksichtigt. Im GGS werden die Deutschsprachkenntnisse anhand einer fünf-stufigen Skala erhoben. Die Befragten können angeben, ob sie *gar nicht*, *eher schlecht*, *es geht*, *gut* oder *sehr gut* deutsch sprechen. Im SOEP werden die Sprachkenntnisse über die gleichen Antwortkategorien abgefragt. Im SOEP werden nur die Sprachkenntnisse von den Personen erfasst, die Deutsch nicht als Muttersprache sprechen. Da die Sprachkenntnisse nicht über alle Zeitpunkte erfasst wurden[139], wird eine Kategorie *ohne Angabe* generiert, sodass diese Fälle trotzdem in der Analyse berücksichtigt werden können. Im SOEP wird außerdem erhoben, welche Sprache der Befragte vornehmlich im Alltag spricht. Dabei wird gefragt, ob die Person überwiegend deutsch, überwiegend die Sprache des Herkunftslandes/der Eltern oder beide Sprachen spricht. Da auch dieser Indikator nicht durchgängig erhoben wurde[140], wird ebenfalls eine Kategorie *ohne Angabe* generiert.

Die Zeit des Aufenthalts in Deutschland ist insbesondere dann von Interesse, wenn man analysieren möchte, wie sich Migranten über die Zeit entwickeln bzw. wie die Gesundheit unterschiedlicher Einwanderungskohorten ist. In allen drei genutzten Datensätzen wird der Zeitpunkt der

137 In den Jahren 1992, 1994–1999, 2001, 2003, 2005, 2007 sowie 2009 wurde die sportliche Betätigung der Befragten erfasst.

138 Dies ist nicht bei allen Variablen automatisch der Fall. So können z.B. einheimische Deutsche ebenfalls in ihren Deutschsprachkenntnissen variieren. Einheimische wurden im GGS jedoch nicht nach ihren Sprachkenntnissen befragt.

139 Die Deutschsprachkenntnisse wurden im SOEP 1995, 1997, 1999, 2001, 2003, 2005 und 2007–2009 erhoben.

140 Diese Information wurde 1996–2001, 2003, 2005 und 2007–2009 erhoben. Hier wurden ebenfalls nur Personen befragt, die deutsch nicht als Muttersprache sprechen.

Einreise erhoben. Im GGS und SOEP wird das Einwanderungsjahr abgefragt, sodass sich die Aufenthaltsdauer durch Subtraktion vom Befragungsjahr generieren lässt. Die Aufenthaltsdauer kann im GGS selbstverständlich nur für die erste Generation türkischer Migranten analysiert werden, da nur diese selbst eingewandert ist. Im ESS wird der Zeitpunkt der Einreise über fünf Antwortkategorien erhoben, Einreise: im letzten Jahr, vor 1–5 Jahren, 6–10 Jahren, 11–20 Jahren oder vor über 20 Jahren.[141]

Für die Panelmodelle des SOEP wird des Weiteren die Bleibe- bzw. Rückkehrabsicht berücksichtigt. Personen ohne deutsche Staatsangehörigkeit (seit der Geburt) werden zuerst gefragt, ob sie für immer in Deutschland bleiben wollen. Verneinen sie dies, wird danach erhoben, wie lange sie in Deutschland bleiben wollen. Dabei können sie höchstens noch ein Jahr oder noch einige Jahre angeben. Geben sie einige Jahre an, werden sie gebeten, die Anzahl der Jahre genauer mitzuteilen.

3.3.4 Vorgehen bei der deskriptiven Analyse

In relativer Kürze soll hier dargelegt werden, wie die deskriptiven Auswertungen (unter 4.1) aufgebaut sind. Um einen ersten Eindruck darüber zu gewinnen, wie die Gesundheit von Deutschen und türkischen Migranten ist, wird zuerst der subjektive Gesundheitsstatus genauer untersucht. Dabei werden zum einen die vier Gruppen – deutsche, türkische Einheimische, türkische Migranten der ersten und der zweiten Generation – separat betrachtet. Zum anderen wird die unterschiedliche Altersstruktur berücksichtigt, indem der Gesundheitsstatus nach Altersstufen getrennt in einer Grafik dargestellt wird. Außerdem werden andere Migrantengruppen (Griechen, Italiener, Polen, Spanier und ehemalige Jugoslawen) zum Vergleich herangezogen. Da die Fallzahlen der anderen Migrantengruppen im verwendeten Alterssurvey und SOEP jedoch gering sind, wird davon abgesehen, diese Gruppen bei der weiteren Analyse zu berücksichtigen.

Neben dem subjektiven Gesundheitsstatus wird bei den deskriptiven Auswertungen untersucht, inwiefern sich die Befragten hinsichtlich chronischer bzw. lang andauernder Krankheiten unterscheiden und ob sie bei der Ausführung alltäglicher Aufgaben eingeschränkt sind (siehe 3.3.1, insbesondere Tabelle 7 und 8). Im GGS, SOEP und ESS stehen dabei unter-

141 Die Frage lautet: Wann sind Sie zum ersten Mal nach Deutschland gekommen, um hier zu leben?

schiedliche Indikatoren zur Verfügung, das heißt, die Angaben sind nicht immer direkt vergleichbar.

Anschließend werden die verschiedenen Einflussfaktoren auf die gesundheitliche Lage genauer beleuchtet. Der Aufbau orientiert sich weiterhin an den unter 2.1 und 2.4 identifizierten Dimensionen gesundheitlicher Ungleichheit für türkische Migranten und deutsche sowie türkische Einheimische. Dabei wird zum einen betrachtet, wie sich die Faktoren über die unterschiedlichen Gruppen verteilen. Ein Beispiel wäre der Anteil von Männern und Frauen unter den jeweiligen Befragten. Damit kann untersucht werden, ob sich die Einheimischen und die türkischen Migranten strukturell voneinander unterscheiden. Zum anderen wird in einem zweiten Schritt dargestellt, welcher Anteil der Befragten in den einzelnen Untergruppen (also nach Variablenausprägungen) einen (sehr) guten Gesundheitszustand angibt. Das heißt, wenn man bei dem genannten Beispiel bleibt, wie viel Prozent der Männer und Frauen angeben, dass ihre Gesundheit gut bzw. sehr gut ist. Bei hoher Ähnlichkeit im Antwortverhalten der Einheimischen und Migranten wären in den Untergruppen keine großen Differenzen zu erwarten. Zeigen sich Unterschiede, könnte dies ein Hinweis auf die unterschiedliche Stärke der Einflussfaktoren in den Gruppen sein. Zu berücksichtigen ist jedoch, dass es sich lediglich um deskriptive Auswertungen handelt, das heißt, wenn sich zum Beispiel Unterschiede im subjektiven Gesundheitsstatus zwischen Männern und Frauen zeigen lassen, können diese auch mit einer unterschiedlichen Altersstruktur oder Varianz im Bildungsniveau zusammenhängen. Bei den deskriptiven Auswertungen bleibt die Interaktion der einzelnen Einflussfaktoren also weitestgehend unberücksichtigt. Die Daten werden nicht gewichtet, das heißt, dass die hier getroffenen Aussagen zu den deskriptiven Ergebnissen nur auf die jeweilige Untersuchungspopulation und nicht auf die Grundgesamtheit bezogen werden.[142]

142 Betrachtet man die Daten des GGS, so ergeben sich nur geringe Unterschiede zwischen den ungewichteten und den gewichteten Daten. So wird die Gruppe der türkischen Migranten der ersten Generation etwas hochgewichtet und die Gruppen der Deutschen und der Migranten der zweiten Generation etwas heruntergewichtet. Vor der Gewichtung stehen 8.615 Deutsche, 2.736 türkische Migranten der ersten und 612 türkische Migranten der zweiten Generation im Datensatz zur Analyse zur Verfügung. Gewichtet man die Daten, beträgt die Datenbasis 8.522 Deutsche, 2.797 Migranten der ersten und 536 türkische Migranten der zweiten Generation. Eine Gewichtung bei den multivariaten Analyseverfahren ist unnötig, da die für die Gewichtung verwendeten Faktoren Bundesland, Alter, Geschlecht und Bildung (Ruckdeschel u.a. 2006: 22) in den Regressions-

3.4 Multivariate Verfahren

Im Rahmen der vorliegenden Arbeit werden, der Datenstruktur entsprechend, drei verschiedene multivariate Verfahren angewendet: ein einfaches logistisches Regressionsmodell, ein logistisches *Random Effects* Panelmodell und *Propensity Score Matching*. Diese sollen im Folgenden kurz vorgestellt werden. Die Verwendung verschiedener statistischer Methoden dient gleichermaßen der Überprüfung der gewonnenen Ergebnisse. Sind die Ergebnisse robust, sollte die Nutzung unterschiedlicher statistischer Modelle und Datenquellen zu vergleichbaren Ergebnissen führen.

3.4.1 Logistische Regression

Wie dargelegt sind die Daten des GGS Querschnittsdaten, die in den Jahren 2005 und 2006 erhoben wurden. Des Weiteren wird eine binäre abhängige Variable untersucht: der subjektive Gesundheitsstatus. Diese beiden Aspekte bilden die Basis für die Wahl logistischer Regressionsmodelle für die Analysen. Im vorliegenden Fall wird die Wahrscheinlichkeit einen (sehr) guten Gesundheitsstatus aufzuweisen modelliert. Die logistische Regression schätzt die Parameter der folgenden Gleichung:

$$ln\left(\frac{\Pr(y=1|x)}{1-\Pr(y=1|x)}\right) = \beta_0 + \beta_1 x_1 + \ldots + \beta_k x_k$$

Die abhängige Variable subjektiver Gesundheitsstatus wird durch y dargestellt. Die unterschiedlichen Erklärungsfaktoren werden durch die $x_1, \ldots, x_k$ repräsentiert. Der Term auf der linken Seite der Gleichung wird als *Logits* bezeichnet. Er drückt das logarithmierte Verhältnis von Wahrscheinlichkeit zu Gegenwahrscheinlichkeit aus. Die sogenannten Logit-Koeffizienten $\beta_0, \beta_1, \ldots, \beta_k$ geben die additive Veränderung des logits an.

Der Antilogarithmus des Logits ergibt die *Odds* (Chancen). Die Odds stellen die Wahrscheinlichkeit einer guten Gesundheit der einer mittelmäßigen/schlechten Gesundheit gegenüber. Das heißt, die Wahrscheinlichkeit

modellen kontrolliert werden. Es wurde jedoch zusätzlich getestet, ob bei Gewichtung der Daten des GGS die Ergebnisse der logistischen Regression variieren. Alle Einflussfaktoren zeigen mit und ohne Gewichtung in die gleiche Richtung und behalten weitestgehend das gleiche Signifikanzniveau. Das heißt, die Gewichtung hat keinen erkennbaren Einfluss auf die gewonnenen Ergebnisse. Zur Gewichtung von Umfragedaten siehe Gabler u.a. (1994) und Kish (1990).

mit der Ausprägung 1 (gute Gesundheit) wird durch die Gegenwahrscheinlichkeit mit der Ausprägung 0 (mittelmäßige/schlechte Gesundheit) geteilt:

$$\frac{Pr(y = 1|x)}{1 - Pr(y = 1|x)}$$

Die Odds können jeden Wert oberhalb von 0 annehmen. Der Antilogarithmus der Logit-Koeffizienten ergibt die sogenannten *Odds Ratios*. Odds Ratios geben die multiplikative Veränderung der Odds an. Diese werden in den multivariaten Modellen dargestellt. Odds Ratios kleiner 1 entsprechen einem negativen Effekt, Odds Ratios größer 1 entsprechen einem positiven Effekt.

Aus den geschätzten Parametern einer logistischen Regression lässt sich die Wahrscheinlichkeit für eine gute Gesundheit $\Pr(y = 1|x)$ durch einfaches Umstellen der Gleichung berechnen:

$$\Pr(y = 1|x) = \frac{\exp(\beta_0 + \beta_1 x_1 + \ldots + \beta_k x_k)}{1 + \exp(\beta_0 + \beta_1 x_1 + \ldots + \beta_k x_k)}$$

Für mehr Informationen zu logistischen Regressionsmodellen siehe Backhaus u.a. (2006: 428 ff.). Es wird ein 5-Prozent-Signifikanzniveau festgelegt. Alle Analysen werden mit SPSS (17.0) durchgeführt.

In der vorliegenden Arbeit werden zwei verschiedene logistische Regressionsmodelle geschätzt. Als Erstes werden Modelle gerechnet, die alle für die Analyse relevanten Fälle beinhalten. Dabei wird eine Variable berücksichtigt, die den Migrationshintergrund der Individuen abbildet (siehe dazu 3.3.2). Es wird nach Migranten der ersten und zweiten Generation unterschieden. Diese allgemeinen Modelle dienen dazu, Unterschiede zwischen den türkischen Migranten und der einheimischen deutschen Bevölkerung zu identifizieren. Dabei werden schrittweise neue Variablen in das Modell aufgenommen. Es werden in Anlehnung an die unter 2.4 beschriebenen Einflussfaktoren erst soziodemographische, dann sozioökonomische Faktoren und anschließend die Bewältigungsressourcen eingefügt (für die genaue Beschreibung der Kontrollvariablen siehe 3.3.3). Zum einen kann damit gezeigt werden, welche Faktoren in Zusammenhang mit dem subjektiven Gesundheitsstatus stehen. Zum anderen kann analysiert werden, ob der Effekt des Migrationshintergrunds auf die Gesundheit variiert, wenn weitere Erklärungsfaktoren hinzugenommen werden. Im letzten Modell werden außerdem Interaktionseffekte berücksichtigt. Dabei soll evaluiert werden, inwiefern der Effekt einzelner Faktoren auf die Gesundheit zwischen Migranten und Einheimischen variiert. So wird zum Beispiel den

Hypothesen entsprechend überprüft, ob Alter für Migranten den gleichen, einen stärkeren oder geringeren Einfluss auf die Gesundheit hat als für Deutsche. Gleichermaßen wird ein Interaktionseffekt für das Geschlecht und das Bildungsniveau getestet.[143]

In einem zweiten Schritt werden separate Modelle für Deutsche, türkische Migranten der ersten Generation und der zweiten Generation gerechnet. Dabei soll geprüft werden, ob der Einfluss der unterschiedlichen Faktoren auf den Gesundheitsstatus für die drei Gruppen variiert. Für die erste und zweite Generation der Migranten wird außerdem eine Variable zu den Deutschsprachkenntnissen eingeführt. Für die erste Generation wird ferner der Effekt der Aufenthaltsdauer genauer untersucht.[144]

3.4.2 Panelmodell

Für die Längsschnittdaten des SOEP werden Panelverfahren angewandt. Da die zentrale unabhängige Variable entweder zeitkonstant oder nur minimal zeitveränderlich ist, werden *Random Effects* Panelmodelle geschätzt.[145] *Fixed Effects* Panelmodelle können nicht geschätzt werden, da diese nur die Variation über die Zeit nutzen und alle zeitkonstanten Variablen in den Modellen nicht berücksichtigt werden. Die abhängige Variable subjektiver Gesundheitsstatus ist auch hier dichotom, somit wird ebenfalls die Wahrscheinlichkeit einer (sehr) guten Gesundheit geschätzt. Ein Random Effects Modell kann folgendermaßen beschrieben werden:

$$ln\left(\frac{\Pr(y=1|x,z)}{1-\Pr(y=1|x,z)}\right) = \beta_0(t) + \beta_1 x_{1t} + \ldots + \beta_k x_{kt} + \gamma_1 z_1 + \ldots + \gamma_j z_j + u$$

Auch hier ergibt sich durch Umstellen der Gleichung:

---

143 Die Interaktionseffekte werden zur einfacheren Interpretation auch grafisch dargestellt. Ein Interaktionseffekt zwischen der Region (neue/alte Bundesländer) und dem Migrationsstatus wurde ebenfalls getestet. Ergebnisse dazu wurden bereits veröffentlicht, siehe Wengler (2011).

144 Teilweise wird dieser Effekt schon über die Aufenthaltsdauergruppen im Gesamtmodell abgebildet (siehe 3.3.2). Im separaten Modell kann die Variable jedoch in ihrer ursprünglichen, kontinuierlichen Form berücksichtigt werden.

145 Bei der einfachen Betrachtung des Migrationshintergrundes (ja/nein) bleibt die Zuordnung zu einer Gruppe über den gesamten Zeitraum gleich. Werden die Aufenthaltsdauergruppen betrachtet (0–10, 11–20, 21–30 sowie 31 und mehr Jahre) so können Individuen über den betrachteten Zeitraum selbstverständlich von einer Gruppe in eine andere wechseln. Es sind jedoch maximal zwei Wechsel möglich.

$$\Pr(y = 1|x,z) = \frac{\exp(\beta_0(t) + \beta_1 x_{1t} + \ldots + \beta_k x_{kt} + \gamma_1 z_1 + \ldots + \gamma_j z_j + u)}{1 + \exp(\beta_0(t) + \beta_1 x_{1t} + \ldots + \beta_k x_{kt} + \gamma_1 z_1 + \ldots + \gamma_j z_j + u)}$$

t ist ein Index der Zeit. Dementsprechend repräsentiert β die Koeffizienten der zeitveränderlichen Variablen x, während γ die Koeffizienten der zeitkonstanten Variablen z darstellt. u ist der personenspezifische Fehlerterm zur Modellierung der unbeobachteten Heterogenität. Anders als in einem einfachen logistischen Regressionsmodell können im Panelmodell die individuellen Variationen über die Zeit für jeden Befragten berücksichtigt werden. Außerdem berücksichtigt das Panelregressionsverfahren die statistische Abhängigkeit der einzelnen Beobachtungen.[146] Im empirischen Teil dieser Arbeit werden in den Panelmodellen die Effekte ebenfalls als Odds Ratios dargestellt (siehe 3.4.1). Es wird gleichermaßen ein 5-Prozent-Signifikanzniveau festgelegt. Für weitere Informationen zu Random Effects Panelmodellen siehe zum Beispiel Andreß u.a. (2013) oder Halaby (2004). Alle Modelle werden mit STATA (11) berechnet.

Genau wie bei den einfachen logistischen Regressionsmodellen werden zwei verschiedene Modellspezifikationen vorgenommen. Zum einen werden Gesamtmodelle berechnet, die alle Individuen beinhalten, zum anderen werden separate Modelle für Deutsche und türkische Migranten (in diesem Fall nur die erste Generation) berechnet. Die Gesamtmodelle dienen dazu zu analysieren, ob sich einheimische Deutsche und türkische Migranten hinsichtlich der Gesundheit signifikant unterscheiden. Auch hier werden Interaktionseffekte zwischen Migrationsstatus und Alter geschätzt und grafisch dargestellt, da geprüft wird, ob der Effekt des Alters für beide Gruppen variiert. Bei der Berechnung separater Modelle für beide Gruppen werden des Weiteren zusätzlich Modelle für türkische Migranten geschätzt in denen die Deutschsprachfähigkeiten, die Umgangssprache zu Hause, die Aufenthaltsdauer und die Bleibeabsicht kontrolliert werden.

3.4.3 Propensity Score Matching

Der Vergleich der türkischen Migranten und Einheimischen im letzten Teil dieser Arbeit wird mit Daten des ESS durchgeführt. Da die türkischen Migranten im ESS nicht überrepräsentativ häufig befragt wurden, steht nur

146 Bei einem einfach logistischen Regressionsmodell wird jede Beobachtung als unabhängige Messung behandelt. Dementsprechend sind die Regressionsschätzer verzerrt.

eine kleine Zahl von Migranten zur Analyse zur Verfügung (n=113). Matchingverfahren eignen sich gut, um eine kleine Gruppe von Befragten (hier die türkischen Migranten) adäquat mit einer anderen größeren Gruppe (die türkischen Einheimischen) zu vergleichen.

Da Matchingverfahren in der sozialwissenschaftlichen Forschung bisher nur spärlich zur Anwendung kommen, werden sie hier etwas genauer vorgestellt. Matching wird in der Ökonomie und in der Epidemiologie häufig verwendet, um die Effekte eines *Treatments* zu evaluieren. Die Anwendungsmöglichkeiten sind dabei vielfältig. Es können zum Beispiel Personen, die ein bestimmtes Medikament bekommen haben mit Personen verglichen werden, die dieses Medikament nicht bekommen haben. Ebenso können die Effekte einer für den Arbeitsmarkt qualifizierenden Schulung evaluiert werden, indem Individuen, die diese Schulung bekommen haben jenen gegenübergestellt werden, die diese Schulung nicht bekommen haben. In der Regel ist die Gruppe der *treated* – der Personen, die ein Medikament/eine Maßnahme erhalten haben – kleiner als die Vergleichsgruppe. Beim Matching wird dabei davon ausgegangen, dass die Wahrscheinlichkeit in der Treatment- oder Kontrollgruppe zu sein gleich ist. Dies muss im vorliegenden Fall vernachlässigt werden, da die Wahrscheinlichkeit ein Migrant zu sein nicht gänzlich unabhängig von den anderen hier betrachteten sowie weiteren unbeobachteten Faktoren ist (siehe auch 2.2.3).

Im Rahmen der hier durchgeführten Analysen werden *Propensity Score* Matchingverfahren verwendet. Dabei werden zuerst logistische Regressionsmodelle gerechnet, welche den Migrationsstatus als abhängige und alle anderen Kontrollvariablen als unabhängige Variablen beinhalten.[147] Auf Basis dieser Schätzung wird jedem Befragten ein Propensity Score zugeordnet. Die Individuen aus beiden Gruppen werden auf Basis dieses propensity scores verknüpft, dies ist das eigentliche Matching. In der vorliegenden Arbeit können die türkischen Migranten als Treatment-Gruppe betrachtet werden. Ihnen werden über den Propensity Score ähnliche Individuen aus der Gruppe der türkischen Einheimischen zugeordnet. Da nur ähnliche Individuen verglichen werden, bleibt ein Teil der Kontrollgruppe

147 Zur Auswahl der Kontrollvariablen schreiben Caliendo und Kopeinig (2008: 39): „By these criteria, there are both reasons for and against including all of the reasonable covariates available. Basically, the points made so far imply that the choice of variables should be based on economic theory and previous empirical findings". In diesem Sinne werden hier ähnliche Kontrollvariablen verwendet wie bei der Auswertung des GGS und SOEP, auch um die Vergleichbarkeit der Ergebnisse zu gewährleisten.

(türkische Einheimische) unberücksichtigt. Im zweiten Schritt werden dann die Mittelwerte des Gesundheitsstatus der beiden Gruppen, der türkischen Einheimischen und der türkischen Migranten, unter Berücksichtigung der Propensity Scores verglichen und auf signifikante Unterschiede getestet.

Dabei können verschiedene Modellspezifikationen vorgenommen werden. Zum einen kann die Zahl der *Matchingpartner* bestimmt werden. So kann zum Beispiel eine Person in der Treatment-Gruppe nur einem Fall oder mehreren Fällen in der Kontrollgruppe gegenübergestellt werden (z.B. *One-to-One* oder *5-Neigbour* Matching). Anstatt die Zahl der Vergleichsfälle in der Kontrollgruppe festzulegen, kann auch der Abstand (*radius*) des Propensity Scores festgelegt werden. Jedem einzelnen Fall in der Gruppe türkischer Migranten (mit spezifischem Propensity Score) werden dann alle türkischen Einheimischen gegenübergestellt, die sich im gewählten Bereich befinden.[148] Das *Caliper* Matching verbindet beide Ansätze, hier wird die Zahl der Vergleichsfälle (neigbours) festgelegt, es werden jedoch nur die Fälle zur Analyse herangezogen, die sich in der *Propensity Range* befinden. Damit wird vermieden, dass besonders weit voneinander entfernt liegende Fälle verglichen werden. Eine weitere Spezifikation betrifft die Verwendung der Fälle aus der Kontrollgruppe, so können Fälle nur einmal oder mehrmals zur Analyse herangezogen werden (*without replacement* oder *with replacement*). Beim *Kernel* und *Local Linear* Matching werden die Fälle in der Kontrollgruppe gewichtet und so ein Großteil der Fälle in die Analyse einbezogen. Da diese beiden Verfahren für die vorliegenden Analysen nicht genutzt werden, sollen sie hier nicht explizit vorgestellt werden (siehe z.B. Gangl/DiPrete 2004). In übersichtlicher und verständlicher Form stellen Caliendo und Kopeinig (2008) verschiedene Modellspezifikationen vor.[149]

Allgemein besteht in der Forschung zu Propensity Score Matching kein Konsens darüber, welche Matchingspezifikationen die verlässlichsten Ergebnisse erzielen. In Anlehnung an Abadie u.a. (2004) wird hier in der Grundschätzung ein nearest neighbour Matching mit Wiederholung (with replacement) und vier Nachbarn durchgeführt. Es werden aber auch weitere Modellspezifikationen getestet, um die Robustheit der Ergebnisse zu überprüfen. Die Analysen werden mit STATA (11) durchgeführt.

---

148 Ein Beispiel: Ein Individuum in der Treatment-Gruppe hat einen Propensity Score von 0,2 und ein Radius von 0,005 wird festgelegt. Aus der Kontrollgruppe werden alle Individuen mit einem Propensity Score zwischen 0,195 und 0,205 berücksichtigt.

149 Zum Propensity Score Matching siehe auch: Abadie/Imbens (2002), Austin (2008), Hill (2008), Imbens (2004), Rosenbaum/ Rubin (1985,1983) sowie Stuart (2008).

4. Ergebnisse: Die gesundheitliche Lage türkischer Migranten im Vergleich zur deutschen Bevölkerung

Auf Basis der vorangegangenen Ausführungen zum Gesundheitsstatus (siehe 2.3) und der Lebenssituation türkischer Migranten in Deutschland (2.4) werden am Ende des zweiten Kapitels dieser Arbeit verschiedene Hypothesen zur gesundheitlichen Lage von Migranten und Einheimischen formuliert, die in diesem vierten und dem folgenden fünften Kapitel anhand von empirischen Daten überprüft werden. Im Zentrum der durchgeführten Analysen steht der Gesundheitsstatus von türkischen Migranten in Deutschland. Wie unter 3.1 ausgeführt, werden die türkischen Migranten zum einen mit der Bevölkerung in Deutschland, zum anderen mit der Bevölkerung in der Türkei verglichen. Wobei der zweite Vergleich, aufgrund der schwierigen Datenlage, einen explorativen Charakter hat (5. Kapitel).

Die vier zentralen Forschungsfragen dieser Arbeit sind:

Sind türkische Migranten gesünder oder weniger gesund als die einheimische Bevölkerung in Deutschland und der Türkei?

Welche Faktoren beeinflussen den Gesundheitsstatus von türkischen Migranten?

Unterscheiden sich diese Faktoren von den Erklärungsfaktoren für die gesundheitliche Lage von türkischen und deutschen Einheimischen?

Beeinflusst die Aufenthaltsdauer in Deutschland den Gesundheitsstatus bzw. sind Aufenthaltsdauer und Gesundheitszustand miteinander assoziiert?

Dem doppelten Vergleich entsprechend werden die Analysen in zwei Kapitel unterteilt. Im ersten Teil werden die türkischen Migranten mit den deutschen Einheimischen verglichen. Einleitend werden unter 4.1 die deskriptiven Ergebnisse zur gesundheitlichen Lage türkischer Migranten und deutscher Einheimischer dargestellt. Daran schließen sich unter 4.2 die multivariaten Auswertungen und somit die detaillierte Überprüfung der formulierten Hypothesen an.

Die zentrale abhängige Variable dieser Arbeit ist der subjektive Gesundheitsstatus. Dieses Maß und seine Vor- und Nachteile werden unter

3.3.1 differenziert erläutert. Hervorzuheben sei an dieser Stelle noch einmal, dass es ein universelles Maß ist, welches für die Befragten gut verständlich ist und in vielen sozialwissenschaftlichen Erhebungen erfasst wird. Da aufgrund der geringen Fallzahlen türkischer Migranten für die vorliegenden Analysen keine gesundheitsspezifischen Erhebungen (wie der Bundes-Gesundheitssurvey) verwendet werden können, wird auf allgemeine sozialwissenschaftliche Erhebungen zurückgegriffen. Die Auswahl der Datensätze wird unter 3.2 dargelegt. Soweit möglich, werden neben dem subjektiven Gesundheitsstatus weitere Angaben zur Gesundheit, wie chronische Erkrankungen oder gesundheitliche Einschränkungen im Alltag, zur Analyse und zur Validierung der Ergebnisse herangezogen.

4.1 Deskriptive Ergebnisse

Die Darstellung der deskriptiven Ergebnisse zu den Unterschieden in der gesundheitlichen Lage zwischen türkischen Migranten und einheimischen Deutschen wird im Folgenden in drei Abschnitte unterteilt. Eingangs wird der subjektive Gesundheitsstatus als solcher Gegenstand der Betrachtung sein (4.1.1 bis 4.1.2), bevor unter 4.1.3 und 4.1.4 die Einflussfaktoren genauer analysiert werden, die in einem positiven oder negativen Zusammenhang mit Gesundheit stehen können. Unter 4.1.5 werden dann auch andere Migrantengruppen für einen Vergleich herangezogen. Neben den Daten des GGS und SOEP wird dabei in diesem Abschnitt auf den Deutschen Alterssurvey zurückgegriffen. Das vornehmliche Ziel der deskriptiven Auswertungen besteht darin zu zeigen, welche Angaben türkische Migranten und deutsche Einheimische zum subjektiven Gesundheitsstatus machen und welche ersten Hinweise es auf Unterschiede in beiden Gruppen gibt. Neben den unter 2.4 formulierten Hypothesen dienen die deskriptiven Auswertungen außerdem zur Identifikation relevanter Einflussfaktoren für die gesundheitliche Lage türkischer Migranten und einheimischer Deutscher. Aufgrund der unterschiedlichen Altersstruktur beider Gruppen wird außerdem die Bewertung der Gesundheit in unterschiedlichen Altersgruppen unter 4.1.2 genauer beleuchtet.

4.1.1 Die subjektive Gesundheit

In Tabelle 11 und 12 werden die ursprünglichen Angaben zum subjektiven Gesundheitsstatus im GGS und SOEP für türkische Migranten und einheimische Deutsche getrennt dargestellt. Im weiteren Verlauf der Arbeit wird die Variable dichotomisiert und somit der Anteil an Personen mit einem (sehr) guten Gesundheitsstatus analysiert (dieser wird ebenfalls in Tabelle 11 und 12 ausgewiesen). Mit den Daten des GGS ist es möglich, die erste und zweite Generation türkischer Migranten getrennt zu untersuchen. Die Daten des SOEP lassen hingegen nur eine Darstellung der ersten Generation türkischer Migranten zu (siehe dazu 3.3.2).

Allgemein werden für das SOEP unter 4.1 kumulierte Querschnittsdaten über die Jahre 1992, 1994 bis 2009 dargestellt. Das heißt, alle Fälle gehen in die Analyse ein. Um sicherzugehen, dass dies keine Verzerrungen der Ergebnisse mit sich bringt, zum Beispiel durch mehrfache Berücksichtigung der gleichen Fälle, werden außerdem Angaben für die Jahre 1992, 2001 und 2009 separat dargestellt. Die entsprechenden Angaben sind entweder im Anhang zu finden oder werden direkt ausgegeben (siehe Tabelle 12). Es wird im Text entsprechend auf sie verwiesen. Da der subjektive Gesundheitsstatus im Fokus der vorliegenden Arbeit steht, sind in diesem Fall die Ergebnisse aus Tabelle 12 für jedes Befragungsjahr im Anhang zu finden (siehe Tabelle A2).[150]

74,7 Prozent der Deutschen, 74,9 Prozent der ersten Generation und 92,2 Prozent der zweiten Generation türkischer Migranten geben im GGS an, dass sie einen sehr guten oder guten Gesundheitszustand haben (siehe Tabelle 11). Die Differenz zwischen den Deutschen und der ersten Generation von Migranten ist also geringfügig. Betrachtet man die Verteilung über die einzelnen Antwortkategorien, zeigt sich, dass türkische Migranten der ersten Generation jedoch etwas häufiger (32,0 Prozent) als Deutsche (25,7 Prozent) einen sehr guten und etwas seltener einen guten gesundheitlichen Zustand angeben (42,9 Prozent, Deutsche 49,0 Prozent). Wie sich im weiteren Verlauf der Arbeit zeigen wird, hängt die besonders gute Gesundheit der zweiten Generation türkischer Migranten mit dem niedrigen durchschnittlichen Alter dieser Gruppe zusammen. Da die Gesundheit mit

---

150 Vorab sei außerdem erwähnt, dass sich die deskriptiven Ergebnisse nur auf die Fälle beziehen, die im weiteren Verlauf der Arbeit auch für die multivariaten Analysen genutzt werden. Es werden also nur Personen betrachtet, für die über alle relevanten Einflussfaktoren verwertbare Informationen vorliegen. Diese Vereinheitlichung der Datenbasis sichert die Vergleichbarkeit der Ergebnisse.

dem Alter stetig abnimmt, ist bei besonders jungen Personen eine häufige Nennung von (sehr) guter Gesundheit zu erwarten.

Tabelle 11: Die subjektive Gesundheit deutscher Einheimischer und türkischer Migranten im GGS

	Deutsche [n=8.615]	*erste Generation türkischer Migranten* [n=2.736]	*zweite Generation türkischer Migranten* [n=612]
sehr gut	25,7%	32,0%	52,6%
gut	49,0%	42,9%	39,5%
mittelmäßig	19,8%	17,9%	5,9%
schlecht	4,4%	5,6%	1,1%
sehr schlecht	1,1%	1,7%	0,8%
(sehr) gut	74,7%	74,9%	92,2%
Mittelwert [5–sehr gut, 1–schlecht]	3,94	3,98	4,42

Quelle: GGS 2005/2006, eigene Berechnungen

In Tabelle 12 werden die Ergebnisse für das SOEP nach den Befragungsjahren (1992, 2001 und 2009) dargestellt. Über die Zeit nimmt der Anteil der jeweiligen Befragten mit (sehr) gutem Gesundheitsstatus dabei ab – was hauptsächlich mit dem zunehmenden Alter zu tun haben dürfte. Während 1992 noch 55,8 Prozent der Deutschen und 59,4 Prozent der türkischen Migranten einen (sehr) guten Gesundheitsstatus angaben, sind es 2009 nur noch 47,0 Prozent bzw. 46,1 Prozent der Befragten. Es zeigt sich, dass die Mittelkategorie *mittelmäßig* bei den türkischen Migranten (hier nur erste Generation) durchweg geringer besetzt ist als bei den Deutschen, dafür geben türkische Migranten häufiger einen guten oder weniger guten Gesundheitszustand an – die Extreme sind also etwas stärker ausgeprägt (siehe auch Anhang Tabelle A2). Bei den türkischen Migranten scheint eine klarere Entscheidung für die Nennung eines guten oder schlechten Gesundheitszustandes zu erfolgen. Dies kann auch vermutet werden, wenn man die kumulierten Querschnittsdaten, also die Angaben aller Befragten zu allen Zeitpunkten, betrachtet. Während der Mittelwert mit 3,39 bei den Deutschen und den türkischen Migranten genau gleich ist, unterscheidet sich der Anteil an Personen mit einem (sehr) guten Gesundheitszustand signifikant (siehe dazu Tabelle 14). Zu beachten ist, dass die Aussagekraft der Mittelwerte bei ordinal skalierten Variablen beschränkt ist. Im weiteren Verlauf der Arbeit wird der subjektive Gesundheitsstatus als dichotome

Variable verwendet, was sich in der bisherigen Forschung als unproblematisch erwiesen hat (Manor u.a. 2000).

Tabelle 12: Die subjektive Gesundheit in den einzelnen Befragungsjahren, getrennt für Deutsche und türkische Migranten im SOEP

	1992		*2001*		*2009*		*kumulierte Querschnittsdaten*	
	D	*T*	*D*	*T*	*D*	*T*	*D*	*T*
n =	6.941	720	5.816	442	4.237	206	98.616	7.604
sehr gut	16,0%	16,5%	9,5%	9,0%	8,2%	2,9%	9,8%	10,3%
gut	39,8%	42,9%	40,6%	45,5%	38,8%	43,2%	40,5%	43,8%
mittelmäßig	29,1%	22,2%	34,0%	28,5%	35,2%	27,7%	32,6%	25,5%
schlecht	11,1%	14,0%	12,6%	11,8%	13,8%	20,9%	13,3%	15,7%
sehr schlecht	4,0%	4,3%	3,3%	5,2%	4,0%	5,3%	3,8%	4,7%
(sehr) gut	55,8%	59,4%	50,1%	54,5%	47,0%	46,1%	50,3%	54,1%
Mittelwert [5-sehr gut, 1-schlecht]	3,53	3,53	3,40	3,41	3,33	3,17	3,39	3,39

D: Deutsche, T: türkische Migranten

Quelle: SOEP 1992, 1994–2009, eigene Berechnungen

Hinsichtlich der Gesundheit von türkischen Migranten und deutschen Einheimischen können auf Basis von Tabelle 11 und 12 noch keine Erkenntnisse gewonnen werden. Bei dieser oberflächlichen Betrachtung scheinen die Differenzen zwischen den Einheimischen und der ersten Generation türkischer Migranten eher gering. Genauer kann dies jedoch erst unter Berücksichtigung der unterschiedlichen Altersstruktur und anderer Einflussfaktoren bewertet werden.

Im Vergleich zum GGS geben im SOEP weniger Befragte einen guten oder sehr guten Gesundheitsstatus an, was vornehmlich mit der Selektion bzw. der Alterung der teilnehmenden Personen bis zum Zeitpunkt der Befragung zusammenhängt (siehe dazu 3.2.2).[151] Daher sollte im weiteren Verlauf der Arbeit beachtet werden, dass das durchschnittliche Gesund-

151 Im SOEP werden Personen befragt, die in einem Haushalt leben, der 1984 ins Sample aufgenommen wurde. Bis zum Zeitpunkt der Befragung sind diese Personen entsprechend gealtert und geben daher einen durchschnittlich schlechteren Gesundheitszustand an. Ein Teil der Befragten ist auch verstorben oder aus anderen Gründen nicht mehr befragbar (z.B. Krankenhausaufenthalt oder Wegzug). Neu hinzugekommen sind nur Personen, die in den Haushalt eingezogen oder als Kinder hineingeboren wurden.

heitsniveau in beiden Datensätzen nicht direkt verglichen werden kann. Neben der subjektiven Gesundheit werden im GGS und SOEP auch andere Gesundheits- und Zufriedenheitsmaße erhoben. Diese werden in Tabelle 13 und 14 dargestellt. Im weiteren Verlauf der Arbeit werden diese Angaben außerdem herangezogen, um die Ergebnisse zum subjektiven Gesundheitsstatus zu überprüfen.

21,6 Prozent der Deutschen sowie 16,5 Prozent der ersten und 7,8 Prozent der zweiten Generation türkischer Migranten geben im GGS an, dass sie an einer länger andauernden bzw. chronischen Erkrankung leiden (siehe Tabelle 13). Hier sind die Unterschiede zwischen Deutschen und türkischen Migranten hoch signifikant. Die zweite Generation unterscheidet sich außerdem hinsichtlich der Einschränkungen bei Alltagsverrichtungen signifikant von den deutschen Befragten. Zu beachten ist dabei, dass Einschränkungen im Alltag sowie Hilfsbedürftigkeit nur vergleichsweise selten von den Befragten angegeben werden, was auch ein Grund dafür ist, dass sich diese Gesundheitsmaße zur weiteren detaillierteren Analyse nicht gut eignen. Länger andauernde/chronische Erkrankungen werden vergleichsweise häufig genannt und lassen sich damit besser zur Validierung der Ergebnisse des subjektiven Gesundheitsstatus heranziehen. Da an dieser Stelle keine Altersstandardisierung vorgenommen wurde, muss anhand der multivariaten Ergebnisse überprüft werden, inwiefern Unterschiede zwischen Einheimischen und Migranten bei der Nennung von andauernden oder chronischen Erkrankungen bestehen bleiben, wenn die unterschiedliche Altersstruktur und andere Einflussfaktoren berücksichtigt werden.

Personen, die eine der drei in Tabelle 13 genannten gesundheitlichen Einschränkungen nennen, geben mehrheitlich auch einen mittelmäßigen oder schlechten Gesundheitsstatus an. Man kann also vermuten, dass der subjektive Gesundheitsstatus von andauernden/chronischen Krankheiten, Einschränkungen und Hilfsbedürftigkeit beeinflusst wird.[152] Diesbezüglich werden in Tabelle A3 im Anhang die Angaben zu einem (sehr) guten subjektiven Gesundheitsstatus den weiteren Gesundheitsmaßen gegenübergestellt. Es zeigt sich, dass die Angaben weitestgehend, aber nicht ausnahmslos in die gleiche Richtung weisen. Interessant sind dahin gehend auch die Korrelationen der weiteren Gesundheitsindikatoren mit dem subjektiven Gesundheitsstatus, so korrelieren andauernde/chronische Krankheiten mit 0,538, während Einschränkungen im Alltag und Hilfsbedürftigkeit nur mit

152 Diese komplexen Zusammenhänge der einzelnen Teilbereiche von Gesundheit entsprechen auch der holistischen Gesundheitsdefinition der WHO (siehe zweites Kapitel).

0,373 bzw. 0,124 mit dem subjektiven Gesundheitsstatus korrelieren (siehe Anhang Tabelle A3, Gesamtkorrelation). Das heißt, die Nennung von andauernden/chronischen Krankheiten scheint eng mit dem subjektiven Gesundheitsstatus assoziiert zu sein und wird daher auch im weiteren Verlauf dieser Arbeit zur Validierung der Ergebnisse des subjektiven Gesundheitsstatus herangezogen.

Tabelle 13: Die subjektive Gesundheit und weitere Gesundheitsmaße im GGS

	Deutsche [n=8.615]	*erste Generation türkischer Migranten* [n=2.736]		*zweite Generation türkischer Migranten* [n=612]	
(sehr) gute Gesundheit	74,7%	74,9%		92,2%	***
länger andauernde/chronische Krankheit	21,6%	16,5%	***	7,8%	***
eingeschränkt bei Alltagsverrichtungen	6,3%	6,3%		3,3%	***
Hilfe bei täglichen Verrichtungen benötigt[153]	0,7%	0,8%		0,7%	

*Mittelwertvergleich, Signifikanzniveau: * p<0,05 ** p<0,01 *** p<0,001 zweiseitiger T-Test (jeweils im Vergleich zu den Deutschen)*
Quelle: GGS 2005/2006, eigene Berechnungen

Auch für die Daten des SOEP werden überblicksartig in Tabelle 14 neben den Angaben zum subjektiven Gesundheitsstatus andere Gesundheitsvariablen analysiert. Hierbei werden die kumulierten Querschnittsdaten dargestellt. Die separaten Angaben für die Jahre 1992, 2001 und 2009 sind im Anhang in Tabelle A4 zu finden.

Anders als im GGS (Tabelle 13) zeigt sich mit den Daten des SOEP in Tabelle 14, dass türkische Migranten (im SOEP immer nur die erste Generation) signifikant häufiger einen (sehr) guten Gesundheitsstatus angeben. Gleichzeitig geben sie signifikant seltener eine Behinderung durch die gesundheitliche Lage im Alltag an als deutsche Befragte. Die türkischen Migranten der ersten Generation haben jedoch in den Jahren 2002, 2004, 2006 und 2008 sehr viel häufiger (42,7 Prozent) körperliche Schmerzen in den letzten vier Wochen vor der Befragung genannt als die Deutschen

153 Für die genauen Frageformulierungen siehe Tabelle 7 und 8 unter 3.3.1. Die Hilfsbedürftigkeit bei der Ausführung täglicher Aufgaben wurde mit folgender Frage erhoben: Brauchen Sie regelmäßige Hilfe bei täglichen Verrichtungen, wie z.B. essen, aufstehen, anziehen, baden oder zur Toilette gehen? [ja, nein]

(34,2 Prozent).[154] Einschränkungen durch gesundheitliche Probleme in den letzten vier Wochen geben türkische Migranten und Deutsche hingegen ungefähr gleich oft an. Dadurch, dass die unterschiedlichen Variablen in verschiedenen Jahren erhoben wurden, lassen sich diese Ergebnisse jedoch nur eingeschränkt vergleichen.

Seit 2002 wird im SOEP alle zwei Jahre der Gesundheitsstatus der Befragten detailliert erfasst. Neben den körperlichen Schmerzen und den gesundheitlichen Einschränkungen in den letzten vier Wochen vor der Befragung wird dabei ein Index zur psychischen und physischen Gesundheit generiert, der sich jeweils aus verschiedenen Variablen zusammensetzt (DIW 2011). Es lässt sich in Tabelle 14 zeigen, dass sich türkische Migranten und einheimische Deutsche hinsichtlich des mentalen Gesundheitszustandes nicht signifikant unterscheiden, Deutsche aber einen signifikant besseren physischen Gesundheitsstatus aufweisen. Die Fallzahlen sind aber insgesamt relativ gering, daher wird im Weiteren davon abgesehen, diese Variablen zur Auswertung heranzuziehen.[155] Es sei aber erwähnt, dass die subjektive Gesundheit und die physische Gesundheit (Summenscore) mit über 0,4 für beide Gruppen relativ hoch miteinander korreliert sind (Ergebnisse nicht dargestellt). Im Anhang (Tabelle A4) ist außerdem zu sehen, dass sich die Differenz in den Summenscores der beiden Gesundheitsdimensionen über die Zeit verändert. Während im Jahr 2002 türkische Migranten eine etwas bessere mentale und physische Gesundheit aufweisen (nur mentaler Wert leicht signifikant verschieden), zeigt sich im Jahr 2008 eine etwas bessere Gesundheit für beide Dimensionen bei den Deutschen. Insgesamt sind die Unterschiede zwischen den Gruppen jedoch gering.

Da Lebenszufriedenheit und Gesundheit eng zusammenhängen und die Gesundheitszufriedenheit in anderen Untersuchungen auch als Proxy für

---

154 Eingangs wurde beschrieben, dass davon auszugehen ist, dass es sich bei den Personen im SOEP bis zur ersten relevanten Befragung im Jahr 1992 bereits um eine selektive Gruppe handelt. Da körperliche Schmerzen in den letzten vier Wochen erst seit 2002 im SOEP erhoben werden, ist dieser Selektionseffekt hier vielleicht zusätzlich erhöht. Auch wenn es keinen Hinweis auf einen Zusammenhang zwischen dem Gesundheitsstatus und dem Ausscheiden aus der SOEP-Stichprobe gibt, könnte die besonders häufige Nennung von Schmerzen unter den Migranten ein Resultat unterschiedlicher Selektionsprozesse sein. Des Weiteren könnte dies ein Hinweis auf eine stärkere Verschlechterung des Gesundheitszustandes türkischer Migranten gegenüber den einheimischen Deutschen über die Zeit sein.

155 In Tabelle 14 werden kumulierte Querschnittsdaten dargestellt. Die Informationen zu 20.559 deutschen Einheimischen und 1.403 türkischen Migranten basieren auf 6.742 befragten Deutschen und 412 befragten türkischen Migranten.

die gesundheitliche Lage verwendet wurde (Razum, Zeeb, Meesmann u.a. 2008), werden auch diese beiden Aspekte in Tabelle 14 dargestellt.[156]

Tabelle 14: Die subjektive Gesundheit, weitere Gesundheitsmaße und Zufriedenheit im SOEP

	Deutsche	*erste Generation türkischer Migranten*	
(sehr) gute Gesundheit (1992, 1994–2009)	50,3% [n=98.616]	54,1% [n=7.604]	***
Behinderung durch den Gesundheitszustand (1984–1987, 1992, 1995–2001)	34,2% [n=74.315]	31,7% [n=6.861]	**
körperliche Schmerzen in den letzten 4 Wochen (immer, oft, manchmal) (2002, 2004, 2006, 2008)	34,2% [n=21.409]	42,7% [n=1.496]	***
wegen gesundheitlicher Probleme in den letzten vier Wochen eingeschränkt (immer, oft, manchmal) (2002, 2004, 2006, 2008)	32,5% [n=21.409]	33,3% [n=1.496]	
summary scale mental health [0–100] (2002, 2004, 2006, 2008)	49,1 [n=20.559]	49,0 [n=1.403]	
summary scale physical health [0–100] (2002, 2004, 2006, 2008)	49,7 [n=20.559]	48,8 [n=1.403]	***
Lebenszufriedenheit [0-niedrig, 10-hoch] (1992, 1994–2009)	7,0 [n=96.976]	6,6 [n=7.028]	***
Zufriedenheit mit Gesundheit [0-niedrig, 10-hoch][157]	6,6 [n=97.006]	6,5 [n=7.026]	***

*Mittelwertvergleich, Signifikanzniveau: * $p<0,05$ ** $p<0,01$ *** $p<0,001$ zweiseitiger T-Test (jeweils im Vergleich zu den Deutschen)*
Quelle: SOEP, kumulierte Querschnittsdaten, eigene Berechnungen

Hier zeigt sich, dass sowohl die Lebens- als auch die Gesundheitszufriedenheit bei den türkischen Migranten signifikant geringer ist als bei den

156 Für den GGS liegen entsprechende Angaben nicht vor.

157 Die genaue Frageformulierung zu gesundheitlichen Behinderungen im Alltag ist unter 3.3.1 (Tabelle 7) zu finden. Körperliche Schmerzen wurden folgendermaßen erhoben: Bitte denken Sie einmal an die letzten vier Wochen. Wie oft kam es in dieser Zeit vor, dass Sie starke körperliche Schmerzen hatten? [1-immer, 2-oft, 3-manchmal, 4-fast nie, 5-nie]. Zu gesundheitlichen Einschränkungen in den letzten vier Wochen wurde gefragt: Bitte denken Sie einmal an die letzten vier Wochen. Wie oft kam es in dieser Zeit vor, dass Sie wegen gesundheitlicher Probleme körperlicher Art in Ihrer Arbeit oder Ihren alltäglichen Beschäftigungen in der Art Ihrer Tätigkeiten eingeschränkt waren? Die Fragen zur Lebens- und Gesundheitszufriedenheit lauten: Wie zufrieden sind Sie gegenwärtig, alles in allem, mit Ihrem Leben? Wie zufrieden sind Sie mit Ihrer Gesundheit?

deutschen Befragten. Die Unterschiede sind bei der Gesundheitszufriedenheit jedoch geringer als bei der Lebenszufriedenheit. Interessant ist, dass bei häufigerer Nennung eines (sehr) guten Gesundheitsstatus in der Gruppe der Migranten ihre Zufriedenheit mit der Gesundheit jedoch im gleichen Zeitraum geringer ist – dies zeigt sich auch bei separater Betrachtung der Jahre 1992, 2001 und 2009 (siehe Anhang Tabelle A4).[158]

Abschließend kann für den GGS und das SOEP gleichermaßen festgestellt werden, dass die gesundheitlichen Unterschiede zwischen den türkischen Migranten der ersten Generation und den einheimischen Deutschen gering ausfallen. Die Ergebnisse sind außerdem nicht einheitlich. Während die subjektive Gesundheit von den türkischen Migranten gleich gut (GGS) oder besser (SOEP) eingeschätzt wird, werden länger andauernde/chronische Erkrankungen (GGS) oder gesundheitliche Behinderungen (SOEP) von Migranten weniger häufig und körperliche Schmerzen (SOEP) häufiger genannt. Für die Beantwortung der Forschungsfragen lassen sich daher an dieser Stelle noch keine relevanten Ergebnisse ableiten.

Exkurs: Die gesundheitliche Lage der befragten Personen kurz vor dem Austritt aus dem SOEP

Ein Vorteil der Längsschnitterhebung des SOEP ist, dass wir die gesundheitliche Lage der Befragten im Zeitverlauf untersuchen können. Da es außerdem möglich ist, dass zum Beispiel ein besonders schlechter Gesundheitsstatus dazu führt, aus dem Panel auszuscheiden, soll hier analysiert werden, wie die gesundheitliche Lage im Jahr vor dem Ausscheiden ist.[159] Um diesen Aspekt genauer zu beleuchten, werden unterschiedliche Anteile an Personen mit (sehr) guter Gesundheit in Tabelle 15 gegenübergestellt. Im ersten Schritt wurde der für jedes Individuum spezifische Mittelwert über alle gemessenen Zeiträume gebildet und der Anteil an Angaben einer guten Gesundheit über alle dargestellt.[160] Dabei zeigen sich für die türki-

158 Insgesamt korrelieren die Lebens- sowie die Gesundheitszufriedenheit mit über 0,3 bzw. 0,6 relativ hoch mit dem subjektiven Gesundheitsstatus (Ergebnisse nicht dargestellt).

159 Zu beachten ist dabei, dass Personen auch schon vor dem hier betrachteten Zeitraum (1992, 1994–2009) aus dem SOEP ausgeschieden sein können. Zu diesen Personen und ihrer gesundheitlichen Lage lassen sich keine Angaben machen, da der subjektive Gesundheitsstatus vor 1992 nicht erhoben wurde.

160 Auch wenn die ursprüngliche Variable 0/1 kodiert ist und somit kein tatsächlicher und greifbarer Mittelwert zwischen 0 und 1 erreicht werden kann, liefert diese Berechnung

schen Migranten ähnliche Ergebnisse wie bei der Darstellung der kumulierten Querschnittsdaten (vgl. Tabelle 14). 54,2 Prozent aller türkischen Migranten geben an, dass sie einen (sehr) guten Gesundheitsstatus haben. Der Wert der Deutschen hat sich mit 53,0 Prozent etwas erhöht (vorher 50,3 Prozent, vgl. Tabelle 14).[161]

Tabelle 15: Anteil an Befragten mit (sehr) guter Gesundheit im Mittel und zum letzten gemessenen Zeitpunkt, getrennt für Deutsche und türkische Migranten

	Deutsche	*erste Generation türkischer Migranten*
Anteil einer (sehr) guten Gesundheit (Basis: Mittelwert über alle gemessenen Zeitpunkte des jeweiligen Befragten)	53,0% [n=10.406]	54,2% [n=871]
Anteil der Befragten mit (sehr) guter Gesundheit (jeweils nur zum letzten gemessenen Zeitpunkt)	47,1% [n=10.406]	46,3% [n=871]
Anteil der Befragten mit (sehr) guter Gesundheit (jeweils nur zum letzten gemessenen Zeitpunkt und nicht für das Jahr 2009)	47,2% [n=6.169]	46,3% [n=665]
Anteil der Befragten mit (sehr) guter Gesundheit (nur für das Jahr 2009)	46,9% [n=4.237]	46,1% [n=206]

Mittelwertvergleich, keine signifikanten Unterschiede zwischen türkischen Migranten und Deutschen
Quelle: SOEP eigene Berechnungen

Des Weiteren wird in Tabelle 15 der Anteil der Befragten mit (sehr) guter Gesundheit zum letzten gemessenen Zeitpunkt dargestellt, zuerst allgemein, dann nur für alle Zeitpunkte bis 2008 – da Personen die 2009 befragt wurden, gegebenenfalls auch 2010 befragt wurden und das Jahr 2009 somit nicht der letzte Erhebungszeitpunkt ist, der hier im Fokus des Interesses steht.[162] Zum Vergleich wird dann die Gruppe der Personen mit letztem

relevante Informationen. Außerdem ist zu beachten, dass erstens jedes befragte Individuum nur mit einem Wert in die Analyse eingeht (anders als bei der Darstellung der kumulierten Querschnittsdaten) und zweitens jede befragte Person berücksichtigt wird (anders als bei der Betrachtung von einzelnen Jahren).

161 Möglicherweise lässt sich daraus schlussfolgern, dass Personen, die besonders häufig (also zu vielen Zeitpunkten) einen mittelmäßigen, weniger guten oder schlechten Gesundheitsstatus angeben, bei der Betrachtung der kumulierten Querschnittsdaten in der Gruppe der Deutschen überrepräsentativ häufig vorkommen.

162 Ggf. kann selbstverständlich auch eine Person, die 2008 zuletzt befragt wurde, 2010 (oder später) wiederbefragt werden. Auch dann wäre jedoch die Information für das Jahr

Befragungszeitpunkt im Jahr 2009 separat dargestellt. Den Ergebnissen folgend kann hier geschlussfolgert werden, dass der Anteil der Personen mit (sehr) guter Gesundheit allgemein im Jahr vor dem Ausscheiden aus dem SOEP geringer ist als bei der Auswertung der kumulierten Querschnittsdaten (vgl. Tabelle 14). Dies scheint jedoch unabhängig vom Ausscheiden aus dem SOEP zu sein und entspricht dem allgemeinen Trend der Entwicklung der gesundheitlichen Lage der beiden Gruppen über die Zeit und das Alter (vgl. insbesondere Tabelle 12 bzw. A2 im Anhang). Unabhängig davon, ob man für jede Person den letzten Befragungszeitpunkt wählt oder nur für Personen, die bis 2008 zuletzt befragt und somit schon aus dem SOEP ausgeschieden sind, zeigt sich, dass ungefähr 47 Prozent der Deutschen und 46 Prozent der türkischen Migranten einen (sehr) guten Gesundheitsstatus angeben. Diese Werte entsprechen den Ergebnissen bei reiner Querschnittsbetrachtung des Jahres 2009 (siehe Tabelle 12).

Es lässt sich folglich auf Basis dieser Ergebnisse kein Hinweis für einen Einfluss des (guten oder schlechten) Gesundheitsstatus auf das Ausscheiden aus dem SOEP feststellen. Ein wichtiges Resultat ist, dass sich türkische Migranten und Deutsche hinsichtlich ihres Gesundheitsstatus kurz vor dem Austreten aus dem Panel nicht signifikant unterscheiden. Das heißt, es kann davon ausgegangen werden, dass das Ausscheiden aus dem SOEP für türkische Migranten und Deutsche gleichermaßen mit bzw. nicht mit der gesundheitlichen Lage zusammenhängt. Dies ist insbesondere vor dem Hintergrund einer über die Zeit stärkeren Reduktion des Migrantensamples gegenüber dem Sample der Deutschen relevant (siehe 3.2.2, Abbildung 7 und 8).[163]

4.1.2 Der subjektive Gesundheitsstatus in unterschiedlichen Altersgruppen

Da sich der Gesundheitsstatus, wie beschrieben, mit zunehmendem Alter verschlechtert, sollte diese Entwicklung über den Lebenslauf bei der Beur-

---

2008 relevant, da das Ausscheiden bzw. Ausbleiben der Antworten für das Jahr 2009 mit einem schlechten Gesundheitsstatus zusammenhängen könnte.

163 An dieser Stelle sei noch einmal darauf verwiesen, dass die Entwicklung der Fallzahlen nicht allein durch das Ausscheiden der Befragten aus dem Panel bestimmt wird, sondern, dass auch Fälle neu hinzukommen, z.B. wenn Personen in einen bestehenden SOEP-Haushalt einziehen oder hineingeboren werden. Das heißt, dass z.B. die 4.237 Deutschen, die im Jahr 2009 befragt wurden, nicht direkt zu den 6.941 im Jahr 1992 interviewten Deutschen in Relation gesetzt werden können.

teilung der geringen Unterschiede zwischen den Deutschen und der ersten Generation türkischer Migranten beachtet werden. Die Deutschen sind im Durchschnitt 4 bis 6 Jahre älter als die Migranten (siehe Tabelle 16 und 17), weisen jedoch durchschnittlich einen ähnlichen Gesundheitszustand auf (vgl. Tabelle 11 und 12). Geht man von einer Verschlechterung des Gesundheitsstatus mit dem Alter aus, kann angenommen werden, dass türkischen Migranten im gleichen Alter etwas ungesünder sind als Deutsche. Um dies genauer zu beleuchten, wird der subjektive Gesundheitszustand in Abbildung 9 und 10 separat für Deutsche und türkische Migranten und nach fünf-Jahres-Altersgruppen dargestellt. Dabei wird in jeder Altersgruppe auf signifikante Unterschiede zwischen türkischen Migranten und einheimischen Deutschen getestet. Altersgruppen mit weniger als fünf Fällen werden nicht dargestellt.

Während sich für die Daten des GGS (Abbildung 9) in den jüngeren Altersgruppen keine signifikanten Unterschiede finden lassen, zeigt sich im SOEP (Abbildung 10), dass die türkischen Migranten bis Alter 35 signifikant gesünder sind als die Deutschen. In beiden Datensätzen lässt sich darüber hinaus erkennen, dass türkische Migranten in den höheren Altersstufen signifikant ungesünder sind als die einheimische deutsche Bevölkerung (im GGS oberhalb von 46 Jahren, im SOEP oberhalb von 41 Jahren). Die Tendenz ist also in beiden Datensätzen gleich: die Gesundheit sinkt für die erste Generation türkischer Migranten mit dem Alter stärker ab als für die Deutschen. Da jeweils nur Querschnittsdaten betrachtet werden – auch im SOEP werden die Daten als kumulierte Querschnittsdaten behandelt – ist dies jedoch lediglich eine Vermutung, die an dieser Stelle nicht weiter überprüft werden kann. Möglich wäre ebenfalls, dass ein Kohorteneffekt auftritt. Das heißt, dass sich die aktuell in Deutschland lebenden älteren Migranten strukturell und in Bezug auf die Gesundheit von den jüngeren Migranten unterscheiden.[164] Der Effekt des Alters muss daher unter Berücksichtigung weiterer Einflussfaktoren anhand der multivariaten Analysen genauer untersucht werden.

Über die zweite Generation türkischer Migranten lässt sich anhand von Abbildung 9 wenig zum Gesundheitstatus in den einzelnen Altersstufen

164 Diesbezüglich wäre dann anzunehmen, dass die Migranten in den höheren Altersstufen auch als jüngere Migranten signifikant ungesünder gewesen sind als die einheimische deutsche Bevölkerung. Betrachtet man den hohen Grad der gesundheitlichen Selektion bei den als Gastarbeiter eingewanderten türkischen Migranten in der 1960 und 1970er Jahren erscheint dies jedoch nicht plausibel.

ablesen. Es zeigt sich eine leichte Tendenz in Richtung einer, im Vergleich zu den deutschen Befragten, besseren Gesundheit. Es können jedoch keine signifikanten Unterschiede identifiziert werden, was auch mit den geringen Fallzahlen in den einzelnen Altersgruppen zusammenhängen kann.

Abbildung 9: Anteil an Befragten mit einem (sehr) guten subjektiven Gesundheitszustand für Deutsche, erste und zweite Generation türkischer Migranten, nach Altersgruppen, GGS

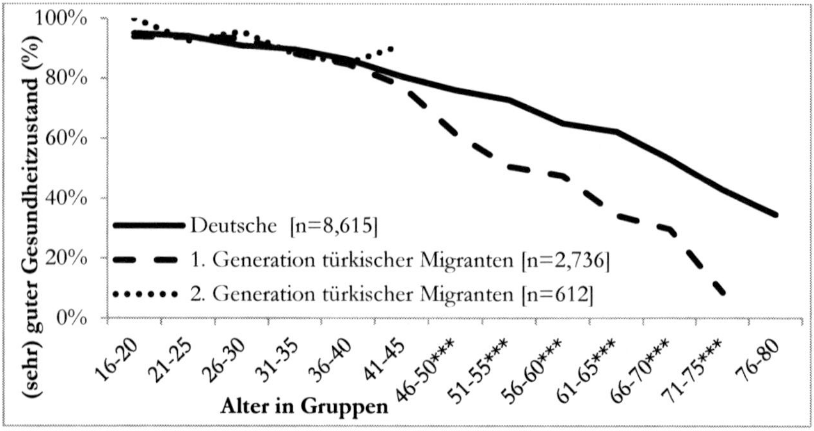

*Signifikanzniveau: * p<0,05 ** p<0,01 *** p<0,001 zweiseitiger T-Test*
Quelle: GGS 2005/2006, eigene Berechnungen

Abbildung 10: Anteil an Befragten mit einem (sehr) guten subjektiven Gesundheitszustand für Deutsche und erste Generation türkischer Migranten, nach Altersgruppen, SOEP

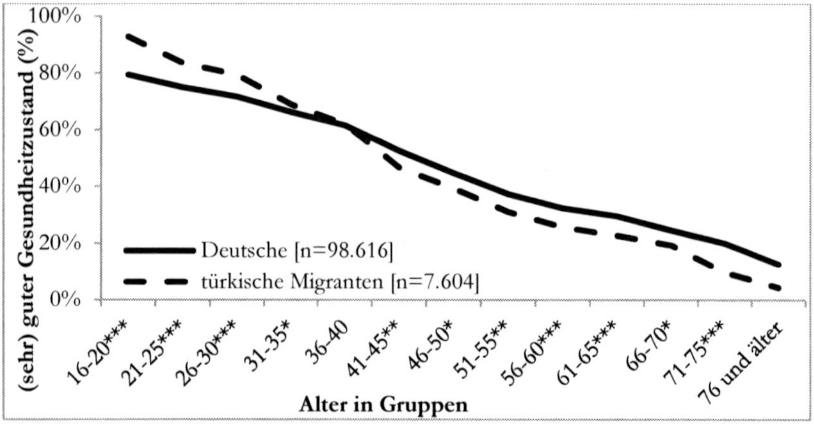

*Signifikanzniveau: * p<0,05 ** p<0,01 *** p<0,001 zweiseitiger T-Test*
Quelle: SOEP 1992, 1994–2009 (kumulierte Querschnittsdaten), eigene Berechnungen

Die in Abbildung 9 und 10 dargestellten Informationen werden im Anhang auch nach Geschlecht getrennt dargestellt (siehe Abbildung A7 bis A10). Dabei zeigt sich grundsätzlich der gleiche Trend wie in Abbildung 9 und 10, die türkischen Frauen sind jedoch im Vergleich zu den türkischen Männern etwas früher – das heißt, mit geringerem Alter – signifikant ungesünder als die deutschen Frauen. So sind die männlichen türkischen Migranten der ersten Generation im GGS in den Altersgruppen 51 bis 55 und 61 bis 75 Jahre und im SOEP in den Gruppen 56 bis 65 und 71 Jahre und älter signifikant ungesünder. Die türkischen Migrantinnen sind hingegen im GGS bereits zwischen Alter 36 und 65 und im SOEP im Alter von 41 bis 75 Jahren signifikant ungesünder als die deutschen Frauen. In den jüngeren Altersgruppen zeigt sich nach Geschlecht getrennt ein ähnliches Bild wie bei der Gesamtbetrachtung beider Geschlechter (siehe Abbildung 9 und 10 sowie A7 bis A10 im Anhang). Das heißt, in den jüngeren Altersgruppen sind die türkischen Migranten und Migrantinnen nicht von den einheimischen Deutschen verschieden (GGS) oder signifikant gesünder (SOEP).

Wie bereits im Rahmen der formulierten Hypothesen (siehe 2.4) und in der Literatur zum *Healthy migrant*-Effekt thematisiert, lässt sich vermuten, dass der Gesundheitsstatus von Migranten mit der Aufenthaltsdauer im jeweiligen Aufnahmeland variiert (Hypothesen 11 bis 14). Daher werden die jeweiligen altersgruppenspezifischen Anteile der Personen mit einer guten Gesundheit im Anhang auch nach Aufenthaltsdauergruppen (0–10, 11–20, 21–30, 31 und mehr Jahre) dargestellt (siehe Abbildung A11 und A12). Dabei bleiben die deutschen Befragten weiterhin die Referenzgruppe. Der grundsätzliche Trend von einer schlechteren Gesundheit in den höheren Altersgruppen ist bei Unterteilung der Migrantenpopulation weiterhin erkennbar. Zwischen den einzelnen Migrantengruppen (Aufenthaltsdauergruppen) lassen sich jedoch nur leichte Unterschiede finden.

Mit den Daten des GGS (Abbildung A11) sind Unterschiede zwischen den Gruppen nur aufgrund der Besetzung von Fällen in den Altersgruppen zu finden. So sind Personen mit geringer Aufenthaltsdauer 0–10 Jahren zum Beispiel nur in den jüngsten Altersgruppen zu finden (16 bis 45 Jahre). Während Personen mit der längsten Aufenthaltsdauer (31 und mehr Jahre) in den Altersgruppen 31 bis 75 Jahre zu finden sind.[165] Insgesamt

165 Da in höheren Altersstufen die Gesundheit der Migranten der ersten Generation signifikant schlechter ist als die der Deutschen, zeigt sich auch für Personen mit langer Aufenthaltsdauer fast ausnahmslos eine schlechtere Gesundheit. Die Gesundheit von Migranten mit kurzer Aufenthaltsdauer (0–10 Jahre) ähnelt hingegen den Einheimischen.

liegen die Anteile der Personen mit einer (sehr) guten Gesundheit für alle vier Aufenthaltsdauergruppen durchweg auf einem ähnlichen Niveau (vgl. Abbildung A11 im Anhang).

Anhand der Daten des SOEP (Abbildung A12 im Anhang) deuten sich Unterschiede zwischen den Aufenthaltsdauergruppen in den jüngeren Altersgruppen an. Die türkischen Migranten mit einer Aufenthaltsdauer von 0 bis 10 Jahren weisen dabei bis Alter 35 die beste Gesundheit auf. Die Gruppen mit 11 bis 20 sowie 21 bis 30 Jahren Aufenthaltsdauer in Deutschland weisen in diesem Alter ebenfalls eine bessere Gesundheit auf als die Deutschen. Über dieses Alter hinaus (ab einem Alter von 36 Jahren) zeigen sich zwischen den Aufenthaltsdauergruppen wie im GGS keine relevanten Unterschiede. Ab Alter 36 weisen die türkischen Migranten vornehmlich eine schlechtere Gesundheit auf als die einheimischen Deutschen.

Allgemein können an dieser Stelle weder mit Daten des GGS noch mit Daten des SOEP Differenzen im Gesundheitsstatus für türkischen Migranten mit unterschiedlicher Aufenthaltsdauer festgestellt werden. Allerdings wurden bei der Betrachtung der Aufenthaltsdauergruppen (Anhang Abbildung A11 und A12) neben dem Alter keine weiteren Einflussfaktoren berücksichtigt. In Anbetracht der unterschiedlichen Migrations- und Selektionsprozesse bei der Einwanderung türkischer Migranten (siehe 2.2.1 und 2.2.4) ist jedoch davon auszugehen, dass sich die einzelnen Aufenthaltsdauergruppen zum Beispiel hinsichtlich des Bildungsniveaus oder der beruflichen Stellung unterscheiden. Genauer können mögliche Unterschiede zwischen den Aufenthaltsdauergruppen im Gesundheitsstatus erst anhand der multivariaten Analysen evaluiert werden.

Insgesamt lässt sich zum Gesundheitsstatus türkischer Migranten und Deutscher sagen, dass die auf den ersten Blick nicht ganz eindeutigen Ergebnisse (siehe Tabelle 13 und 14), mit sehr geringen Unterschieden im GGS und einer etwas besseren Gesundheit der türkischen Migranten im SOEP, durch die Aufschlüsselung nach Altersgruppen an Relevanz und Klarheit gewinnen. Im SOEP zeigt sich eine bessere gesundheitliche Lage der türkischen Migranten bis zum Alter von 35 Jahren und im GGS und SOEP zeigt sich einheitlich ab einem Alter von 46 bzw. 41 Jahren ein schlechterer Gesundheitsstatus gegenüber den Deutschen. Die Relevanz dieser Ergebnisse wird durch die Aufteilung der Migrantenpopulation in Aufenthaltsdauergruppen (Anhang Abbildung A11 und A12) untermauert. Für alle Aufenthaltsdauergruppen zeigt sich der gleiche Trend für eine schlechtere Gesundheit der Migranten gegenüber den Deutschen in den höheren Altersstufen. Entsprechend der vierten Hypothese scheint dem Alter hinsichtlich der gesundheitlichen Lage von Migranten und Einheimischen und der gesundheitlichen Ungleichheit zwischen beiden Gruppen eine besondere Bedeutung zuzukommen. Dies hatte sich bereits bei der Aufarbeitung anderer Forschungsergebnisse gezeigt (siehe 2.3.1). So stellen Hubert u.a. (2009) fest, dass der Effekt des Alters auf die Gesundheit bei den türkischen Migranten stärker ausgeprägt ist als bei den einheimischen Deutschen. Als Konsequenz aus den gewonnenen Ergebnissen aus Abbildung 9 und 10 soll auch im weiteren Verlauf dieser Arbeit für türkische Migranten und Deutsche gleichermaßen die Entwicklung der Gesundheit über den Lebenslauf bzw. in den unterschiedlichen Altersgruppen genauer beleuchtet werden. Im folgenden Abschnitt 4.1.3 werden neben dem Alter auch andere Charakteristika und ihr Zusammenhang mit der gesundheitlichen Lage der Befragten deskriptiv analysiert. In Anlehnung an die unterschiedlichen, identifizierten Dimensionen gesundheitlicher Ungleichheit wird die Beschreibung der Ergebnisse nach Erklärungsfaktoren unterteilt.

4.1.3 Faktoren, die den Gesundheitszustand beeinflussen

Wie im Modell von Elkeles und Mielck (1997) beschrieben, welches unter 2.1 ausführlich dargestellt wurde, gibt es sehr viele unterschiedliche Faktoren, die einen Einfluss auf die Gesundheit einer Person haben. In Anlehnung an dieses Modell wird im weiteren Verlauf der Arbeit die Unterteilung in die Dimensionen soziodemographische Faktoren, sozioökonomischer Status, Bewältigungsressourcen und Gesundheitsverhalten beibehalten. Bei separater Betrachtung der Migrantenpopulation werden außerdem Variablen hinzugezogen, die mit dem Migrationsprozess assoziiert sind (Sprachfähigkeiten, Aufenthaltsdauer).

Um einen ersten Einblick hinsichtlich der Zusammensetzung der befragten Gruppen zu gewinnen, werden in Tabelle 16 und 17 die verschiedenen gesundheitsrelevanten Faktoren und ihre jeweilige Verteilung für türkische Migranten und einheimische Deutsche separat dargestellt. Dabei wird für die jeweiligen Erklärungsfaktoren getestet, inwiefern sich die türkischen Migranten (der ersten und zweiten Generation im GGS, der ersten Generation im SOEP) signifikant von der deutschen Bevölkerung unterscheiden. Die Unterschiede hinsichtlich des subjektiven Gesundheitsstatus wurden unter 4.1.1 schon im Detail erörtert und werden daher hier nicht erneut betrachtet.[166]

Soziodemographische Faktoren

Wie unter 4.1.2 gezeigt wurde, ist das Alter ein relevanter Faktor bei der Erklärung gesundheitlicher Unterschiede zwischen türkischen Migranten und Deutschen. Im GGS und SOEP sind die türkischen Migranten der ersten Generation im Durchschnitt 6 bzw. 4 Jahre jünger als die deutschen Befragten. Da die Gesundheit mit dem Alter stetig schlechter wird, kann zumindest im GGS vermutet werden, dass türkische Migranten, die im gleichen Alter wie deutsche Befragte sind, einen durchschnittlich schlechteren Gesundheitsstatus aufweisen.[167] Ein durchschnittlich sehr geringes Alter (28,6 Jahre) der zweiten Generation türkischer Migranten ist der Grund für die besonders häufige Nennung eines guten Gesundheitsstatus (92,2 Prozent) in dieser Gruppe (vgl. Tabelle 13). Die unterschiedliche Altersstruktur der zweiten Generation türkischer Migranten gegenüber der ersten Generation sowie den deutschen Befragten muss bei der Bewertung der deskriptiven und multivariaten Ergebnisse berücksichtigt werden.

Es soll hier kurz erwähnt werden, dass nur 3,9 Prozent der ersten Generation türkischer Migranten und 1,6 Prozent der zweiten Generation (jeweils im GGS) in den neuen Bundesländern leben (siehe Tabelle 16). Da im SOEP Personen befragt werden, die in einem Haushalt leben der bereits seit 1984 zur SOEP-Stichprobe gehört (siehe dazu 3.2.2), leben nahezu alle betrachteten Personen auf dem Gebiet der alten Bundesländer. Nur in Einzelfällen kommt es vor, dass eine Person zu einem späteren Zeitpunkt auf das Gebiet der neuen Bundesländer gezogen ist und der Haushalt somit Teil der SOEP-Stichprobe wurde. Für das SOEP ist eine Unterscheidung nach neuen und alten Bundesländern daher nicht sinnvoll. Die geringe Fallzahl türkischer Migranten in den neuen Bundesländern (im GGS) weist darauf hin, dass hier die Einwanderung von türkischen Mi-

166 Im SOEP werden die Ergebnisse für die Jahre 1992, 2001 und 2009 im Anhang in Tabelle A5 dargestellt. Es sind keine relevanten Unterschiede zu Tabelle 17 zu erkennen.

167 Die im Rahmen der deskriptiven Analysen beobachtete gleich gute Gesundheit von der ersten Generation türkischer Migranten und den Deutschen, zeigt sich unter der Bedingung einer durchschnittlich 6 Jahre jüngeren Migrantenpopulation im GGS. Da sich die Gesundheit mit dem Alter verschlechtert, ist bei einem gleichen durchschnittlichen Alter (z.B. 46,8 Jahre) von einer schlechteren gesundheitlichen Lage der türkischen Migranten im GGS auszugehen.

granten erst seit kürzerer Zeit und damit vornehmlich aus anderen Gründen stattfindet. Anders als für die alten Bundesländer ist daher für die neuen Bundesländer das Phänomen der Arbeitsmigration im Rahmen der Gastarbeiteranwerbung nicht relevant (vgl. 2.2.1). Im Durchschnitt leben türkische Migranten der ersten Generation im GGS seit 11 Jahren in den neuen und seit 22 Jahren in den alten Bundesländern (Ergebnisse nicht dargestellt, vgl. Wengler 2011).[168]

Sozioökonomischer Status

Betrachtet man die unterschiedlichen Charakteristika der befragten Personen weiter, zeigen sich signifikante Unterschiede zwischen den türkischen Migranten und den Deutschen hinsichtlich des sozioökonomischen Status. Nur 38,4 Prozent der Deutschen aber 76,8 Prozent der türkischen Migranten der ersten Generation geben im GGS einen niedrigen oder keinen Schulabschluss an. Die zweite Generation türkischer Migranten liegt mit 50,6 Prozent dazwischen (siehe Tabelle 16). Im SOEP geben in der vergleichbaren Gruppe (Bildungskategorien: in der Schule, kein Abschluss, Haupt-/Realschulabschluss) 26,1 Prozent der Deutschen und 59,9 Prozent der türkischen Migranten dieses niedrige Bildungsniveau an (siehe Tabelle 17). Die Unterschiede sind dabei in beiden Datensätzen signifikant, das heißt, türkische Migranten der ersten (und im GGS der zweiten) Generation weisen im Durchschnitt ein geringeres Bildungsniveau auf als die Deutschen.

Neben dem Bildungsniveau wird im SOEP noch das Haushaltsnettoeinkommen (Äquivalenzeinkommen) als sozioökonomischer Faktor hinzugezogen. Mit 12.239 Euro geben türkische Migranten hier ein sehr viel geringeres Einkommen an als einheimische Deutsche (19.361 Euro). Auch die Arbeitslosigkeit und die Art des Arbeitsvertrages werden im Rahmen dieser Arbeit als Determinanten des sozioökonomischen Status betrachtet. Die Arbeitslosigkeit ist für türkische Migranten signifikant höher (GGS erste Generation 15,3 Prozent, zweite Generation 13,1 Prozent; SOEP 11,4 Prozent) als für die Deutschen (GGS 8,0 Prozent; SOEP 4,0 Prozent). Sie erhalten außerdem in geringerem Umfang einen unbefristeten Arbeitsvertrag (GGS erste Generation 30,9 Prozent, Deutsche 38,2 Prozent;

---

168 Im GGS wird dabei der permanente Aufenthalt in Deutschland abgefragt. Das heißt, Migranten, die in den neuen Bundesländern leben, können einen Teil dieser 11 Jahre Aufenthalt in Deutschland in den alten Bundesländern verbracht haben.

SOEP 30,9 Prozent, Deutsche 38,2 Prozent). Für die zweite Generation türkischer Migranten zeigt sich hinsichtlich der Vertragsart kein signifikanter Unterschied zu den Deutschen.

Bewältigungsressourcen

Für den GGS werden in der Analyse die Zufriedenheit mit dem Haus/der Wohnung, Teilnahme an religiösen Veranstaltungen, soziale Unterstützung, Kontrollüberzeugung und das Vertrauen gegenüber den Mitmenschen als Bewältigungsressourcen berücksichtigt. Im SOEP werden der Zustand des Hauses/der Wohnung sowie die Teilnahme an religiösen Veranstaltungen genutzt (siehe auch 3.3.3). Betrachtet man die Angaben, die türkische Migranten und einheimische Deutsche zu diesen Bereichen machen, zeigt sich, dass türkische Migranten mit Ausnahme der Teilnahme an religiösen Veranstaltungen geringere Bewältigungsressourcen aufweisen. Wie sich in Tabelle 16 und 17 ablesen lässt, sind türkische Migranten zum Beispiel signifikant weniger zufrieden mit ihrem Haus/ihrer Wohnung (Skala von 0-überhaupt nicht zufrieden bis 10-sehr zufrieden: erste Generation 7,1, zweite Generation 7,0, Deutsche 8,1).

Sie leben außerdem signifikant häufiger in Häusern/Wohnungen, die in schlechtem Zustand und renovierungsbedürftig sind als die deutsche Vergleichsgruppe (Skala von 0-abbruchreif bis 3-in gutem Zustand: türkische Migranten 2,5, Deutsche 2,7). Sie geben weiterhin signifikant häufiger an, dass sie weniger soziale Unterstützung erfahren (im GGS, nur erste Generation der Migranten), weisen eine geringere Kontrollüberzeugung auf und vertrauen anderen Menschen in geringerem Umfang als die Deutschen. Dabei unterscheiden sie sich hinsichtlich dieser Bewältigungsressourcen signifikant von den deutschen Befragten.

Ebenso zeigen sich Unterschiede bezüglich der Teilnahme an religiösen Veranstaltungen. Mit einem Wert von 1,4 auf einer Skala von 0-nie/selten bis 3-häufig für die erste Generation und 0,9 für die zweite Generation geben türkische Migranten im GGS eine regelmäßigere Teilnahme an als die Deutschen (0,7). Dies gilt gleichermaßen für die Erhebung des SOEP. Hier geben 30,2 Prozent der Migranten und 16,1 Prozent der Deutschen an, mindestens monatlich an religiösen Veranstaltungen teilzunehmen. Die Unterschiede sind jeweils signifikant. Bezug nehmend auf Hypothese 8 ist im weiteren Verlauf der Arbeit zu prüfen, inwiefern dies ein protektiver Faktor für den Gesundheitsstatus ist.

Tabelle 16: Der subjektive Gesundheitszustand und relevante Charakteristika der Deutschen und Personen mit türkischem Migrationshintergrund (Mittelwerte für metrische Variablen, Prozentangaben für dichotome Variablen) im GGS

		Deutsche	*erste Generation türkische Migranten*	*zweite Generation türkischer Migranten*
	(sehr) guter Gesundheitszustand [R: mittelmäßig/(sehr) schlecht]	74,7%	74,9%	92,2% ***
SD	*Charakteristika der Befragten*			
	Alter [in Jahren]	46,8	40,6 ***	28,6 ***
	weiblich* [R: männlich]	53,1%	47,3% ***	47,9% *
	in alten Bundesländern lebend* [R: neue Bundesländer]	79,1%	96,1% ***	98,4% ***
sozioökonomischer Status	kein Schulabschluss*	1,2%	24,4% ***	4,2% ***
	niedriges Bildungsniveau*	37,2%	52,4% ***	46,4% ***
	mittleres Bildungsniveau*	34,7%	13,4% ***	28,3% ***
	hohes Bildungsniveau*	26,9%	8,9% ***	20,8% ***
	arbeitslos* [R: beschäftigt/nicht auf dem Arbeitsmarkt]	8,0%	15,3% ***	13,1% ***
	unbefristeter Arbeitsvertrag* [R: befristeter/kein Arbeitsvertrag]	38,2%	30,9% ***	36,3%
Bewältigungsressourcen	Zufriedenheit mit Haus/Wohnung [0-überhaupt nicht zufrieden, 10-sehr zufrieden]	8,1	7,1 ***	7,0 ***
	Teilnahme an religiösen Veranstaltungen [0-nie/selten, 3-häufig]	0,7	1,4 ***	0,9 ***
	soziale Unterstützung*	91,9%	88,1% ***	92,0%
	Kontrollüberzeugung [1-keine Kontrolle, 4-hohe Kontrolle]	2,8	2,7 ***	2,7 **
	Vertrauen gegenüber Anderen: man kann den meisten vertrauen*	34,8%	27,1% ***	24,3% ***
	- vorsichtig gegenüber Anderen*	62,3%	70,9% ***	71,2% **
	- keine Antwort/weiß nicht*	2,8%	2,0% **	4,4%
	Sprachfähigkeit Deutsch [1-gar nicht, 5-sehr gut]		3,5	4,6
	Zeit des permanenten Aufenthalts in Deutschland [in Jahren]		21,6	
	** dichotome Variablen [0-nein, 1-ja]* n =	8.615	2.736	612

*signifikante Unterschiede zu einheimischen Deutschen: * p<0,05 ** p<0,01 *** p<0,001 zweiseitiger T-Test, R: Referenzkategorien, SD: Soziodemographie*

Quelle: GGS 2005/2006, eigene Berechnungen

Tabelle 17: Der subjektive Gesundheitszustand und relevante Charakteristika der Deutschen und Personen mit türkischem Migrationshintergrund (Mittelwerte für metrische Variablen, Prozentangaben für dichotome Variablen) im SOEP

		Deutsche	*türkische Migranten*
	subjektiver Gesundheitszustand		
	(sehr) gut [R: mittelmäßig/(sehr) schlecht]	50,3%	54,1% ***
	Charakteristika der Befragten		
SD	Alter [in Jahren]	45,3	41,8 ***
SD	weiblich* [R: männlich]	52,6%	47,0% ***
sozioökonomischer Status	in der Schule*	1,8%	0,2% ***
sozioökonomischer Status	kein Abschluss*	2,1%	22,3% ***
sozioökonomischer Status	Haupt-, Realschulabschluss*	22,2%	37,4% ***
sozioökonomischer Status	Fachoberschulabschluss, Abitur*	48,4%	30,4% ***
sozioökonomischer Status	Fachoberschulabschluss, Abitur + Lehre etc. *	4,4%	4,6%
sozioökonomischer Status	+ Beamtenausbildung, Meister, Techniker*	9,0%	1,9% ***
sozioökonomischer Status	Fach-, Hochschulabschluss*	12,1%	3,2% ***
sozioökonomischer Status	Haushaltsnettoeinkommen [Euro]	19.361	12.239 ***
sozioökonomischer Status	arbeitslos * [R: beschäftigt/nicht auf dem Arbeitsmarkt]	4,0%	11,4% ***
sozioökonomischer Status	unbefristeter Arbeitsvertrag* [R: befristeter/kein Arbeitsvertrag]	38,2%	30,9% ***
BW	Zustand des Hauses/der Wohnung [0-abbruchreif, 3-in gutem Zustand]	2,7	2,5 ***
BW	Teilnahme an religiösen Veranstaltungen [1-mindestens monatlich, 0-seltener, nie/kein Wert]	16,1%	30,2% ***
GV	Raucher [R: nie angegeben ein Raucher zu sein]	37,3%	44,0% ***
GV	BMI der auf Adipositas hinweist [1-BMI>30, 0-BMI immer <30/kein Wert für BMI]	19,0%	26,3% ***
GV	sportliche Betätigung [1-mindestens wöchentlich, 0-seltener, nie/kein Wert]	25,7%	8,7% ***
	Sprachfähigkeit Deutsch [1-gar nicht, 5-sehr gut]	[n=2.736]	3,3
	Umgangssprache: überwiegend deutsch	[n=3.612]	14,0%
	- überwiegend Heimatsprache		45,9%
	- teils-teils		40,1%
	Zeit des permanenten Aufenthalts in Deutschland [in Jahren]		22,3
	Wunsch in Deutschland zu bleiben: Rückkehr innerhalb Jahr	[n=7.582]	1,2%
	- einige Jahre, und zwar … [siehe unten]		42,0%
	- immer in Deutschland bleiben		56,8%
	Dauer des geplanten Aufenthalts [in Jahren]	[n=2.938]	9,5
	** dichotome Variablen [0-nein, 1-ja]* n =	98.616	7.604

*signifikante Unterschiede zu einheimischen Deutschen: * p<0,05 ** p<0,01 *** p<0,001 zweiseitiger T-Test, R: Referenzkategorien, SD: Soziodemographie, BW: Bewältigungsressourcen, GV: Gesundheitsverhalten*
Quelle: SOEP 1992, 1994–2009 (kumulierte Querschnittsdaten), eigene Berechnungen

Gesundheits- und Krankheitsverhalten

Im SOEP besteht neben den bereits betrachteten Dimensionen die Möglichkeit, das Gesundheitsverhalten der Befragten genauer zu analysieren. In der vorliegenden Analyse wird dabei der Raucherstatus, der Body Mass Index (BMI) und der Umfang sportlicher Betätigung genauer beleuchtet. Dabei lassen sich auch im Gesundheitsverhalten signifikante Unterschiede zwischen Migranten und Einheimischen feststellen. Es zeigt sich, dass türkische Migranten häufiger rauchen (44,0 Prozent, Deutsche 37,3 Prozent), eher an Adipositas leiden (26,3 Prozent, Deutsche 19,0 Prozent) und in geringerem Umfang sportlich aktiv sind (8,7 Prozent, Deutsche 25,7 Prozent; siehe Tabelle 17). Die zum Teil eklatanten Differenzen zwischen Migranten und Deutschen sind erstaunlich.[169]

Migrationsspezifische Faktoren

In die vorliegenden Analysen werden Variablen einbezogen, die mit dem Prozess der Migration bzw. dem Migrantenstatus zusammenhängen. Die genutzten Informationen liegen dabei im SOEP nicht für alle Befragten vor, da sie teilweise erst kürzlich und nicht kontinuierlich abgefragt werden. Im GGS zeigt sich, dass türkische Migranten der ersten Generation schlechter Deutsch sprechen als Migranten der zweiten Generation (auf einer Skala von 1-gar nicht bis 5-sehr gut: 3,5, Migranten der zweiten Generation 4,6). Die Deutschen wurden im GGS nicht zu ihren Sprachfähigkeiten befragt.[170] Im SOEP zeigt sich mit 3,3 (gleiche Skala) eine vergleichbare Fähigkeit der türkischen Migranten deutsch zu sprechen. Für die Daten des SOEP liegt außerdem die Information vor, welche Sprache der Befragte in Deutschland vornehmlich spricht. Mit 45,9 Prozent spricht der größte Teil der befragten Migranten hauptsächlich die Heimatsprache.[171] 40,1 Prozent sprechen sowohl Deutsch als auch die Heimatsprache und nur ein kleiner Teil (14,0 Prozent) spricht überwiegend deutsch.

---

169 Zu beachten ist, dass das Gesundheitsverhalten im SOEP nicht durchgängig abgefragt wurde. Das heißt, die Referenzkategorie enthält Personen, die keine Angaben gemacht haben/machen konnten. Dieser Aspekt wirkt sich selbstverständlich für türkische Migranten und einheimische Deutsche gleichermaßen auf die Ergebnisse aus, sodass dies die Differenz zwischen den Gruppen nicht erklären kann (siehe auch 3.3.3).

170 Es kann nicht automatisch von besonders guten Sprachfähigkeiten innerhalb der deutschen Bevölkerung ausgegangen werden.

171 Informationen liegen dabei nur für 3.612 Befragungen vor. Eine Person kann dabei mehrfach in die Analyse eingehen, da kumulierte Querschnittsdaten betrachtet werden.

Die im GGS befragten selbst gewanderten Migranten sind im Durchschnitt seit 21,6 Jahren in Deutschland. Im SOEP ist der Wert mit 22,3 Jahren vergleichbar hoch. Im SOEP wird darüber hinaus erhoben, inwiefern der Wunsch besteht, in Deutschland zu bleiben oder in die Heimat zurückzukehren. Hinsichtlich der Bleibeabsicht geben 56,8 Prozent der befragten türkischen Migranten an, dass sie planen, dauerhaft in Deutschland zu bleiben (siehe Tabelle 17). Insbesondere in Bezug auf die an sich schon relativ lange Aufenthaltsdauer der Befragten ist dies sicherlich nicht überraschend, da Personen, die einen kürzeren Aufenthalt planten, bereits wieder ausgereist sein dürften.

4.1.4 Anteil der Personen mit einem guten Gesundheitsstatus über die verschiedenen Einflussfaktoren

Nimmt man an, dass die verschiedenen in Tabelle 16 und 17 dargestellten Risikofaktoren für Deutsche und türkische Migranten die gleichen Auswirkungen auf den Gesundheitsstatus haben, so muss auf Basis der höheren Prävalenz von Risikofaktoren in der Gruppe der türkischen Migranten vermutet werden, dass Migranten eine besonders vulnerable Gruppe darstellen. Es ist jedoch ebenso möglich, dass das Antwortverhalten türkischer Migranten und einheimischer Deutscher über die verschiedenen Determinanten des Gesundheitsstatus variiert, auch wenn es dafür in der Forschung auf diesem Gebiet bisher keinen Anhaltspunkt gibt. Dies würde darauf hinweisen, dass bestimmte Faktoren für türkische Migranten und Einheimische nicht auf die gleiche Weise mit Gesundheit assoziiert sind. Die höhere Zahl an Risikofaktoren für die türkischen Migranten muss also nicht zwangsläufig in einer schlechteren Gesundheit resultieren. Um dies zu überprüfen, wird in diesem Abschnitt untersucht, welcher Anteil der Befragten in den jeweiligen Kategorien der Einflussfaktoren einen (sehr) guten Gesundheitszustand angibt.[172]

172 Da hier nur deskriptive Ergebnisse betrachtet werden, kann eine Interaktion verschiedener Einflussfaktoren nicht ausgeschlossen werden. Erst die multivariaten Analysen können Aufschluss darüber geben, ob der Gesundheitszustand von Migranten und Einheimischen auf die gleiche oder unterschiedliche Weise mit den verschiedenen Determinanten assoziiert ist.

Tabelle 18: Nennungen eines (sehr) guten subjektiven Gesundheitszustandes über die verschiedenen Kategorien der unabhängigen Variablen, getrennt für Deutsche und Personen mit türkischem Migrationshintergrund im GGS

		Deutsche		*erste Generation türkischer Migranten*		*zweite Generation türkischer Migranten*	
	n =	8.615		2.736		612	
	Charakteristika der Befragten	Anteil	n	Anteil	n	Anteil	n
SD	männlich	74,4%	4.044	78,2%	1.441	93,1%	319
	weiblich	75,0%	4.571	71,2%	1.295	91,1%	293
	in neuen Bundesländern lebend	67,6%	1.802	88,0%	108	100,0%	10
	in alten Bundesländern lebend	76,6%	6.813	74,4%	2.628	92,0%	602
sozioökonomischer Status	kein Schulabschluss	57,4%	101	61,8%	668	76,9%	26
	niedriges Bildungsniveau	62,0%	3.201	76,1%	1.433	90,5%	284
	mittleres Bildungsniveau	81,0%	2.987	85,5%	366	93,6%	173
	hohes Bildungsniveau	85,0%	2.321	90,5%	243	96,9%	127
	beschäftigt/nicht auf dem Arbeitsmarkt	75,1%	7.929	76,0%	2.317	92,9%	532
	arbeitslos	70,4%	686	68,7%	419	87,5%	80
	befristeter/kein Arbeitsvertrag	68,3%	5.322	70,8%	1.891	91,0%	390
	unbefristeter Arbeitsvertrag	85,0%	3.293	84,0%	845	94,1%	222
Bewältigungsressourcen	Zufriedenheit mit Haus/Wohnung: nicht zufrieden [0 bis 6]	71,9%	1.567	70,6%	954	88,0%	225
	- zufrieden [7 bis 10]	75,3%	7.048	77,2%	1.782	94,6%	387
	Teilnahme an religiösen Veranstaltungen: sehr selten o. nie	74,4%	4.674	75,6%	1.005	93,1%	303
	- mehrmals im Jahr	76,8%	2.343	75,7%	544	94,4%	143
	- mindestens einmal im Monat	72,3%	910	74,7%	419	86,8%	76
	- mindestens einmal in der Woche	72,7%	688	73,4%	768	90,0%	90
	keine soziale Unterstützung	56,0%	702	65,6%	326	79,6%	49
	soziale Unterstützung vorhanden	76,4%	7.913	76,1%	2.410	93,3%	563
	keine/geringe Kontrollüberzeugung	68,4%	4.191	69,0%	1.605	88,8%	340
	hohe Kontrollüberzeugung	80,7%	4.424	83,2%	1.131	96,3%	272
	Vertrauen gegenüber Anderen: man kann den meisten vertrauen	81,2%	3.001	76,7%	742	96,6%	149
	- vorsichtig gegenüber Anderen	71,1%	5.370	74,3%	1.940	90,6%	436
	- keine Antwort/weiß nicht	75,0%	244	72,2%	54	92,6%	27
	Sprachfähigkeit Deutsch: gar nicht/eher gering			62,9%	493	90,0%	10
	- es geht			72,1%	900	74,2%	31
	- (sehr) gut			81,2%	1.343	93,2%	571
	Zeit des Aufenthalts in Deutschland: 0–10 Jahre			88,7%	603		
	- 11–20 Jahre			84,4%	729		
	- 21–30 Jahre			75,5%	612		
	- 31 und mehr Jahre			55,2%	792		

SD: Soziodemographie

Quelle: GGS 2005/2006, eigene Berechnungen

Tabelle 19: Nennungen eines (sehr) guten subjektiven Gesundheitszustandes über die verschiedenen Kategorien der unabhängigen Variablen, getrennt für Deutsche und Personen mit türkischem Migrationshintergrund im SOEP

		Deutsche		*türkische Migranten*	
	Charakteristika der Befragten n =	98.616		7.604	
SD	männlich	53,5%	46.754	56,5%	4.029
	weiblich	47,5%	51.862	51,4%	3.575
sozioökonomischer Status	in der Schule	80,6%	1.745	83,3%	12
	kein Abschluss (ISCED 1)	60,1%	2.063	39,0%	1.697
	Haupt-, Realschulabschluss (2)	42,0%	21.858	55,0%	2.845
	Fachoberschulabschluss, Abitur (3)	49,1%	47.771	61,2%	2.312
	Fachoberschulabschluss, Abitur + Lehre etc. (4)	60,5%	4.356	55,8%	353
	+ Beamtenausbildung, Meister, Techniker (5)	50,3%	8.889	68,1%	144
	Fach-, Hochschulabschluss (6)	60,7%	11.934	68,0%	241
	Haushaltsnettoeinkommen: weniger als 25%	44,4%	21.926	50,7%	4.575
	25 bis unter 50%	49,7%	24.504	57,8%	2.050
	50 bis unter 75%	52,0%	25.825	59,0%	731
	75% und mehr	54,2%	26.361	71,0%	248
	beschäftigt/nicht auf dem Arbeitsmarkt	50,6%	94.656	55,4%	6.734
	arbeitslos	45,2%	3.960	43,4%	870
	befristeter/kein Arbeitsvertrag	46,2%	60.933	49,9%	5.254
	unbefristeter Arbeitsvertrag	57,0%	37.683	63,4%	2.350
BW	Zustand des Hauses/der Wohnung: abbruchreif	50,0%	46	49,0%	49
	- ganz renovierungsbedürftig	45,7%	1.951	48,4%	609
	- teilweise renovierungsbedürftig	46,4%	27.812	51,5%	2.611
	- in gutem Zustand	52,1%	68.807	56,5%	4.335
	Teilnahme an religiösen Veranstaltungen: sehr selten oder nie bzw. keine Angabe	51,0%	82.708	54,1%	5.310
	- mindestens monatlich	47,0%	15.908	54,1%	2.294
GV	nie angegeben ein Raucher zu sein	48,4%	61.879	52,0%	4.256
	Raucher (zu einem Zeitpunkt angegeben)	53,6%	36.737	56,7%	3.348
	BMI<30 bzw. keinen Wert für BMI	53,2%	79.831	58,3%	5.606
	BMI>30 der somit auf Adipositas hinweist	38,3%	18.785	42,1%	1.998
	sportliche Betätigung: selten, nie, nicht angegeben	46,0%	73.248	52,3%	6.942
	- mindestens wöchentlich	62,9%	25.368	72,7%	662

SD: Soziodemographie, BW: Bewältigungsressourcen, GV: Gesundheitsverhalten, D: Deutschland
Quelle: SOEP 1992, 1994–2009, eigene Berechnungen

Tabelle 19: – fortgesetzt –

Charakteristika der Befragten n =	*Deutsche* 98.616	*türkische Migranten* 7.604	
Sprachfähigkeit Deutsch: gar nicht/eher gering		40,9%	660
- es geht		45,2%	925
- (sehr) gut		62,8%	1.151
Umgangssprache: überwiegend deutsch		65,3%	505
- überwiegend Heimatsprache		46,1%	1.659
- teils-teils		55,5%	1.448
Zeit des Aufenthalts in Deutschland: 0–10 Jahre		79,5%	909
- 11–20 Jahre		66,5%	2.045
- 21–30 Jahre		47,7%	3.237
- 31 und mehr Jahre		34,3%	1.413
Wunsch in Deutschland zu bleiben: Rückkehr innerhalb Jahr		39,8%	88
- einige Jahre		51,1%	3.185
- immer in Deutschland bleiben		56,8%	4.309
Dauer des geplanten Aufenthalts: 0–10 Jahre		46,1%	2.354
- 11–20 Jahre		61,8%	484
- 21–30 Jahre		59,0%	61
- 31 und mehr Jahre		64,1%	39

Quelle: SOEP 1992, 1994–2009, eigene Berechnungen

Soziodemographische Faktoren

Im GGS geben 74,4 Prozent der deutschen Männer und 75,0 Prozent der deutschen Frauen einen (sehr) guten Gesundheitsstatus an. Für die türkischen Migranten der ersten Generation ist die Differenz zwischen Männern (78,2 Prozent) und Frauen (71,2 Prozent) hingegen größer (siehe Tabelle 18). In Anlehnung an die dritte Hypothese ist dies ein erster Hinweis in Richtung einer besonders schlechten Gesundheit türkischer Migrantinnen. Auch Kotwal (2010) hat eine besonders schlechte Gesundheit der türkischen Migrantinnen konstatiert. Im SOEP sind die geschlechtsspezifischen Differenzen im subjektiven Gesundheitszustand für Migranten und Einheimische hingegen ungefähr gleich groß. Eine (sehr) gute Gesundheit geben 53,5 Prozent der deutschen Männer und 47,5 Prozent der deutschen Frauen an. Bei den türkischen Migranten liegt der Anteil bei 56,5 Prozent bzw. 51,4 Prozent.[173]

173 Dabei sei an dieser Stelle auf die Einzelauswertungen des SOEP nach Befragungsjahren (1992, 2001, 2009) verwiesen (siehe Anhang Tabelle A6). Hier zeigt sich das gleiche Bild.

Zumindest für die Daten des GGS soll an dieser Stelle der Unterschied zwischen den türkischen Migranten in den neuen und alten Bundesländern genauer beleuchtet werden. In Tabelle 18 zeigt sich, dass 88,0 Prozent der ersten Generation türkischer Migranten in den neuen Bundesländern einen guten Gesundheitsstatus angeben, in den alten Bundesländern sind es 74,4 Prozent. Demgegenüber geben nur 67,6 Prozent der einheimischen Deutschen in den neuen Bundesländern einen guten Gesundheitsstatus an, in den alten Bundesländern sind es 76,6 Prozent. Damit zeigt sich, dass die Differenz zwischen Einheimischen und der ersten Generation türkischer Migranten in den neuen Bundesländern besonders hoch, in den alten Bundesländern hingegen relativ gering ist. Dieses Ergebnis lässt die Vermutung zu, dass sich die Migrantenpopulationen in beiden Regionen unterscheiden.

Die gesundheitlichen Unterschiede zwischen türkischen Migranten und Deutschen in den neuen und alten Bundesländern wurden anhand der Daten des GGS und unter Verwendung von multivariaten Verfahren genauer untersucht. Diese Ergebnisse wurden bereits im *International Journal of Public Health* veröffentlicht (Wengler 2011). Es zeigt sich unter Kontrolle verschiedener Einflussfaktoren weiterhin ein besonders guter Gesundheitsstatus türkischer Migranten in den neuen Bundesländern. Da dieser Effekt auch unter Kontrolle des Alters bestehen bleibt, ist nicht davon auszugehen, dass diese Unterschiede lediglich auf einer divergenten Altersstruktur beruhen.[174] Da die Zahl türkischer Migranten der zweiten Generation, insbesondere in den neuen Bundesländern, sehr gering ist, wird hier davon abgesehen, die gesundheitliche Lage für diese Gruppe separat darzulegen.

Sozioökonomischer Status

Für das Bildungsniveau lässt sich mit den Daten des GGS eher ein eindeutiges und den Erwartungen entsprechendes Bild gewinnen als mit den Daten des SOEP. Mit zunehmendem Bildungsniveau geben die Befragten häufiger einen (sehr) guten Gesundheitsstatus an, dies gilt für Migranten und Einheimische gleichermaßen. So geben im GGS zum Beispiel 57,4 Prozent der Deutschen, 61,8 Prozent der türkischen Migranten der ersten Generation und 76,9 Prozent der zweiten Generation ohne Schulabschluss

174 Auch die besonders schlechte Gesundheit der einheimischen Bevölkerung in den neuen Bundesländern muss berücksichtigt werden. Es kann jedoch gezeigt werden, dass die besonders gute Gesundheit der Migranten auch im Vergleich zu den Migranten in den alten Bundesländern Bestand hat.

eine gute Gesundheit an. Auf dem höchsten gemessenen Bildungsniveau geben dies 85,0 Prozent der Deutschen und 90,5 Prozent bzw. 96,9 Prozent der Migranten an. Grundsätzlich zeigt sich im SOEP die gleiche Tendenz. Die spezifische Unterteilung der Gruppen nach ISCED-Klassifikation und damit einhergehende geringe Fallzahlen in den oberen Bildungsstufen, insbesondere unter den türkischen Migranten, können die Schwankungen zwischen den Gruppen erklären.

Des Weiteren wird im SOEP das Haushaltsnettoeinkommen als Determinante des sozioökonomischen Status genutzt. Je höher das Haushaltsnettoeinkommen, desto eher wird von türkischen Migranten und deutschen Einheimischen im SOEP ein (sehr) guter Gesundheitsstatus angegeben. Insbesondere die Gruppe, die im Vergleich aller befragten Personen 75 Prozent und mehr Haushaltseinkommen zur Verfügung hat, weist dabei eine besonders gute Gesundheit auf.[175] 54,2 Prozent der Deutschen und 71,0 Prozent der türkischen Migranten geben in dieser Kategorie eine (sehr) gute Gesundheit an.

Über alle Personengruppen und die beiden Datensätze zeigt sich außerdem, dass Arbeitslosigkeit ein Gesundheitsrisiko ist. So geben zum Beispiel im SOEP 43,4 Prozent der arbeitslosen Migranten und 45,2 Prozent der arbeitslosen Deutschen im Vergleich zu 55,4 Prozent bzw. 50,6 Prozent in der Referenzgruppe eine (sehr) gute Gesundheit an. Noch stärker zeigen sich Differenzen im durchschnittlichen Gesundheitsniveau bei der Art des Arbeitsvertrags. Personen mit unbefristetem Arbeitsvertrag geben eine bessere Gesundheit an als Personen mit befristetem oder ohne Arbeitsvertrag (siehe Tabelle 18, 19). Zu berücksichtigen ist hier jedoch, dass zu den Personen ohne Arbeitsvertrag zum Beispiel auch Rentner zählen, die aufgrund ihres höheren Alters eine schlechtere Gesundheit aufweisen. Insgesamt gibt es bezüglich der Nennung eines guten Gesundheitsstatus über die verschiedenen Ausprägungen des sozioökonomischen Status keine auffälligen Differenzen zwischen türkischen Migranten und Deutschen.

Bewältigungsressourcen

Mit den Daten des GGS lässt sich die Zufriedenheit mit der Wohnung/dem Haus untersuchen, während im SOEP Angaben zur Renovierungsbe-

175 Unter Berücksichtigung aller befragten Personen wurden Einkommensquartile berechnet. Dies dient lediglich der Gruppierung der Individuen für die deskriptiven Analysen. In den multivariaten Analysen wird das Einkommen als metrische Variable genutzt.

dürftigkeit vorliegen. Es zeigt sich für Migranten und Deutsche gleichermaßen, dass eine hohe Zufriedenheit mit dem Wohnraum bzw. ein guter Zustand des Wohnraums positiv mit Gesundheit assoziiert ist. 77,2 Prozent der türkischen Migranten der ersten Generation, die zufrieden mit ihrem Wohnraum sind, geben zum Beispiel einen guten Gesundheitszustand an. Von den mit dem Wohnraum unzufriedenen Migranten (Werte von 0 bis 6, auf einer Skala von 0-nicht zufrieden bis 10-sehr zufrieden) geben dies 70,6 Prozent an. Im SOEP geben Migranten und Einheimische, deren Wohnraum in einem guten Zustand ist, mit 52,1 Prozent bzw. 56,5 Prozent am häufigsten eine gute Gesundheit an (siehe Tabelle 19).[176]

Auch wenn in der Literatur ein positiver Zusammenhang zwischen Religiosität/Kirchgangshäufigkeit und Gesundheit angenommen wird, weisen die hier vorliegenden Ergebnisse (Tabelle 18 und 19) in die andere Richtung. Personen, die häufig an religiösen Veranstaltungen teilnehmen, weisen insbesondere im GGS eine etwas schlechtere Gesundheit auf. Dies dürfte jedoch vornehmlich ein Alterseffekt sein, da ältere Personen häufiger religiös sind als junge. Im Rahmen der multivariaten Auswertungen ist daher zu überprüfen, ob unter Kontrolle des Alters ein positiver Zusammenhang zwischen der Teilnahme an religiösen Veranstaltungen und dem subjektiven Gesundheitsstatus besteht. Allgemein lassen sich in Tabelle 18 und 19 an dieser Stelle keine relevanten Unterschiede zwischen Deutschen und türkischen Migranten feststellen. Das heißt, für alle drei Gruppen zeigen sich ähnliche Nennungen von guter Gesundheit in den einzelnen Kategorien religiöser Teilnahme.

Angaben zur sozialen Unterstützung, Kontrollüberzeugung und zum Vertrauen gegenüber anderen Personen liegen (in ausreichendem Umfang) nur in den Daten des GGS vor (siehe Tabelle 18). Soziale Unterstützung ist besonders wichtig für eine gute Gesundheit (vgl. 2.1.2). Dies zeigt sich auch in den vorliegenden Daten. Ist Unterstützung vorhanden, geben die Befragten häufiger einen (sehr) guten Gesundheitsstatus an. Bei den türkischen Migranten der ersten Generation ist die Diskrepanz zwischen den betrachteten Gruppen dabei etwas geringer als bei den Deutschen und der zweiten Generation türkischer Migranten. So geben 56,0 Prozent der Deutschen ohne Unterstützung und 76,4 Prozent der Deutschen mit sozialer Unterstützung eine (sehr) gute Gesundheit an. Bei den türkischen Migranten der ersten Generation betragen die Anteile 65,6 Prozent und 76,1 Pro-

176 Die Abweichung der Gruppe mit abbruchreifem Wohnraum ist dabei sicherlich mit der geringen Fallzahl in dieser Gruppe zu erklären und bleibt somit hier unberücksichtigt.

zent, in der zweiten Generation geben dies 79,6 Prozent der Migranten ohne und 93,3 Prozent der Migranten mit Unterstützung an.

Eine hohe Kontrollüberzeugung ist gleichfalls stark mit der Gesundheit assoziiert. Über 80 Prozent der Personen mit einer mittleren bis hohen Überzeugung, das sie verschiedene Bereiche des Lebens selbst bestimmen können, geben an, dass sie einen guten Gesundheitszustand haben. Dies gilt für Migranten und Einheimische gleichermaßen. Die Anteile liegen für Personen ohne oder mit geringer Kontrollüberzeugung jeweils mehr als 10 Prozentpunkte niedriger (Deutsche 68,4 Prozent, erste Generation türkischer Migranten 69,0 Prozent).

Auch Vertrauen in andere Menschen ist positiv mit guter Gesundheit assoziiert (siehe 2.2.1). Die Diskrepanz zwischen den betrachteten Gruppen ist bei den deutschen Befragten sehr viel höher als bei den türkischen Migranten. 81,2 Prozent der Deutschen, die anderen Menschen vertrauen, geben eine gute Gesundheit an. Von den Deutschen, die gegenüber anderen Menschen vorsichtig sind, geben dies lediglich 71,1 Prozent an. Bei den türkischen Migranten der ersten Generation liegen die Anteile bei 76,7 Prozent für die Personen, die Anderen vertrauen und bei 74,3 Prozent für die Migranten, die vorsichtig gegenüber Anderen sind. Die Unterschiede sind bei den türkischen Migranten der ersten Generation also marginal. In der zweiten Generation geben respektive 96,6 Prozent der vertrauenden und 90,6 Prozent der vorsichtigen Migranten eine gute Gesundheit an. Während sich für alle anderen Bewältigungsressourcen keine auffälligen Unterschiede zwischen Migranten (der ersten Generation) und einheimischen Deutschen feststellen lassen, zeigt sich hier, dass Vertrauen für Deutsche möglicherweise eine wichtigere Determinante des Gesundheitsstatus ist als für türkische Migranten.

Gesundheits- und Krankheitsverhalten

Gesundheitsrelevantes Verhalten kann nur mit den Daten des SOEP untersucht werden, vergleichbare Fragen wurden im GGS nicht gestellt. Wie zu erwarten war, geben Personen, die rauchen bzw. an adipösem Übergewicht leiden, weniger oft einen guten Gesundheitsstatus an als Nichtraucher oder Personen mit einem BMI unter 30. Für Personen mit Übergewicht sind die Differenzen dabei besonders hoch. Während 53,2 Prozent der Deutschen und 58,3 Prozent der türkischen Migranten mit einem BMI unter 30 (oder ohne Angaben) einen (sehr) guten Gesundheitsstatus angeben, nennen lediglich 38,3 Prozent der Deutschen und 42,1 Prozent der Migranten mit einem BMI über 30, der Übergewicht indiziert, einen guten Gesundheitsstatus. Hinsichtlich der sportlichen Betätigung lassen sich ebenfalls eklatante Unterschiede zwischen Personen, die wöchentlich Sport treiben und der Referenzgruppe erkennen. Unter den Personen, die sich häufig sportlich betätigen, geben 62,9 Prozent der Deutschen und 72,7 Prozent der türkischen Migranten einen (sehr) guten Gesundheitsstatus an. Bei den Personen, die seltener Sport treiben, liegt der Anteil über 15 Prozentpunkte niedriger (siehe Tabelle 19). Wie in der Literatur belegt ist, spielt die individuelle Lebensweise eine wesentliche Rolle für die gesundheitliche Lage der befragten Personen, dies gilt für beide Gruppen gleichermaßen. Hinsichtlich der Zusammenhänge zwischen Verhalten und Gesundheit lassen sich bei der deskriptiven Analyse keine relevanten Unterschiede zwischen Deutschen und türkischen Migranten finden.

Migrationsspezifische Faktoren

Bezüglich der migrationsspezifischen Variablen ist festzustellen, dass die Fähigkeit Deutsch zu sprechen für die erste Generation türkischer Migranten klar mit einer guten Gesundheit zusammenhängt, je höher die Sprachfähigkeit, desto häufiger wird ein (sehr) guter Gesundheitszustand genannt. Im GGS geben zum Beispiel 62,9 Prozent der Migranten der ersten Generation die kein oder wenig Deutsch sprechen eine (sehr) gute Gesundheit an. In der Gruppe von Migranten, die mindestens gut Deutsch sprechen, liegt der Anteil mit 81,2 Prozent nahezu 20 Prozentpunkte höher. Dies gilt in gleichem Ausmaß für die im SOEP befragten Migranten (gute Gesundheit bei keinen/geringen Sprachfähigkeiten 40,9 Prozent, bei guten Sprachfähigkeiten 62,8 Prozent) (siehe Tabelle 18 und 19). Für die zweite Generation (im GGS) sind die Ergebnisse weniger eindeutig, was durch die geringe Zahl an Personen zu erklären ist, welche in dieser Gruppe angeben, dass sie kein oder kaum Deutsch sprechen (vgl. Tabelle 18).

Was die Aufenthaltsdauer in Deutschland angeht, so zeigt sich, dass türkische Migranten mit längerer Aufenthaltsdauer einen schlechteren Gesundheitszustand angeben als Personen mit kürzerer Aufenthaltsdauer. Bei einer Aufenthaltsdauer von 31 und mehr Jahre geben nur noch rund die Hälfte der Befragten im GGS (55,2 Prozent) und ein Drittel im SOEP (34,3 Prozent) einen (sehr) guten Gesundheitszustand an, was aber wiederum durch das hohe durchschnittliche Alter in dieser Gruppe zu erklären ist. Die multivariaten Analysen werden hier genauere Ergebnisse liefern und zeigen, ob sich auch unter Kontrolle des Alters eine bessere Gesundheit der Migranten, die erst seit Kurzem in Deutschland leben, nachweisen lässt. Einen ersten Beitrag dazu liefern die Abbildungen A11 und A12 im Anhang dieser Arbeit, hier wurden die Angaben zum Gesundheitsstatus nach Aufenthaltsdauer- und Altersgruppen unterteilt dargestellt. Wie bereits unter 4.1.2 beschrieben, zeigen die Abbildungen jedoch keinen klaren Trend, sodass schwer zu beurteilen ist, inwiefern sich die verschiedenen Aufenthaltsdauergruppen unterscheiden.

Im SOEP werden neben der Sprachfähigkeit und der Aufenthaltsdauer die Umgangssprache, der Wunsch in Deutschland zu bleiben und die gewünschte Aufenthaltsdauer als migrationsspezifische Variablen berücksichtigt. In Übereinstimmung mit den Ergebnissen zur Sprachfähigkeit zeigt sich, dass Migranten, die im Alltag überwiegend deutsch sprechen, eine bessere Gesundheit aufweisen als Migranten, die nur zum Teil deutsch oder überwiegend die Heimatsprache sprechen. Dabei zeigen sich in der letztgenannten Gruppe die geringsten Nennungen eines (sehr) guten Gesundheitsstatus (46,1 Prozent, gegenüber 65,3 Prozent bei Migranten, die vornehmlich Deutsch sprechen).

Hinsichtlich des Wunsches in Deutschland zu bleiben, konnte vorab keine klare Hypothese zum Zusammenhang des Gesundheitsstatus formuliert werden. Es zeigt sich, dass Migranten, die für immer in Deutschland bleiben wollen, die beste Gesundheit aufweisen – 56,8 Prozent der Befragten geben hier eine (sehr) gute Gesundheit an. Von den Personen, die angeben nur einige Jahre bleiben zu wollen, nennen 51,1 Prozent einen guten Gesundheitsstatus. Erstaunlich ist, dass die türkischen Migranten, die innerhalb eines Jahres in die Türkei zurückkehren wollen, in geringstem Umfang (39,8 Prozent) eine gute Gesundheit angeben.

Geben die Migranten an, dass sie nur einige Jahre in Deutschland bleiben wollen, werden sie im SOEP außerdem gefragt, wie viele Jahre sie planen zu bleiben. Hier zeigt sich ein unklares Bild, was jedoch vornehmlich mit der schiefen Verteilung der Fallzahlen zusammenhängen könnte. Der größte Teil der dazu befragten Migranten gibt einen Bleibewunsch von bis zu zehn Jahren an. Alle Personen, die länger bleiben wollen, geben eine durchschnittlich bessere Gesundheit an, auch wenn die Gruppen sich leicht unterscheiden. Insgesamt zeichnet sich ab, dass Migranten, die einen längeren/dauerhaften Aufenthalt in Deutschland planen, zum Zeitpunkt der Befragung gesünder sind als Personen, die kürzer bleiben wollen.

Abschließend lässt sich feststellen, dass die Nennungen eines guten Gesundheitszustandes über die verschiedenen Einflussfaktoren und ihre Kategorien so verteilt sind, wie man es nach Aufarbeitung der Literatur zur gesundheitlichen Ungleichheit erwarten würde. Die Unterschiede zwischen den Migranten und den Deutschen scheinen dabei auf den ersten Blick gering zu sein. Relevante Unterschiede konnten nur hinsichtlich des Geschlechts und der Bewältigungsressource Vertrauen identifiziert werden. Türkische Frauen geben, insbesondere im GGS, im Durchschnitt wesentlich seltener einen guten Gesundheitsstatus an als türkische Männer. Bei den deutschen Befragten im GGS lässt sich hingegen keine geschlechtsspezifische Diskrepanz feststellen. Während Deutsche, die Vertrauen gegenüber anderen Menschen haben, durchschnittlich gesünder sind als Deutsche, die vorsichtig gegenüber Anderen sind, zeigt sich dieser Unterschied bei den türkischen Migranten kaum. Ganz genau lässt sich dies jedoch nur anhand der multivariaten Analysen untersuchen, welche die verschiedenen Einflussfaktoren gleichzeitig und somit auch in Relation zueinander berücksichtigen.

4.1.5 Vergleich zu anderen Migrantengruppen

Allgemein besteht die Möglichkeit, türkische Migranten nicht nur mit der einheimischen Bevölkerung, sondern auch mit anderen Migrantengruppen zu vergleichen. Aufgrund der hohen Heterogenität der Migrantenpopulation und der vergleichsweise schlechten Datenlage zu anderen Migrantengruppen in Deutschland steht diese Analyse jedoch nicht im Fokus der vorliegenden Arbeit. In diesem Abschnitt sollen dennoch kurz einige weitere Migrantengruppen hinsichtlich ihres subjektiven Gesundheitszustandes deskriptive analysiert werden. Für diesen Vergleich bieten sich der Alterssurvey und das SOEP an. Im Alterssurvey werden Personen ab einem Alter von 40 Jahren befragt. Insgesamt umfasst der Survey drei Wellen (1996, 2002, 2008), wobei im Jahr 2002 eine separate Ausländerstichprobe erhoben wurde.[177]

Insgesamt zeigt sich in Tabelle 20, dass griechische Staatsangehörige die durchschnittlich beste Gesundheitssituation angeben (Anteil an Personen mit (sehr) guter Gesundheit 67,8 Prozent). Besonders oft wurde dabei von ihnen die Kategorie *gut* genannt. Türkische Staatsangehörige geben eben-

177 Siehe dazu auch Abschnitt 3.2 und www.dza.de/forschung/deas.html.

falls einen besonders guten Gesundheitszustand an, der Anteil der Personen mit einer (sehr) guten Gesundheit liegt dabei mit 56,4 Prozent etwas über dem Anteil der deutschen Staatsangehörigen (54,2 Prozent). Unter den Italienern geben 53,5 Prozent und unter den Polen lediglich 41,3 Prozent eine gute Gesundheit an (siehe Tabelle 20). Aufgrund der geringen Fallzahlen (z.B. Griechen n=31, Türken n=126) sind die Ergebnisse jedoch mit Vorsicht zu bewerten und es lassen sich beim Vergleich der einzelnen Ausländergruppen mit den einheimischen Deutschen auf Basis des *Fisher Exact Tests* für kleine Stichproben (Agresti 1992; Fisher 1935) keine signifikanten Unterschiede feststellen.[178]

Tabelle 20: Der subjektive Gesundheitszustand nach Staatsangehörigkeit im Alterssurvey

	Staatsangehörigkeit				
	Deutsch [n=6.109]	*Griechisch* [n=31]	*Türkisch* [n=126]	*Italienisch* [n=71]	*Polnisch* [n=29]
sehr gut	10,1%	6,5%	14,3%	14,1%	10,3%
gut	44,1%	61,3%	42,1%	39,4%	31,0%
mittelmäßig	33,8%	22,6%	26,2%	31,0%	37,9%
schlecht	9,2%	9,7%	13,5%	12,7%	20,7%
sehr schlecht	2,7%		4,0%	2,8%	
(sehr) gut	54,2%	67,8%	56,4%	53,5%	41,3%
Mittelwert [5-sehr gut, 1-schlecht]	3,50	3,65	3,49	3,49	3,31

Quelle: Alterssurvey (2002, 2008), Alter 40–85 Jahre, eigene Berechnungen

Auch im SOEP werden neben den türkischen Migranten weitere Migrantengruppen befragt. Hier werden ebenfalls Migranten aus den Ländern dargestellt, aus denen in den 1960er und 1970er Jahren Gastarbeiter angeworben wurden. Im SOEP sind dabei Angaben für Migranten aus Spanien, Italien, Griechenland, dem Gebiet des ehemaligen Jugoslawien und Polen zu finden. Für die Analyse wird das erste Jahr gewählt, in dem Informationen zum subjektiven Gesundheitsstatus vorliegen: 1992. Ähnlich wie im Alterssurvey liegen türkische Migranten und Deutsche hinsichtlich des Anteils von Befragten mit (sehr) guter Gesundheit mit 58,0 Prozent (Deut-

178 Lediglich zwischen polnischen und griechischen Migranten lässt sich ein signifikanter Unterschied zwischen den Anteilen einer (sehr) guten Gesundheit identifizieren. Da dieser Vergleich nicht Teil der Fragestellung ist, wird diesem Ergebnis an dieser Stelle nicht weiter nachgegangen.

sche) und 60,0 Prozent (türkische Migranten) relativ nah beieinander. Von den spanischen und italienischen Migranten geben 54,4 Prozent bzw. 52,5 Prozent eine gute Gesundheit an. Anders als im Alterssurvey lässt sich dagegen für die Griechen im SOEP kein besserer Gesundheitsstatus erkennen als für alle anderen Migrantengruppen. Vielmehr weisen sie mit einem Anteil von 50,4 Prozent, ähnlich wie Migranten aus dem Gebiet des ehemaligen Jugoslawien mit 48,7 Prozent, eher eine unterdurchschnittliche Gesundheit auf. Die in Polen geborenen Migranten geben nur zu 44,8 Prozent eine gute Gesundheit an und schneiden damit wie im Alterssurvey am schlechtesten ab (vgl. Tabelle 20 und 21). Hier lassen sich ebenso aufgrund der geringen Fallzahlen zwischen Migranten und einheimischen Deutschen keine signifikanten Unterschiede hinsichtlich der Anteile an Personen mit einer guten Gesundheit identifizieren.[179]

Tabelle 21: Der subjektive Gesundheitszustand nach Geburtsland im SOEP

	Geburtsland						
	Deutschland [n=11.025]	*Türkei* [n=790]	*Spanien* [n=149]	*Italien* [n=356]	*Griechenland* [n=256]	*ehem. Jugoslawien* [n=271]	*Polen* [n=38]
sehr gut	16,1%	17,6%	16,8%	12,1%	12,5%	18,1%	13,2%
gut	41,9%	42,4%	37,6%	40,4%	37,9%	30,6%	31,6%
zufriedenstellend	28,4%	21,4%	29,5%	28,7%	28,9%	26,6%	34,2%
weniger gut	10,0%	14,4%	12,1%	16,6%	13,7%	17,7%	15,8%
schlecht	3,6%	4,2%	4,0%	2,2%	7,0%	7,0%	5,3%
(sehr) gut	58,0%	60,0%	54,4%	52,5%	50,4%	48,7%	44,8%
Mittelwert [5-sehr gut, 1-schlecht]	3,57	3,55	3,51	3,44	3,35	3,35	3,32

Quelle: SOEP (1992), eigene Berechnungen

Im Anhang werden die Ergebnisse für das SOEP zusätzlich für die Jahre 2001 und 2009 dargestellt (Tabelle A7). Dabei zeigt sich, dass im Jahr 2001 die 317 befragten polnischen Migranten mit einem Anteil von 54,5 Prozent mit guter Gesundheit und im Jahr 2009 mit einem Anteil von 51,9 Prozent

179 Wie im Alterssurvey sind die beiden am weitesten auseinander liegenden Gruppen, hier die türkischen und polnischen Migranten, auf Basis eines zweiseitigen Fisher Exact Tests signfikant verschiedenen voneinander ($p<0,005$). Für alle anderen Vergleiche lassen sich keine signifikanten Unterschiede feststellen.

(n=183) eine besonders gute gesundheitliche Lage aufweisen. Somit kann das Ergebnis der 38 im Jahr 1992 befragten polnischen Migranten im SOEP (Anteil der Personen mit guter Gesundheit 44,8 Prozent, siehe Tabelle 21) hier vernachlässigt werden. Allerdings nimmt, neben den Deutschen, nur für polnische Migranten die Zahl der Befragten im SOEP über die Zeit zu. Beachtet man den allgemeinen Trend einer Verschlechterung des Gesundheitsstatus mit steigender Zeit im SOEP, könnte dies die höheren Anteile an Personen mit guter Gesundheit unter den polnischen Migranten erklären. Mit Ausnahme der polnischen Migranten zeigt sich dementsprechend über alle befragten Gruppen, dass der Anteil an Personen mit guter Gesundheit über die Jahre im SOEP sinkt, dabei nimmt parallel die Zahl der befragten Personen ab. Dies dürfte vornehmlich mit dem steigenden Alter bei den entsprechenden Befragten zusammenhängen.[180] Unter den verschiedenen Migrantengruppen weisen türkische Migranten über alle betrachteten Jahre hinweg mit den besten Gesundheitsstaus auf.

4.2 Multivariate Ergebnisse

Auch wenn sich auf Basis der deskriptiven Ergebnisse schon viele Erkenntnisse zur gesundheitlichen Lage türkischer Migranten in Deutschland gewinnen lassen, können die formulierten Hypothesen nur anhand der multivariaten Analysen im Detail überprüft werden. Hier können außerdem die unterschiedlichen Erklärungsfaktoren gesundheitlicher Ungleichheit: der soziodemographische und sozioökonomische Status, die Bewältigungsressourcen sowie das Gesundheitsverhalten, zeitgleich berücksichtigt werden. Die unterschiedliche Struktur der beiden betrachteten Datensätze – Querschnittsdaten des GGS sowie Längsschnittdaten des SOEP – macht es erforderlich, für beide verschiedene multivariate Verfahren anzuwenden. Die Daten des GGS werden anhand logistischer Regressionsmodelle ausgewertet, für die Daten des SOEP werden Random Effects Panelmodelle geschätzt (siehe 3.4.1 und 3.4.2). Dabei werden für beide Datensätze zwei

180 Außer für polnische Befragte scheinen sich die Stichproben wenig zu regenerieren, das heißt, es kommen kaum neue Befragte aus den jeweiligen Ursprungsländern hinzu. Dies dürfte vor allem daran liegen, dass im Jahr 1984 mit einer relativ großen Ausländerstichprobe im SOEP begonnen wurde, die dann nur im Jahr 1994/1995 geringfügig aufgefüllt wurde.

verschiedene Modelle dargestellt. Zuerst wird jeweils ein Gesamtmodell geschätzt, welches alle Befragten beinhaltet, um festzustellen, inwiefern türkische Migranten und Deutsche sich hinsichtlich ihres Gesundheitsstatus unterscheiden. Danach werden separate Modelle für die einzelnen Gruppen (türkische Migranten und einheimische Deutsche) geschätzt, um zu untersuchen, ob sich die Faktoren, die den Gesundheitszustand beeinflussen, unterscheiden. Des Weiteren können in den separaten Modellen für die türkischen Migranten auch migrationsspezifische Variablen in der Analyse berücksichtigt werden. Wie bereits beschrieben, liegt der Fokus der Analyse auf dem subjektiven Gesundheitsstatus. Die Ergebnisse werden jedoch größtenteils mithilfe anderer Gesundheitsvariablen (chronische Erkrankungen, Behinderungen im Alltag, siehe dazu 3.3.1) repliziert und überprüft. Diese Ergebnisse sind im Anhang der Arbeit zu finden (Tabelle A13 und A14), es wird an den entsprechenden Stellen auf sie verwiesen.

Im weiteren Verlauf dieses Abschnitts wird folgendermaßen vorgegangen: Einleitend werden die multivariaten Modelle des GGS und SOEP vorgestellt und allgemein erläutert (4.2.1). Dem bisherigen Aufbau der Arbeit folgend werden dann die Ergebnisse zu den einzelnen Erklärungsfaktoren und den entsprechend formulierten Hypothesen genauer vorgestellt. Unter 4.2.2 werden die gesundheitlichen Unterschiede zwischen Einheimischen und Migranten dargestellt. Darauf folgend wird der Einfluss der einzelnen Determinanten gesundheitlicher Ungleichheit dargelegt. Die soziodemographischen Faktoren werden unter 4.2.3 erläutert, daran schließen sich der sozioökonomische Status (4.2.4), die Bewältigungsressourcen (4.2.5) und das Gesundheits- und Krankheitsverhalten (4.2.6) an. In diesen Abschnitten (4.2.3 bis 4.2.6) werden die sechs allgemein formulierten Hypothesen überprüft (siehe Tabelle 5 im Abschnitt 2.4). Unter 4.2.8 werden die gewonnenen Ergebnisse anhand weiterer Gesundheitsindikatoren (chronische/andauernde Krankheiten, Einschränkungen im Alltag) überprüft. Unter 4.2.9 und 4.2.10 werden die spezifischen Hypothesen zum Unterschied zwischen türkischen Migranten und einheimischen Deutschen getestet (siehe ebenso Tabelle 5).

4.2.1 Präsentation der Modelle und allgemeine Anmerkungen

In Tabelle 22 und 23 werden die schrittweise konstruierten logistischen Regressionsmodelle des GGS dargestellt. Dabei werden in einzelnen Etappen die Variablen zur Soziodemographie, dem sozioökonomischen Status und den Bewältigungsressourcen in das Modell eingefügt. In Tabelle 22 wird hinsichtlich des Migrationshintergrunds nur nach erster und zweiter Generation unterteilt, während in Tabelle 23 die Gruppe der Migranten der ersten Generation nach Aufenthaltsdauer unterteilt wird. Die bereits deskriptiv gewonnenen Erkenntnisse, dass die Aufenthaltsdauer den Gesundheitsstatus von Migranten beeinflusst (siehe 4.1.3), zeigen dieses Vorgehen an. So kann überprüft werden, ob der subjektive Gesundheitsstatus in den einzelnen Aufenthaltsdauergruppen variiert. Im Anhang werden die Ergebnisse aus Tabelle 23 auch nach Geschlecht getrennt dargestellt (siehe Tabelle A8 und A9).[181]

Die Analysen mit dem SOEP sind genauso aufgebaut wie für den GGS, das heißt, es werden gemeinsame Modelle (mit allen Befragten) geschätzt, um zu evaluieren, ob es einen eigenständigen Einfluss des Migrationshintergrunds auf die Gesundheit gibt bzw. ob Migranten und Deutsche sich signifikant unterscheiden. Dabei werden auch hier die verschiedenen Dimensionen der Einflussfaktoren schrittweise in die Modelle aufgenommen. Im Gegensatz zum GGS werden nach den Bewältigungsressourcen Variablen zum Gesundheitsverhalten ergänzt.[182] Im Hauptteil dieser Arbeit werden nur die Modelle mit Unterteilung der Migranten nach Aufenthaltsdauer dargestellt (siehe Tabelle 24). Die entsprechenden Modelle ohne Differenzierung der Migranten sind im Anhang der Arbeit zu finden (siehe Tabelle A10). Die separaten Auswertungen für Männer und Frauen sind ebenfalls im Anhang zu finden (Tabelle A11 und A12).

Bei der Auswertung von Paneldaten stellt sich die Frage, ob man eine Einschränkung hinsichtlich der Mindestanzahl der Befragungszeitpunkte vornehmen soll. Daher wurde getestet, ob sich die Ergebnisse verändern, wenn nur Personen in die Analyse einbezogen werden, für die zu mindestens drei Zeitpunkten (im Zeitraum 1992, 1994–2009) Informationen vorliegen. Die Ergebnisse (nicht dargestellt) ändern sich jedoch nur geringfügig hinsichtlich der Höhe der Odds Ratio, die Signifikanz der verschiedenen Koeffizienten ändert sich nicht, daher wird die verfügbare Information aller Befragten genutzt und keine Einschränkung vorgenommen.

---

181 Da sich die Erläuterung der Modelle über den kompletten Abschnitt 4.2 erstreckt, werden zur besseren Lesbarkeit bei der Beschreibung der Ergebnisse im Text die *Odds Ratios* in Klammern angegeben.

182 Diese Informationen liegen im GGS nicht vor.

Tabelle 22: Logistisches Regressionsmodell zur Erklärung des Gesundheitsstatus, schrittweiser Aufbau (Migrationshintergrund ja/nein), GGS

		Modell 1			*Modell 2*			*Modell 3*		
	Nagelkerke R^2	,224			,260			,298		
	-2 Log Likelihood	11.338,380			10.988,683			10.620,705		
	n = 11.963	OR		KI	OR		KI	OR		KI
Soziodemographie	türkischer Migrationshintergrund: 1. Generation[1]	,555	***	,495–,622	,925		,810–1,057	,974		,847–1,120
	- 2. Generation[1]	,959		,700–1,312	1,326		,964–1,825	1,461	*	1,057–2,020
	Alter	,938	***	,935–,941	,945	***	,942–,948	,940	***	,936–,943
	weiblich[2]	,880	**	,803–,965	,932		,847–1,025	,930		,844–1,025
	in alten Bundesländern lebend[3]	1,489	***	1,319–1,681	1,504	***	1,326–1,707	1,402	***	1,228–1,600
SÖ	kein Schulabschluss[4]				,616	***	,513–,741	,649	***	,538–,783
	mittleres Bildungsniveau[4]				1,702	***	1,510–1,919	1,577	***	1,396–1,782
	hohes Bildungsniveau[4]				2,323	***	2,024–2,666	1,981	***	1,720–2,282
	arbeitslos[5]				,642	***	,549–,750	,745	***	,635–,873
	unbefristeter Arbeitsvertrag[6]				1,406	***	1,256–1,573	1,306	***	1,165–1,464
Bewältigungsressourcen	Zufriedenheit mit Haus/Wohnung							1,092	***	1,069–1,115
	Teilnahme an religiösen Veranstaltungen							1,086	***	1,034–1,140
	soziale Unterstützung[7]							1,502	***	1,293–1,744
	Kontrollüberzeugung							1,506	***	1,414–1,604
	Vertrauen gegenüber Anderen: man kann den meisten Menschen vertrauen[8]							1,376	***	1,235–1,534
	- keine Antwort/weiß nicht							,897		,667–1,205
	Konstante	*59,175*	***		*25,542*	***		*3,621*	***	

** p<0,05 ** p<0,01 *** p<0,001; abhängige Variable: subjektiver Gesundheitsstatus [1-(sehr) gut, 0-mittelmäßig/(sehr) schlecht], OR: Odds Ratio, KI: Konfidenzinterval, SÖ: sozioökonomischer Status*

Referenzkategorien: [1]deutsche Einheimische, [2]männlich, [3]in den neuen Bundesländern lebend, [4]niedriges Bildungsniveau, [5]beschäftigt/nicht auf dem Arbeitsmarkt, [6]befristeter/kein Arbeitsvertrag, [7]keine Unterstützung, [8]vorsichtig gegenüber Anderen

Quelle: GGS 2005/2006, eigene Berechnungen

Tabelle 23: Logistisches Regressionsmodell zur Erklärung des Gesundheitsstatus, schrittweiser Aufbau (Migrationshintergrund nach Aufenthaltsdauer), GGS

		Modell 1		*Modell 2*		*Modell 3*	
	Nagelkerke R^2	,226		,264		,302	
	-2 Log Likelihood	11.312,738		10.955,057		10.581,005	
	n = 11.963	OR	KI	OR	KI	OR	KI
Soziodemographie	türkischer Migrationshintergrund: 1. Generation: 0–10 Jahre[1]	,771	,587–1,012	1,351*	1,016–1,798	1,487**	1,110–1,992
	11–20 Jahre[1]	,755*	,606–,940	1,367**	1,081–1,731	1,513***	1,186–1,930
	21–30 Jahre [1]	,568***	,464–,696	,904	,729–1,121	,917	,734–1,144
	31 und mehr Jahre1	,429***	,366–,502	,696***	,584–,829	,718***	,599–,861
	- 2. Generation[1]	1,009	,737–1,381	1,414*	1,028–1,945	1,567**	1,134–2,166
	Alter	,940***	,937–,944	,948***	,944–,951	,942***	,939–,946
	weiblich[2]	,878**	,801–,962	,931	,846–1,024	,928	,842–1,023
	in alten Bundesländern lebend[3]	1,504***	1,332–1,697	1,528***	1,347–1,734	1,422***	1,246–1,622
SÖ	kein Schulabschluss[4]			,608***	,504–,735	,638***	,526–,773
	mittleres Bildungsniveau[4]			1,726***	1,532–1,945	1,599***	1,416–1,807
	hohes Bildungsniveau[4]			2,330***	2,030–2,674	1,982***	1,721–2,283
	arbeitslos[5]			,667***	,570–,780	,779**	,663–,916
	unbefristeter Arbeitsvertrag[6]			1,455***	1,299–1,629	1,356***	1,208–1,522
Bewältigungsressourcen	Zufriedenheit mit Haus/Wohnung					1,094***	1,071–1,117
	Teilnahme an religiösen Veranstaltungen					1,091***	1,039–1,146
	soziale Unterstützung[7]					1,509***	1,299–1,754
	Kontrollüberzeugung					1,510***	1,418–1,609
	Vertrauen gegenüber Anderen: man kann den meisten Menschen vertrauen[8]					1,378***	1,237–1,536
	- keine Antwort/weiß nicht					,903	,672–1,214
	Konstante	*51,898****		*21,079****		*2,884****	

** $p<0,05$ ** $p<0,01$ *** $p<0,001$; abhängige Variable: subjektiver Gesundheitsstatus [1-(sehr) gut, 0-mittelmäßig/(sehr) schlecht], OR: Odds Ratio, KI: Konfidenzinterval, SÖ: sozioökonomischer Status*

Referenzkategorien: [1]deutsche Einheimische, [2]männlich, [3]in den neuen Bundesländern lebend, [4]niedriges Bildungsniveau, [5]beschäftigt/nicht auf dem Arbeitsmarkt, [6]befristeter/kein Arbeitsvertrag, [7]keine Unterstützung, [8]vorsichtig gegenüber Anderen

Quelle: GGS 2005/2006, eigene Berechnungen

Tabelle 24: Panelregressionsmodell zur Erklärung des Gesundheitsstatus, schrittweiser Aufbau

	n = 11.277	*Modell 1*		*Modell 2*		*Modell 3*		*Modell 4*	
	Log Likelihood	-50379,01		-50275,50		-50189,32		-50084,93	
		OR	KI	OR	KI	OR	KI	OR	KI
Soziodemographie	türkischer Migr.h.: Aufenthalt 0–10 Jahre[1]	1,752**	1,250–2,455	2,049***	1,463–2,869	2,182***	1,559–3,054	2,355***	1,684–3,293
	- 11–20 Jahre	1,053	,851–1,304	1,288*	1,039–1,598	1,336**	1,078–1,657	1,437**	1,160–1,779
	- 21–30 Jahre	0,741**	,609–,903	0,935	,767–1,141	0,942	,773–1,148	1,023	,841–1,246
	- 31 und mehr Jahre	0,770*	,596–,996	0,992	,765–1,285	0,976	,754–1,264	1,062	,821–1,374
	Alter	0,917***	,914–,919	0,916***	,914–,919	0,916***	,913–,91874	0,916***	,914–,919
	weiblich[2]	0,697***	,635–,765	0,739***	,674–,810	0,736***	,671–,806	0,731***	,668–,800
sozioökonomischer Status	in der Schule[3]			1,473**	1,162–1,866	1,418**	1,120–1,797	1,325*	1,046–1,678
	Haupt-, Realschulabschluss[3]			1,200*	1,030–1,399	1,186*	1,017–1,382	1,187*	1,019–1,383
	Fachoberschulabschluss, Abitur[3]			1,500***	1,286–1,749	1,485***	1,274–1,732	1,485***	1,274–1,731
	+ Lehre etc.[3]			1,600***	1,313–1,951	1,590***	1,304–1,937	1,553***	1,275–1,892
	+ Beamtenausbildung, Meister, Techniker[3]			1,644***	1,370–1,972	1,621***	1,351–1,944	1,608***	1,341–1,928
	Fach-, Hochschulabschluss[3]			2,306***	1,917–2,773	2,292***	1,906–2,756	2,195***	1,826–2,638
	Haushaltsnettoeinkommen (in 1.000€)			1,006***	1,004–1,009	1,005***	1,003–1,008	1,005***	1,002–1,008
	arbeitslos[4]			0,748***	,682–,820	0,751***	,685–,824	0,760***	,693–,834
	unbefristeter Arbeitsvertrag[5]			0,999	,952–1,048	0,995	,949–1,044	1,003	,956–1,052
BW	Zustand des Hauses/der Wohnung					1,283***	1,231–1,337	1,277***	1,225–1,331
	Teilnahme an religiösen Veranstaltungen					1,203***	1,128–1,284	1,190***	1,116–1,270
GV	Raucher[6]							0,809***	,733–,892
	BMI der auf Adipositas hinweist[7]							0,543***	,479–,615
	sportliche Betätigung mindestens wöchentlich[8]							1,282***	1,217–1,350

** p<0,05 ** p<0,01 *** p<0,001; abhängige Variable: subjektiver Gesundheitsstatus [1-(sehr) gut, 0-mittelmäßig/(sehr) schlecht], OR: Odds Ratio, KI: Konfidenzintervall; BW: Bewältigungsressourcen, GV: Gesundheitsverhalten; Periodeneffekte werden berücksichtigt (Dummies Befragungszeitpunkte);*

Referenzkategorien: [1]deutsche Einheimische, [2]männlich, [3]kein Abschluss (ISCED 1), [4]beschäftigt/nicht auf dem Arbeitsmarkt, [5]befristeter/kein Arbeitsvertrag, [6]nie angegeben ein Raucher zu sein, [7]Body Mass Index immer <30/kein Wert für BMI, [8]seltener/nie bzw. keine Angabe

Quelle: SOEP, 1992, 1994–2009, eigene Berechnungen

4.2.2 Allgemeine gesundheitliche Unterschiede

In Tabelle 22 wird die Gruppe der Migranten nur nach einem Migrationshintergrund der ersten (selbst eingewandert) oder zweiten Generation (Eltern eingewandert) unterschieden. Dabei zeigt sich, dass Migranten der ersten Generation bei ausschließlicher Berücksichtigung der soziodemographischen Faktoren signifikant ungesünder sind als die einheimischen Deutschen (Odds Ratio: *,555****). Bereits bei Ergänzung der sozioökonomischen Faktoren wird dieser Effekt jedoch insignifikant (*,925*), das heißt, wenn man die unterschiedliche Bildungsstruktur, Arbeitslosigkeit und die Arbeitsvertragsarten beachtet, unterscheiden sich türkische Migranten der ersten Generation nicht signifikant von den Deutschen. Dies unterstützt die in Hypothese 6 geäußerte Vermutung, dass der Zusammenhang von Migrationshintergrund und Gesundheit durch die Kontrolle des sozioökonomischen Status gemindert wird. Der Effekt bleibt im dritten Modell bei Hinzukommen der Bewältigungsressourcen ebenso insignifikant (*,974*) und nähert sich weiter dem Wert von 1 an.[183] Für die zweite Generation zeigt sich hinsichtlich des Gesundheitsstatus in den ersten beiden Modellen kein signifikanter Unterschied zu den Deutschen (*,959* bzw. *1,326*). In Modell 3, in dem neben den soziodemographischen Faktoren und dem sozioökonomischen Status auch die Bewältigungsressourcen kontrolliert werden, weisen sie jedoch einen etwas besseren Gesundheitsstatus auf (*1,461**, siehe Tabelle 22). Zu beachten ist dabei, dass die zweite Generation – trotz Berücksichtigung verschiedener Einflussfaktoren – eine besondere Gruppe darstellt und sich in ihrer Komposition von den Deutschen sowie den Migranten der ersten Generation unterscheidet. Diese Unterschiedlichkeit besteht möglicherweise über die in den Regressionsmodellen verwendeten Kontrollvariablen hinaus.[184] Warum die zweite Generation hier also einen besonders guten Gesundheitsstatus aufweist, lässt sich an dieser Stelle nicht abschließend klären. Ein durchgeführter *Likelihood Ratio Test* zeigt (Ergebnisse nicht dargestellt), dass sich jedes neue Modell signifikant vom vorherigen Modell unterscheidet, das heißt, die Aufnahme neuer Variablen ist in jedem Schritt gerechtfertigt.

---

183 Bei einem *Odds Ratio* von 1 wäre die gesundheitliche Lage von türkischen Migranten und einheimischen Deutschen genau gleich.

184 Das heißt, es gibt möglicherweise noch andere Faktoren, in denen sich türkische Migranten der zweiten Generation und Deutsche unterscheiden, die hier jedoch keinen Eingang finden, weil sie in der Umfrage nicht erhoben wurden (z.B. besonders gute soziale Netzwerke, gesundheitsbewusstes Verhalten wie Sport und gesunde Ernährung).

Wie bei der Auswertung des GGS wurden für das SOEP Panelregressionsmodelle ohne Unterteilung der Gruppe der Migranten geschätzt. Diese Ergebnisse sind im Anhang der Arbeit zu finden (siehe Tabelle A10). Dabei zeigt sich, dass bei Berücksichtigung der verschiedenen für Gesundheit relevanten Variablen türkische Migranten einen signifikant besseren Gesundheitsstatus aufweisen als die deutschen Befragten (Modell 4: *1,260***). Es ist jedoch zu beachten, dass für die ersten drei Modellspezifikationen, kein signifikanter Unterschied zwischen den türkischen Migranten und den einheimischen Deutschen zu identifizieren ist.[185]

> Betrachtet man die erste Generation türkischer Migranten als eine homogene Gruppe, zeigt sich für die Daten des GGS und des SOEP gleichermaßen, dass bei Kontrolle von soziodemographischen, sozioökonomischen Faktoren und den Bewältigungsressourcen keine signifikanten Unterschiede im subjektiven Gesundheitsstatus gegenüber der einheimischen deutschen Bevölkerung nachweisbar sind. Im SOEP sind türkische Migranten unter zusätzlicher Kontrolle des Krankheits-/Gesundheitsverhaltens des Weiteren signifikant gesünder als die Deutschen (siehe Tabelle A10 im Anhang).

Da sich sowohl theoretisch (*Healthy migrant*-Effekt, siehe 2.1.6) als auch auf Basis der deskriptiven Ergebnisse vermuten lässt, dass die Aufenthaltsdauer einen wichtigen Einfluss auf die Gesundheit hat, erscheint es jedoch im weiteren Verlauf der Arbeit sinnvoll, die erste Generation türkischer Migranten bezüglich ihrer unterschiedlichen Aufenthaltsdauer zu unterteilen. In Tabelle 23 wird daher für den GGS und in Tabelle 24 für das SOEP die erste Generation der Migranten in vier Gruppen unterteilt: Migranten mit 0 bis 10 Jahren, 11 bis 20, 21 bis 30 sowie 31 und mehr Jahren Aufenthalt in Deutschland. Im weiteren Verlauf werden vornehmlich diese Modelle mit den Aufenthaltsdauergruppen im Detail erläutert.[186] Andere Auf-

---

185 Das erste Modell enthält die soziodemographischen Faktoren, im zweiten Modell wird der sozioökonomische Status und im dritten Modell die Bewältigungsressourcen ergänzt.

186 Wie unter 3.3.3 erläutert, wurden die türkischen Migranten gebeten anzugeben, seit wann sie permanent in Deutschland leben. Über Einreise- und Befragungszeitpunkt wurde dann die Aufenthaltsdauer berechnet. Die in Tabelle 22 dargestellten Modelle, in denen alle Migranten der ersten Generation zusammengefasst werden, dienen dabei vornehmlich dem Vergleich und zeigen, dass sich ohne Unterteilung ein anderes Bild zur gesundheitlichen Lage türkischer Migranten ergibt als bei differenzierter Betrachtung der Migrantenpopulation.

teilungen der Gruppen wurden ebenfalls getestet, wobei eine gröbere Aufteilung die Unterschiede weniger deutlich macht, während eine feinere Aufteilung keine zusätzliche Erklärungskraft aufweist.

Wenn wir uns für die erste Generation türkischer Migranten im GGS die Personen anschauen, die maximal 10 Jahre in Deutschland sind, dann beobachten wir von Anfang an keinen signifikanten, negativen Effekt des Migrationshintergrunds auf die Gesundheit und schon im zweiten Modell zeigt sich ein signifikanter, positiver Effekt (*1,351**). Für die Gruppe der Migranten mit 11 bis 20 Jahren Aufenthaltsdauer zeigt sich anfänglich noch ein negativer Effekt (*,755**), der aber ebenfalls schon im zweiten Modell signifikant positiv wird (*1,367***). Das heißt, berücksichtigt man die soziodemographischen und sozioökonomischen Unterschiede so sind türkische Migranten mit einer Aufenthaltsdauer von bis zu 20 Jahren signifikant gesünder als die einheimischen deutschen Befragten. Dass dieser Effekt im dritten Modell noch größer und stärker (höheres Signifikanzniveau) wird (0–10 Jahre Aufenthalt: *1,487***; 11–20 Jahre: *1,513****), zeigt außerdem, wie robust diese Ergebnisse sind. Für die Gruppe der Migranten mit 21 bis 30 Jahren Aufenthalt zeigt sich nach einem anfänglich negativen Zusammenhang zwischen Migrationshintergrund und Gesundheit (*,568****), bereits ab dem zweiten Modell, also unter Kontrolle des sozioökonomischen Status, kein signifikanter Zusammenhang mehr. Anders als die anderen betrachteten Gruppen weisen türkische Migranten, die bereits seit 31 und mehr Jahren in Deutschland leben, durchweg eine schlechtere Gesundheit auf als die Deutschen (Modell 1: *,429****; Modell 2: *,696****; Modell 3: *,718****). Hypothese 14 beschreibt die Annahme, dass türkische Migranten, die länger als 30 Jahre in Deutschland sind, sich hinsichtlich des Gesundheitszustandes nicht signifikant von den einheimischen Deutschen unterscheiden. Das vorliegende Ergebnis auf Basis der Daten des GGS widerspricht der formulierten Hypothese.

In Tabelle 24 werden ähnliche Modelle, mit schrittweisem Aufbau und allen Befragten, für die Daten des SOEP dargestellt. Bereits ab dem ersten Modell, welches ausschließlich die soziodemographischen Faktoren enthält, weist die Gruppe der Migranten mit bis zu 10 Jahren Aufenthaltsdauer im Vergleich zu den Deutschen eine besonders gute Gesundheit auf (*1,752***). Für die Gruppe der Migranten mit einer Aufenthaltsdauer von 11 bis 20 Jahren gilt dies ab dem zweiten Modell (*1,288**), welches neben den soziodemographischen Determinanten auch den sozioökonomischen Status beinhaltet. Die Gruppen mit 21 bis 30 sowie 31 und mehr Jahren

Aufenthaltsdauer weisen im ersten Modell noch einen negativen Zusammenhang zum Gesundheitsstatus auf (*,741*** bzw. *,770**), dieser wird jedoch ab dem zweiten Modell insignifikant.

Zum Zusammenhang zwischen Aufenthaltsdauer und Gesundheit werden unter 2.4 zwei Hypothesen formuliert, die hier relevant sind. In Hypothese 11 wurde die Vermutung aufgestellt, dass türkische Migranten kurz nach der Einwanderung nach Deutschland im Vergleich zur einheimischen deutschen Bevölkerung gesünder sind. Diese Hypothese findet hier Unterstützung. Insofern die sozioökonomische Lage kontrolliert wird, sind im SOEP und GGS Migranten, die seit maximal 20 Jahren in Deutschland sind, signifikant gesünder als die einheimische deutsche Bevölkerung. Hypothese 14 beschreibt, dass bei einer Aufenthaltsdauer, die 30 Jahre überschreitet, keine gesundheitlichen Unterschiede zwischen Migranten und Deutschen angenommen werden. Dafür lassen sich an dieser Stelle nur mit den Daten des SOEP Belege finden (siehe Tabelle 24). Im GGS zeigt sich eine schlechtere Gesundheit dieser Gruppe (siehe Tabelle 23). Der Zusammenhang zwischen der Aufenthaltsdauer in Deutschland und dem Gesundheitsstatus türkischer Migranten wird unter 4.2.9 wieder aufgegriffen und erläutert.

4.2.3 Soziodemographische Faktoren

Aus der epidemiologischen Forschung ist bekannt, dass Menschen mit zunehmendem Alter ungesünder bzw. kränker werden und dass Frauen durchschnittlich eine schlechtere Gesundheit angeben als Männer (siehe 2.4.1). Diese Effekte lassen sich auch im Rahmen der vorliegenden Analyse zeigen. Alter steht konstant und hoch signifikant in einem negativen Zusammenhang mit Gesundheit. So zeigt sich im jeweils letzten Modell, unter Berücksichtigung aller Erklärungsfaktoren, für den GGS ein Odds Ratio von *,942**** und für das SOEP von *,916**** (vgl. Tabelle 23, 24). Mit jedem Lebensjahr sinkt also die Wahrscheinlichkeit einer guten Gesundheit.

Im GGS lässt sich nur im ersten Modell ein signifikanter Zusammenhang zwischen Geschlecht und Gesundheit feststellen, Frauen haben unter Berücksichtigung des Migrationshintergrunds, des Alters und der Wohnregion ein gegenüber Männern erhöhtes Risiko einer schlechten Gesundheit (*,878***). In den folgenden Modellen zeigt sich unter zusätzlicher Kontrolle sozioökonomischer Faktoren (*,931*) und der Bewältigungsressourcen (*,928*) jedoch kein signifikanter Zusammenhang (siehe Tabelle 23). Im SOEP unterscheiden sich Männer und Frauen hingegen durchweg signifikant. Auch hier zeigt sich eine schlechtere Gesundheit der Frauen im Vergleich zu den Männern (z.B. Modell 4: *,731****). Die zweite Hypothese, welche die schlechtere Gesundheit der Frauen gegenüber den Männern beschreibt, kann daher nur partiell belegt werden.

Im GGS wird als vierte soziodemographische Variable die Wohnregion (neue, alte Bundesländer) in die Analyse einbezogen. Aufgrund fehlender Forschungsresultate und der geringen Zahl von türkischen Migranten in den neuen Bundesländern wird dazu keine Hypothese formuliert. Es zeigt sich in Tabelle 23, dass Personen, die in den alten Bundesländern leben, signifikant gesünder sind als Personen in den neuen Bundesländern (Modell 3: *1,422****). Wie bereits beschrieben, wurde dieser Zusammenhang in weiteren Analysen genauer untersucht. Dabei konnte festgestellt werden, dass zum einen die einheimische Bevölkerung in den neuen Bundesländern besonders ungesund ist und zum anderen die türkischen Migranten in dieser Region besonders gesund sind. Da die Ergebnisse an anderer Stelle publiziert wurden, werden sie hier nicht weiter ausgeführt (siehe Wengler 2011).

Um zu analysieren, ob die Variablen, die mit dem Gesundheitsstatus assoziiert sind, für Deutsche und türkische Migranten variieren, werden in Tabelle 25 und 26 separate Modelle für die drei bzw. zwei Gruppen dargestellt. Dabei zeigt sich, dass in den alten Bundesländern zu leben nur für die einheimischen Deutschen in einem positiven Zusammenhang zum Gesundheitsstatus steht *(1,458****). Für die türkischen Migranten zeigt sich dieser Zusammenhang nicht. Für das Alter zeigt sich bei Unterteilung der Gruppen das gleiche Bild wie bei gemeinsamer Betrachtung. In beiden Datensätzen und für Deutsche, türkische Migranten der ersten sowie der zweiten Generation wird der Gesundheitszustand mit zunehmendem Alter signifikant schlechter. Bei den türkischen Migranten liegt der Odds Ratio Wert jedoch jeweils etwas niedriger als bei den Deutschen, was vermuten lässt, dass sich die Gesundheit der Migranten mit zunehmendem Alter stärker verschlechtert als bei den Deutschen (GGS Deutsche: *,945****; erste Generation: *,927****; SOEP Deutsche: *,917****; türkische Migranten: *,888****). Dies ist ein Aspekt, der sich auch schon bei der differenzierten Betrachtung des Gesundheitsstatus in den einzelnen Altersgruppen (Abbildung 9 und 10) angedeutet hat und im weiteren Verlauf der Arbeit unter 4.2.9 anhand von Interaktionseffekten genauer analysiert wird.

Ein relevanter Unterschied zeigt sich bei separater Betrachtung des Effekts von Geschlecht für Deutsche und türkische Migranten. Der besonders starke Zusammenhang zwischen Geschlecht und Gesundheit im SOEP wird dabei bestätigt (siehe Tabelle 26). Hier zeigt sich für Migranten und Deutsche eine schlechtere Gesundheit der Frauen (Modell 1 Deutsche: *,743****; Modell 2 Migranten: *,548****). Die unterschiedliche Größe der Odds Ratio (*,743* gegenüber *,548*), unter Berücksichtigung der gleichen Erklärungsfaktoren, lässt jedoch vermuten, dass die geschlechtsspezifische Diskrepanz im Gesundheitsstatus bei den türkischen Migranten größer ist als bei den einheimischen Deutschen. Dies zeigt sich auch deutlich anhand der Daten des GGS (siehe Tabelle 25). Hier sind geschlechtsspezifische Differenzen im Gesundheitsstatus überhaupt nur für die erste Generation türkischer Migranten feststellbar (*,698***). Türkische Migrantinnen weisen im GGS eine signifikant schlechtere Gesundheit auf als türkische Männer. Dies gibt einen ersten Hinweis in Richtung einer besonders schwierigen gesundheitlichen Lage türkischer Migrantinnen, wie sie in der dritten Hypothese thematisiert wird. Dieser Aspekt wird unter 4.2.10 anhand von Interaktionseffekten überprüft. Dort werden auch die nach Geschlecht getrennten Modelle beschrieben, die im Anhang dieser Arbeit zu finden sind (Tabelle A8, A9, A11 und A12).

Mit Bezug auf die formulierten Hypothesen 1 und 2 lässt sich zusammenfassend feststellen, dass Alter und Geschlecht weitestgehend im erwarteten Zusammenhang mit Gesundheit stehen. Mit zunehmendem Alter werden Deutsche und Migranten ungesünder, dies stützt die erste Hypothese. Frauen geben außerdem in geringerem Ausmaß gute Gesundheit an als Männer. Dies gilt für die betrachteten Deutschen im SOEP und die türkischen Migranten der ersten Generation im GGS und SOEP. Die zweite Hypothese wird also teilweise belegt.

4.2.4 Der sozioökonomische Status

Als Indikatoren des sozioökonomischen Status werden in dieser Arbeit das Bildungsniveau, das Einkommen, Arbeitslosigkeit und die Art des Arbeitsvertrags genutzt (siehe 3.3.3). In diesem Bereich werden zwei Hypothesen formuliert, die an dieser Stelle genauer untersucht werden. In der sechsten Hypothese wird die Annahme aufgestellt, dass der Zusammenhang zwischen Migrationshintergrund und Gesundheit durch die Kontrolle des sozioökonomischen Status gemindert wird. Des Weiteren wird von einem positiven Zusammenhang zwischen dem Bildungsniveau und dem Gesundheitsstatus ausgegangen (Hypothese 5). Dieser zeigt sich im GGS sowohl im Modell für alle Befragten (Tabelle 23) als auch in den separaten Modellen für türkische Migranten und Deutsche (Tabelle 25). Im Gesamtmodell (alle Befragten, alle Erklärungsfaktoren, Tabelle 23, Modell 3) zeigt sich zum Beispiel, dass Personen ohne Schulabschluss eine schlechtere Gesundheit angeben (*,638****) als Personen mit niedrigem Bildungsniveau (Referenzgruppe). Personen mit mittlerem (*1,599****) und mit hohem Bildungsniveau (*1,982****) geben hingegen eine signifikant bessere Gesundheit an. Zu beachten ist, dass sich für türkische Migranten tendenziell der gleiche Zusammenhang zeigt (vgl. Tabelle 25) sich jedoch nur die Migranten der ersten Generation mit hoher Bildung (*1,940****) signifikant von den Migranten mit niedriger Bildung unterscheiden. Diese Insignifikanz der Ergebnisse dürfte insbesondere für die zweite Generation mit den niedrigen Fallzahlen in den einzelnen Kategorien assoziiert sein.

Im Gesamtmodell des SOEP (Modell 4, Tabelle 24) zeigt sich ebenfalls ein klarer Zusammenhang zwischen dem Bildungsniveau und dem Gesundheitsstatus. Für alle Bildungsstufen zeigt sich eine signifikant bessere Gesundheit als für die Referenzgruppe ohne Schulabschluss. Mit jeder zusätzlich erreichten Bildungsstufe der ISCED Klassifizierung steigt der Wert der Odds Ratio an. Die Gruppe mit Fach- und Hochschulabschluss weist daher mit *2,195**** den besten Gesundheitszustand auf. Ein besonders guter Gesundheitsstatus der Personen, die sich noch in der Schule befinden, ist nicht überraschend, da dies besonders junge Personen sind.

Während sich im Gesamtmodell und bei separater Betrachtung der Deutschen (siehe Tabelle 26) hinsichtlich des Bildungsniveaus ein klarer Zusammenhang zur gesundheitlichen Lage erkennen lässt – höhere Bildung bessere Gesundheit – zeigt sich für die türkischen Migranten hier kein eindeutiger Zusammenhang zwischen dem Bildungsabschluss und der gesundheitlichen Lage. Zu beachten ist dabei, dass die Referenzkategorie *kein Abschluss* mit 22,3 Prozent bei den türkischen Migranten relativ stark besetzt ist (siehe Tabelle 17). Auch bei gröberer Gruppierung der Bildungsvariable (niedrig, mittel, hoch; Ergebnisse nicht dargestellt) bleiben die Ergebnisse für die türkischen Migranten jedoch insignifikant und ohne erkennbares Muster. Bildung ist also für türkische Migranten in den vorliegenden Ergebnissen nur teilweise (im GGS) oder nicht (im SOEP) mit Gesundheit assoziiert.

Tabelle 25: Logistisches Regressionsmodell zur Erklärung der subjektiven Gesundheit, getrennt für Deutsche und türkische Migranten (erste und zweite Generation)

		Modell 1 Deutsche		*Modell 2 türkische Migranten erste Generation*		*Modell 3 türkische Migranten zweite Generation*	
	n =	8.615		2.736		612	
	Nagelkerke R^2	,288		,358		,179	
	-2 Log Likelihood	7.877,393		2.326,268		288,354	
		OR	*KI*	*OR*	*KI*	*OR*	*KI*
SD	Alter	,945 ***	,941–,949	,927 ***	,916–,939	,935 **	,896–,975
SD	weiblich[2]	1,024	,916–1,145	,698 **	,554–,880	,737	,362–1,501
SD	in alten Bundesländern lebend[3]	1,458 ***	1,271–1,673	1,060	,545–2,061	,000	,000
SÖ	kein Schulabschluss[4]	,509 **	,321–,807	,888	,698–1,129	,760	,234–2,470
SÖ	mittleres Bildungsniveau[4]	1,629 ***	1,426–1,860	1,411	,991–2,010	1,336	,613–2,910
SÖ	hohes Bildungsniveau[4]	1,972 ***	1,696–2,293	1,940 **	1,185–3,174	1,892	,612–5,851
SÖ	arbeitlos[5]	,746 **	,607–,917	,791	,590–1,060	,852	,346–2,097
SÖ	unbefristeter Arbeitsvertrag[6]	1,310 ***	1,147–1,496	1,391 *	1,073–1,804	1,159	,537–2,501
Bewältigungsressourcen	Zufriedenheit mit Haus/Wohnung	1,101 ***	1,072–1,131	1,068 ***	1,029–1,109	1,112	,999–1,239
Bewältigungsressourcen	Teilnahme an religiösen Veranstaltungen	1,089 **	1,024–1,159	1,136 **	1,040–1,240	,811	,609–1,080
Bewältigungsressourcen	soziale Unterstützung[7]	1,470 ***	1,228–1,760	1,665 ***	1,239–2,236	2,571 *	1,104–5,985
Bewältigungsressourcen	Kontrollüberzeugung	1,474 ***	1,370–1,585	1,528 ***	1,332–1,753	1,541	,991–2,395
Bewältigungsressourcen	Vertrauen gegenüber Anderen[8]: man kann den meisten Menschen vertrauen	1,464 ***	1,294–1,657	1,030	,811–1,308	2,883 *	1,043–7,967
Bewältigungsressourcen	- keine Antwort/ weiß nicht	,944	,677–1,317	,766	,371–1,583	1,719	,315–9,375
Bewältigungsressourcen	Sprachfähigkeit Deutsch			1,344 ***	1,188–1,521	1,135	,728–1,770
Bewältigungsressourcen	Zeit des permanenten Aufenthalts in Deutschland			,972 ***	,958–,986		
	Konstante	*2,449****		*6,685 ****		>100	

*Signifikanzniveau: * p<0,05 ** p<0,01 *** p<0,001;*
abhängige Variable: subjektiver Gesundheitszustand [1-(sehr) gut, 0-mittelmäßig/(sehr) schlecht];
KI: Konfidenzintervall, OR: Odds Ratio, SD: soziodemographische Faktoren, SÖ: sozioökonomischer Status;
Referenzkategorien: [2]männlich, [3]in den neuen Bundesländern lebend, [4]niedriges Bildungsniveau, [5]beschäftigt/nicht auf dem Arbeitsmarkt, [6]befristeter/kein Vertrag, [7]keine Unterstützung, [8]vorsichtig gegenüber anderen Personen
Quelle: GGS 2005/2006, eigene Berechnungen

Tabelle 26: Panelregressionsmodelle zur Erklärung der subjektiven Gesundheit, getrennt für Deutsche und türkische Migranten

		Modell 1 *Deutsche*		*Modell 2* *türkische Migranten*		*Modell 3* *türkische Migranten + weitere Variablen*	
	Log Likelihood	-46384,96		-3663,81		-3652,12	
		OR	KI	OR	KI	OR	KI
SD	Alter	,917***	,914–,919	,888***	,877–,900	,900 ***	,886–,914
	weiblich[2]	,743***	,675–,816	,548***	,397–,756	,531 ***	,385–,733
sozioökonomischer Status	in der Schule (ISCED)[3]	1,361*	1,050–1,766	6,695	,805–55,666	6,266	,756–51,903
	Haupt-, Realschulabschluss[3]	1,214*	1,002–1,470	1,065	,822–1,379	1,061	,819–1,373
	Fachoberschulabschluss, Abitur[3]	1,541***	1,276–1,860	1,010	,738–1,383	1,012	,739–1,385
	+ Lehre etc. [3]	1,638***	1,303–2,058	,941	,566–1,564	,912	,549–1,515
	+ Beamtenausbildung, Meister, Techniker [3]	1,654***	1,338–2,045	1,806	,796–4,100	1,817	,799–4,134
	Fach-, Hochschulabschluss[3]	2,279***	1,840–2,822	1,475	,706–3,084	1,368	,656–2,855
	Haushaltsnettoeinkommen (in 1.000€)	1,005**	1,002–1,007	1,022**	1,006–1,038	1,022 **	1,006–1,038
	arbeitslos[4]	,769***	,695–,851	,715**	,565–,905	,719 **	,568–,911
	unbefristeter Arbeitsvertrag[5]	,993	,945–1,043	1,116	,915–1,360	1,121	,918–1,369
BW	Zustand des Hauses/ der Wohnung	1,302***	1,246–1,361	1,078	,959–1,211	1,077	,958–1,210
	Teilnahme an religiösen Veranstaltungen	1,167***	1,089–1,251	1,350**	1,130–1,614	1,350 **	1,129–1,615
GV	Raucher[6]	,805***	,727–,893	,749	,539–1,040	,742	,535–1,028
	BMI der auf Adipositas hinweist[7]	,524***	,459–,598	,816	,564–1,180	,799	,554–1,153
	sportliche Betätigung mind. wöchentlich[8]	1,283***	1,217–1,353	1,123	,848–1,488	1,125	,849–1,490
	n =	10.406		871		871	

*Signifikanzniveau: * p<0,05 ** p<0,01 *** p<0,001;*
abhängige Variable: subjektiver Gesundheitsstatus [1-(sehr) gut, 0-mittelmäßig/(sehr) schlecht];
OR: Odds Ratio, KI: Konfidenzinterval, SD: soziodemographische Faktoren, BW: Bewältigungsressourcen, GV: Gesundheitsverhalten; Periodeneffekte werden berücksichtigt (Dummies Befragungszeitpunkte)
Referenzkategorien: [2]männlich, [3]kein Abschluss (ISCED 1), [4]beschäftigt/nicht auf dem Arbeitsmarkt, [5]befristeter/kein Arbeitsvertrag, [6]nie angegeben ein Raucher zu sein, [7]Body Mass Index immer <30/kein Wert für BMI, [8]seltener/nie bzw. keine Angabe
Quelle: SOEP, 1992, 1994–2009, eigene Berechnungen

Tabelle 26: – fortgesetzt –

	Modell 1 Deutsche	*Modell 2 türkische Migranten*	*Modell 3 türkische Migranten + weitere Variablen*	
			OR	KI
Sprachfähigkeit Deutsch: eher schlecht[9]			1,720	,790–3,743
- es geht[9]			2,001	,923–4,340
- gut[9]			2,152	,983–4,715
- sehr gut[9]			2,657 *	1,165–6,060
- keine Angabe zur Sprachfähigkeit[9]			1,823	,718–4,628
Umgangssprache: überwiegend deutsch[10]			,920	,661–1,281
- teils-teils[10]			,822	,651–1,038
- keine Angabe[10]			,969	,587–1,601
Aufenthaltsdauer			,971 *	,949–,993
Wunsch in Deutschland zu bleiben: einige Jahre[11]			1,239	,637–2,412
- immer in Deutschland bleiben[11]			1,590	,811–3,116
n =	10.406	871	871	

*Signifikanzniveau: * p<0,05 ** p<0,01 *** p<0,001;*
abhängige Variable: subjektiver Gesundheitsstatus [1-(sehr) gut, 0-mittelmäßig/(sehr) schlecht],
OR: Odds Ratio, KI: Konfidenzinterval; Periodeneffekte werden berücksichtigt (Dummies Befragungszeitpunkte)
Referenzkategorien: [9] keine Sprachfähigkeit, [10] überwiegend Heimatsprache, [11] Rückkehr innerhalb eines Jahres
Quelle: SOEP, 1992, 1994–2009, eigene Berechnungen

Eindeutiger gestaltet sich der Zusammenhang zwischen Einkommen und Gesundheit, der im SOEP untersucht wird. Eine positive Beziehung zeigt sich sowohl im Gesamtmodell (Tabelle 24) als auch bei Unterteilung der Befragten (Tabelle 26). Mit einem Odds Ratio von *1,022*** pro 1.000 Euro Haushaltsnettoeinkommen für die türkischen Migranten gegenüber einem Odds Ratio von *1,005*** bei den deutschen Befragten, ist der Zusammenhang bei den Migranten dabei sehr viel ausgeprägter als bei den Deutschen.

Arbeitslosigkeit gehört zu den klassischen Risikofaktoren für Gesundheit, was sich auch hier deutlich zeigen lässt. Sowohl im GGS (Tabelle 23, Modell 3: *,779***) als auch im SOEP (Tabelle 24, Modell 4: *,760****) weisen arbeitslose Befragte eine signifikant schlechtere Gesundheit auf als arbeitende Personen bzw. Personen, die nicht auf dem Arbeitsmarkt integriert sind. Im GGS zeigt der Zusammenhang für die Migranten der ersten Generation in die gleiche Richtung, ist jedoch knapp insignifikant (*,791*). Im SOEP zeigt er auch für die Migranten in die zu erwartende Richtung (*,715***). Es kann daher insgesamt geschlussfolgert werden, dass arbeitslose Personen eher einen mittelmäßigen oder schlechten Gesundheitszustand angeben als Andere. Die kausale Richtung bei dieser Variable ist dabei nicht immer klar, da es durchaus auch möglich ist, dass ungesunde Personen ihren Arbeitsplatz verlieren bzw. aufgeben müssen und somit der Gesundheitsstatus einen Einfluss auf die Arbeitsmarktpartizipation haben kann (siehe dazu 2.1.1).

Nur im GGS lässt sich ein positiver Zusammenhang zwischen einem unbefristeten Arbeitsvertrag und einem (sehr) guten Gesundheitsstatus identifizieren. Sowohl im Gesamtmodell (Tabelle 23, Modell 3: *1,356****) als auch bei separater Betrachtung der Deutschen (Tabelle 25: *1,310****) und der türkischen Migranten der ersten Generation (*1,391**) zeigt sich dies. Für die zweite Generation lassen sich allgemein wenig signifikante Zusammenhänge zwischen den gesundheitlichen Erklärungsfaktoren und der Gesundheit feststellen. Dies dürfte zum einen mit der geringen Fallzahl (n=612) zum anderen mit der besonderen jungen Altersverteilung zusammenhängen. Im SOEP kann kein Zusammenhang zwischen der Arbeitsvertragsart und dem Gesundheitsstatus festgestellt werden.

In der sechsten Hypothese wird die Vermutung aufgestellt, dass der Zusammenhang zwischen Migrationshintergrund und Gesundheit bei Kontrolle des sozioökonomischen Status gemindert wird. Um diese Hypothese zu untersuchen, muss die Veränderung in den Odds Ratios des Migrationshintergrunds evaluiert werden. Teilweise wird dies bereits unter 4.2.2 bei der allgemeinen Analyse gesundheitlicher Unterschiede vorgenommen. In den Tabellen 23 und 24 zeigt sich, dass unter Berücksichtigung des sozioökonomischen Status der Effekt des Migrationshintergrunds variiert. Die postulierte Abschwächung des Zusammenhangs ist jedoch nicht erkennbar. So wird zum Beispiel im GGS für die Gruppe der Migranten mit 0 bis 10 Jahren Aufenthalt in Deutschland der Zusammenhang erst unter Berücksichtigung der sozioökonomischen Lage signifikant (erst *,771*, dann *1,351***). Dies gilt für die Gruppe mit 11 bis 20 Jahren Aufenthaltsdauer in ähnlicher Weise (erst *,755**, dann *1,367***). Lediglich für die Migranten mit 21 bis 30 sowie 31 und mehr Jahren Aufenthalt verringert sich der Zusammenhang zwischen Migrationshintergrund und Gesundheit bei Kontrolle des sozioökonomischen Status etwas (21–30 Jahre: erst *,568****, dann *,904*; 31 und mehr Jahre: erst *,429****, dann *,696****).

Insgesamt lässt sich unter Kontrolle des sozioökonomischen Status daher nicht von einer Reduktion des Zusammenhangs zwischen Migrationshintergrund und Gesundheit, sondern vielmehr von einer Verschiebung in Richtung eines positiveren Zusammenhangs sprechen. Dies gilt für das SOEP in gleicher Weise (siehe Tabelle 24).

Bezüglich des formulierten positiven Zusammenhangs zwischen Bildung und Gesundheit (Hypothese 5) lässt sich dieser nur für die deutschen Befragten klar zeigen. Während sich in den Daten des GGS ein ähnlicher Trend für die türkischen Migranten der ersten Generation abzeichnet, zeigt sich im SOEP für diese Gruppe kein klarer Zusammenhang zwischen Bildung und Gesundheit. Unter 4.2.2 wird im Gesamtmodell aller Befragten und ohne Differenzierung der Migrantenpopulation (siehe Tabelle 22) für die sechste Hypothese festgestellt, dass der Zusammenhang zwischen Migrationshintergrund und Gesundheit gemindert und insignifikant wird, wenn der sozioökonomische Status der Befragten Berücksichtigung findet. Für Hypothese 6 lassen sich an dieser Stelle keine weiteren Belege finden. Bei Unterteilung der Migrantenpopulation wird unter Kontrolle des sozioökonomischen Status der Zusammenhang zwischen Migrationshintergrund und Gesundheit nicht gemindert, sondern verschiebt sich vielmehr. Der Migrationshintergrund verliert dabei nicht an Erklärungskraft, sondern wird für einige betrachtete Aufenthaltsdauergruppen erst relevant.

4.2.5 Die Bewältigungsressourcen

Im GGS werden in einem letzten Schritt die Bewältigungsressourcen in das logistische Regressionsmodell zur Analyse der gesundheitlichen Lage der Befragten aufgenommen. Im SOEP stellt dies den vorletzten Schritt dar, es folgen noch die Einflussfaktoren des Gesundheitsverhaltens (siehe 4.2.6). Hier werden daher die Zufriedenheit mit dem Haus/der Wohnung, die Teilnahme an religiösen Veranstaltungen, soziale Unterstützung, Kontrollüberzeugung und das Vertrauen in andere Menschen genauer analysiert. Im SOEP stehen nur für den Zustand des Hauses/der Wohnung und die Teilnahme an religiösen Veranstaltungen Informationen zur Verfügung. Hinsichtlich der besonderen Bedeutung der Religiosität bzw. Teilnahme an religiösen Veranstaltungen wurde unter 2.4.2 eine allgemeine Hypothese formuliert. Für türkische Migranten und einheimische Deutsche wird angenommen, dass die häufige Teilnahme an religiösen Veranstaltungen mit einer besonders guten Gesundheit assoziiert ist (Hypothese 8).

Je zufriedener die Befragten im GGS und SOEP mit dem Wohnraum sind bzw. je besser sie den Zustand ihrer Wohnung einschätzen, umso eher geben sie eine gute Gesundheit an. Die Zufriedenheit wurde im GGS auf

Basis einer elf-stufigen Skala gemessen. Mit jeder zusätzlichen Zufriedenheitsstufe steigt die Chance einer guten Gesundheit um 9,4 Prozent (*1,094****, Tabelle 23, Modell 3). Hinsichtlich des Zustands des Wohnraumes konnten die Befragten im SOEP vier verschiedene Antworten geben (von abbruchreif bis in einem guten Zustand). Hier zeigt sich mit einem Odds Ratio von *1,277**** ebenfalls ein stark positiver Zusammenhang zwischen gutem Wohnraum und guter Gesundheit (Tabelle 24, Modell 4). In Tabelle 25 und 26 zeigt sich bei separater Betrachtung der Deutschen und türkischen Migranten, nur für die Deutschen ein konstanter signifikanter Zusammenhang (GGS *1,101****; SOEP *1,302****). Für die türkischen Migranten der ersten Generation zeigt sich diese Assoziation im GGS ebenfalls (*1,068****), im SOEP scheint der Zustand des Haus jedoch nicht mit dem Gesundheitszustand der türkischen Migranten assoziiert zu sein (*1,078*).

Für den GGS und das SOEP wurde die Teilnahme an religiösen Veranstaltungen gemessen. In diesem Sinne kann nicht von einem direkten Effekt der Religiosität ausgegangen werden, es wird vielmehr ein indirekter Effekt auf den Gesundheitsstatus erwartet. Die regelmäßige Teilnahme an religiösen Veranstaltungen wird hier als Bewältigungsressource verstanden, da diese Teilnahme zum Beispiel das soziale Netzwerk stärkt (siehe 3.3.3). Es zeigt sich sowohl im Gesamtmodell als auch bei separater Betrachtung der türkischen Migranten und einheimischen Deutschen ein positiver Zusammenhang. Je häufiger Deutsche (GGS *1,089***; SOEP *1,167****) und türkische Migranten der ersten Generation (GGS *1,136***; SOEP *1,350***) an religiösen Veranstaltungen teilnehmen (z.B. Besuch einer Kirche/ Moschee, religiöse Feste), desto eher geben sie einen guten Gesundheitsstatus an, dies kann als Beleg für die achte Hypothese gesehen werden. Unterscheidet man außerdem die Gruppe der türkischen Migranten der ersten Generation nach Geschlecht, zeigt sich, dass der Zusammenhang zwischen religiöser Teilnahme und Gesundheit insbesondere für die türkischen Migrantinnen relevant ist (nur für diese Gruppe zeigt sich ein signifikanter Wert, Ergebnisse nicht dargestellt).

Die soziale Unterstützung steht ebenso für Deutsche und türkische Migranten in einem positiven Zusammenhang mit der gesundheitlichen Lage. Im GGS zeigt sich dies sowohl bei Betrachtung aller Befragten (*1,509****, Tabelle 23, Modell 3) als auch bei separater Untersuchung der Deutschen (*1,470****, Tabelle 25), der türkischen Migranten der ersten (*1,665****) und der zweiten Generation (*2,571**). In Anbetracht der wenigen signifikanten

Ergebnisse für die zweite Generation (vgl. Tabelle 25) ist dieser Zusammenhang besonders interessant. Geben die Migranten der zweiten Generation soziale Unterstützung an, ist ihre Chance auf (sehr) gute Gesundheit mehr als doppelt so hoch als für die Migranten, die keine soziale Unterstützung erfahren. Zu beachten ist dabei, dass die Gruppe der Personen, die soziale Unterstützung angeben, mit 92 Prozent (von 612 Befragten, siehe Tabelle 16) sehr viel größer ist als die Gruppe ohne soziale Unterstützung. Es geht jedoch aus Tabelle 18, in der die Anteile an Personen mit guter Gesundheit dargestellt wurden, nicht hervor, dass die Diskrepanz zwischen Individuen mit und ohne Unterstützung bei den türkischen Migranten der zweiten Generation (Anteil guter Gesundheit für Personen mit Unterstützung: 93,3 Prozent; ohne Unterstützung: 79,6 Prozent) wesentlich größer ist als bei den Migranten der ersten Generation (76,1 Prozent; 65,6 Prozent) oder den Deutschen (76,4 Prozent; 56,0 Prozent). Diese Ergebnisse weisen auf eine besondere Bedeutung der sozialen Unterstützung für den Gesundheitszustand der zweiten Generation türkischer Migranten hin.

Als vierter Indikator der Bewältigungsressourcen wird im GGS die Kontrollüberzeugung analysiert. Im Gesamtmodell über alle Befragten zeigt sich, dass gute Gesundheit positiv mit der Überzeugung assoziiert ist, verschiedene Bereiche des Lebens selbst bestimmen zu können (*1,510****, Tabelle 23). Der gleiche, hoch signifikante Zusammenhang lässt sich auch bei getrennter Betrachtung der türkischen Migranten der ersten Generation (*1,528****, Tabelle 25) und der Deutschen (*1,474****) beobachten.

Ein interessantes Bild zeigt sich hinsichtlich des Vertrauens gegenüber anderen Menschen. Für Deutsche (*1,464****) und türkische Migranten der zweiten Generation (*2,883**) lässt sich hier eine positive Assoziation feststellen. Befragte, die anderen Menschen vertrauen, habe eine höhere Chance auf (sehr) gute Gesundheit als Personen, die vorsichtig gegenüber anderen Menschen sind. Für die türkischen Migranten der ersten Generation scheint das Vertrauen zu anderen Menschen hingegen keinen Einfluss auf die Gesundheit zu haben. Neben dem Alter und der sozialen Unterstützung lässt sich für die zweite Generation nur für das Vertrauen ein signifikanter Zusammenhang zum Gesundheitsstatus feststellen (siehe Tabelle 25). Die allgemein kleine Zahl von signifikanten Ergebnissen in dieser Gruppe lässt sich vornehmlich anhand der geringen Zahl und der besonderen Altersstruktur der befragten Personen erklären. Mit 92,2 Prozent (vgl. Tabelle 16) gibt außerdem der größte Teil der Migranten der zweiten Generation einen sehr guten oder guten Gesundheitsstatus an. Lediglich

7,8 Prozent geben einen mittelmäßigen oder schlechten Gesundheitszustand an, dieser geringe Anteil von Personen kann die hohe Zahl an insignifikanten Ergebnissen erklären. Unter Berücksichtigung dieser Tatsache ist der signifikante Zusammenhang zwischen Gesundheit und sozialer Unterstützung sowie Vertrauen in der zweiten Generation türkischer Migranten von besonderer Bedeutung.

Allgemein stehen die betrachteten Bewältigungsressourcen in dem auf Basis der bisherigen Forschung (siehe 2.1.2) zu erwartenden Zusammenhang. Mit zwei kleinen Einschränkungen[187] konnte gezeigt werden, dass gute Wohnbedingungen, die regelmäßige Teilnahme an religiösen Veranstaltungen, soziale Unterstützung, Kontrollüberzeugung und Vertrauen in andere Menschen positiv mit der gesundheitlichen Lage der ersten Generation türkischer Migranten und der Deutschen assoziiert sind. Für die zweite Generation zeigen sich hier signifikante Zusammenhänge zwischen Gesundheit und sozialer Unterstützung sowie dem Vertrauen in andere Menschen. Die hinsichtlich des Zusammenhangs zwischen der Teilnahme an religiösen Veranstaltungen und dem Gesundheitszustand formulierte achte Hypothese findet Bestätigung. Personen, die regelmäßig an solchen Veranstaltungen teilnehmen, weisen eine signifikant höhere Chance auf gute Gesundheit auf als Personen, die selten oder nie teilnehmen.

4.2.6 Das Gesundheits- und Krankheitsverhalten

Besonders gut ist ein Effekt des individuellen Verhaltens auf die gesundheitliche Lage belegt. Es wurde verschiedentlich festgestellt, dass Rauchen, Übergewicht und fehlende sportliche Betätigung – insbesondere in Kombination – die Gesundheit negativ beeinflussen (siehe 2.1.4). Mehr als bei den anderen betrachteten Dimensionen gesundheitlicher Ungleichheit kann jeder Mensch durch bestimmtes Verhalten direkt Einfluss auf die eigene Gesundheit nehmen. Entsprechend wurden die neunte und zehnte Hypothese formuliert. Hypothese 9 beschreibt einen vermuteten negativen Zusammenhang zwischen Rauchen und Gesundheit. Bezug nehmend

187 Folgende Einschränkungen sind zu machen: Es konnte kein Einfluss der Wohnbedingungen auf die Gesundheit von Migranten im SOEP beobachtet werden. Außerdem zeigt sich für die erste Generation türkischer Migranten kein Zusammenhang zwischen dem Vertrauen in andere Menschen und dem Gesundheitsstatus.

auf die zehnte Hypothese wird außerdem ein negativer Zusammenhang zwischen Übergewicht und dem Gesundheitsstatus erwartet. Zusätzlich wird die sportliche Betätigung untersucht, für die jedoch keine spezifische Hypothese formuliert wurde. Das Gesundheits- bzw. Krankheitsverhalten lässt sich nur anhand der Daten des SOEP untersuchen, vergleichbare Angaben liegen im GGS nicht vor.

Wie erwartet, steht Rauchen in einem negativen Zusammenhang mit Gesundheit. Dies zeigt sich insbesondere über alle Befragten (*,809****, Tabelle 24) und speziell für die einheimischen Deutschen (*,805****, Tabelle 26). Für die Migranten geht der Zusammenhang in die gleiche Richtung (*,816*), ist jedoch nur signifikant, wenn man ein 10-Prozent-Signifikanzniveau anlegt.[188] Hypothese 9 kann daher nur für die deutschen Befragten eindeutig belegt werden.

Auch Übergewicht steht nur im Gesamtmodell (*,543****, Modell 4, Tabelle 24) und für die Deutschen (*,524****) in einem signifikanten, negativen Zusammenhang mit Gesundheit. Für die türkischen Migranten zeigt sich dieser Zusammenhang nicht (*,816*, Modell 2, Tabelle 26). Dies ist insbesondere unter Berücksichtigung des besonders hohen Anteils türkischer Migranten mit Übergewicht interessant. Unter den türkischen Migranten weisen 23,6 Prozent einen BMI über 30 auf, das heißt, sie leiden unter starkem Übergewicht, unter den Deutschen sind es 19,0 Prozent (vgl. Tabelle 17). Insgesamt scheint der Zusammenhang zwischen Übergewicht und schlechter Gesundheit nicht so stabil zu sein, wie auf Basis der Forschungsergebnisse in diesem Bereich erwartet wurde.

Ebenso lässt sich die positive Assoziation von Sport und Gesundheit nur für die Deutschen anhand eines signifikanten Koeffizienten belegen (*1,283****, Tabelle 24). Zu beachten ist hierbei, die relativ geringe Zahl türkischer Befragter, die überhaupt angeben Sport zu treiben (8,7 Prozent; Deutsche 25,7 Prozent, vgl. Tabelle 17). Varianzen im Gesundheitsstatus lassen sich in größeren Gruppen eher feststellen als in kleineren Gruppen. Diesbezüglich bilden die Daten des GGS mit einer höheren Fallzahl für die Analyse der gesundheitlichen Lage der Migranten eine bessere Datenbasis, hier fehlen jedoch Angaben zum Gesundheitsverhalten. Es kann nicht abschließend geklärt werden, ob Sport einen positiven Einfluss auf die Gesundheit der Migranten hat.

---

188 Im Rahmen dieser Arbeit werden in der Regel nur Signifikanzniveaus bis 5-Prozent dargestellt. Über die Abgrenzung und Wahl des Niveaus besteht in der Wissenschaft jedoch kein Konsens. Es werden zusätzlich Konfidenzintervalle ausgewiesen.

Da für die türkischen Migranten für keine der drei Variablen des Gesundheitsverhaltens, Rauchen, Übergewicht und sportliche Betätigung, ein signifikanter Zusammenhang zum Gesundheitsstatus identifiziert werden kann, muss an dieser Stelle gefolgert werden, dass das Gesundheitsverhalten für den Gesundheitszustand türkischer Migranten eine untergeordnete Rolle spielt. Die neunte und zehnte Hypothese, die einen negativen Zusammenhang zwischen dem Gesundheitsstatus und Rauchen (Hypothese 9) bzw. starkem Übergewicht (Hypothese 10) beschreiben, können daher nur für die Deutschen klar belegt werden. Für die einheimischen Deutschen zeigt sich, das Rauchen und Übergewicht negativ und sportliche Betätigung positiv mit der gesundheitlichen Lage assoziiert sind. Tendenziell zeigt sich ein negativer Zusammenhang zwischen Rauchen und guter Gesundheit auch für die türkischen Migranten. Zu beachten ist, dass das Gesundheitsverhalten im SOEP nicht kontinuierlich abgefragt wurde (siehe 3.3.3), sodass teilweise in der Referenzgruppe Personen enthalten sind, die ebenso rauchen, übergewichtig sind oder sich sportlich betätigen. Dies mindert die Aussagekraft der Ergebnisse.

Allgemein lässt sich anhand der Daten des GGS und des SOEP (Tabelle 25, 26) zeigen, dass für die Deutschen und die erste Generation türkischer Migranten die verschiedenen Erklärungsfaktoren auf ähnliche Weise mit dem Gesundheitsstatus assoziiert sind. Aufgrund der geringeren Fallzahlen sind für die türkischen Migranten häufiger Odds Ratio insignifikant als für die Deutschen, insbesondere gilt dies im SOEP. Allgemein zeigen die Zusammenhänge jedoch für beide Gruppen in die gleiche Richtung.

4.2.7 Migrationsspezifische Faktoren

Die separate Betrachtung von Migranten und Deutschen in Tabelle 25 und 26 ermöglicht die Einbeziehung unterschiedlicher migrationsspezifischer Variablen. Wie bereits unter 3.3.3 beschrieben, sind dabei nicht alle hier als migrationsspezifisch bezeichneten Variablen ausschließlich für Migranten relevant (siehe auch 2.1.5).[189] An dieser Stelle stehen jedoch nur die türkischen Migranten im Fokus der Analyse, Informationen zu den betrach-

189 So variieren z.B. auch für Deutsche die Sprachfähigkeiten. Dagegen kann die Aufenthaltsdauer nur für die erste Generation von Migranten gemessen werden.

teten Variablen liegen auch nur für diese Gruppe vor. Der GGS und das SOEP unterscheiden sich hinsichtlich der untersuchten Faktoren. Im GGS und SOEP liegen Angaben zur Aufenthaltsdauer und zu den Sprachfähigkeiten vor. Im SOEP werden zusätzlich die Umgangssprache und die Bleibeabsicht untersucht. Für den GGS sind die Modelle 2 (erste Generation) und 3 (zweite Generation türkischer Migranten) aus Tabelle 25 relevant. Für das SOEP wird das Modell 3 in Tabelle 26 genauer dargestellt.

Im GGS zeigt sich, dass die Fähigkeit Deutsch zu sprechen für die erste Generation türkischer Migranten stark positiv mit dem Gesundheitszustand assoziiert ist. Auf einer fünf-stufigen-Skala steigen die Chancen einer guten Gesundheit bei nur einer höheren Skalenstufe um *1,344****. Für die zweite Generation lässt sich kein signifikanter Zusammenhang identifizieren (vgl. Tabelle 25). Da anders als bei den Daten des GGS im SOEP eine hohe Anzahl an fehlenden Werten bei den Sprachfähigkeiten vorliegt, wird die Variable nicht metrisch aufgenommen, sondern es werden die einzelnen Kategorien dargestellt (siehe Modell 3, Tabelle 26), zur Überprüfung von Verzerrungen wird zusätzlich eine Kategorie *ohne Angaben* eingeführt. Für die deutsche Sprachfähigkeit zeigt sich eine positive Assoziation mit Gesundheit. Mit steigender Fähigkeit wird ein besserer Gesundheitsstatus angegeben, nur für die letzte Gruppe (sehr gute Sprachfähigkeit) ist der Zusammenhang jedoch signifikant. Anzumerken ist, dass die Migranten, die ihre Deutschensprachkenntnisse als *es geht* oder *gut* einschätzen, bei Anlegen eines 10-Prozent-Niveaus ebenfalls signifikant gesünder sind als die Personen, die angeben, dass sie keine Deutschsprachfähigkeiten haben. Die Gruppe ohne Angaben unterscheidet sich nicht signifikant von der Referenzgruppe, was darauf hindeutet, dass es zwischen Personen, für die Angaben vorliegen und jenen, für die keine Angaben vorhanden sind, keine bemerkenswerten Unterschiede gibt.

Die Aufenthaltsdauer wird im GGS und SOEP als metrische Variable untersucht. Die bereits bei Unterteilung der Migrantenpopulation nach Aufenthaltsdauergruppen gewonnen Ergebnisse (siehe Tabelle 23 und 24), können an dieser Stelle überprüft werden. Unter 4.2.2 wurde festgestellt, dass Migranten mit kurzer Aufenthaltsdauer signifikant gesünder sind als die einheimischen Deutschen. Migranten mit einer Aufenthaltsdauer von 31 und mehr Jahren in Deutschland weisen sowohl eine signifikant schlechtere (GGS, Tabelle 23) als auch keine verschiedene Gesundheit (SOEP, Tabelle 24) auf. Unter Kontrolle der verschiedenen anderen Erklärungsfaktoren zeigt sich sowohl im GGS als auch im SOEP ein signifikanter Zusammenhang zwischen dem Gesundheitsstatus und der Aufenthaltsdauer in Deutschland. Mit jedem zusätzlichen Jahr Aufenthaltsdauer sinken die Chancen einer guten Gesundheit um *,972**** (GGS, Tabelle 25) bzw. *,971** (SOEP, Tabelle 26). Dies weist in Richtung der in Hypothese 11 vermuteten besseren Gesundheit türkischer Migranten kurz nach der Einreise. Neben dem allgemeinen Alterseffekt wurde überprüft, ob sich die Ergebnisse bei Einfügen eines quadrierten Altersterms verändern. Dies war nicht der Fall (Ergebnisse nicht dargestellt). In weiteren Analysen wird genauer überprüft, in welchem Zusammenhang die Aufenthaltsdauer, das Lebensalter und die Gesundheit stehen (siehe 4.2.9).

Bei der Analyse des SOEP lassen sich neben der Sprachfähigkeit und der Aufenthaltsdauer noch die Umgangssprache und die Bleibeabsicht als weitere migrationsspezifische Variablen zur Analyse heranziehen. Diese können gegebenenfalls weitere Einblicke in die komplexen Zusammenhänge zwischen Gesundheit und Migrationsstatus liefern. Für die Umgangssprache wird ebenfalls die Gruppe mit fehlenden Werten separat dargestellt, sodass diese Fälle nicht aus der Analyse ausgeschlossen werden müssen. Für diese Personen ohne Angaben zeigen sich aber, wie zuvor bei der Sprachfähigkeit, keinerlei signifikante Ergebnisse sie scheinen also bezüglich der Gesundheit keine selektierte Gruppe zu sein. Hinsichtlich der Umgangssprache lässt sich kein signifikanter Zusammenhang zum Gesundheitsstatus finden. Im Vergleich zu Migranten, die überwiegend ihre Heimatsprache sprechen, sind Migranten, die vornehmlich deutsch oder beide Sprachen sprechen, also nicht gesünder oder ungesünder. Dies gilt ebenso, wenn die anderen migrationsspezifischen Variablen unberücksichtigt bleiben (Ergebnisse nicht dargestellt). Die häufigere Nennung eines guten Gesundheitsstatus, wenn vornehmlich Deutsch gesprochen wird (vgl. Tabelle 19), lässt sich also anhand der multivariaten Ergebnisse nicht replizieren.[190]

Da von den Migranten, die angeben ein paar Jahre in Deutschland bleiben zu wollen, nicht alle die genaue Anzahl der Jahre nannten (von 3.185 sind es 2.938 Befragte mit Angaben) wird hier nicht nach den gewünschten Jahren der Aufenthaltsdauer unterteilt. So wird in Tabelle 26 hinsichtlich der Bleibeabsicht zwischen der Rückkehr innerhalb eines Jahres (Referenz), dem Wunsch einige Jahre und für immer in Deutschland zu bleiben unter-

190 Hier könnte es sich um einen Alterseffekt handeln. Junge Migranten sprechen möglicherweise häufiger deutsch als ältere Migranten und geben außerdem häufiger einen guten Gesundheitsstatus an.

schieden. Migranten, die planen länger in Deutschland zu bleiben, weisen tendenziell einen etwas besseren Gesundheitsstatus auf als Migranten, die innerhalb eines Jahres zurückkehren wollen (einige Jahre *1,239*, für immer in Deutschland bleiben *1,590*). Der Zusammenhang wird jedoch nicht signifikant. Der insignifikante aber positive Zusammenhang zwischen Gesundheit und dem Wunsch länger in Deutschland zu bleiben, ist dahin gehend interessant, dass eine Bleibeabsicht einen gewissen Grad an Integration in die deutsche Gesellschaft und/oder eine positive Evaluation der Lebensumstände in Deutschland voraussetzt und somit die gesundheitliche Lage vielleicht auch über diese Wege beeinflusst wird.

Insgesamt spiegeln sich die gleichen migrationsspezifischen Faktoren, die im GGS relevant für die Gesundheit türkischer Migranten sind, auch im SOEP als bedeutsam wider. Der Erkenntnisgewinn bei zusätzlicher Betrachtung der Umgangssprache und der Bleibeabsicht ist relativ gering.

Die Sprachfähigkeit und die Aufenthaltsdauer sind bedeutsame Determinanten der gesundheitlichen Lage türkischer Migranten. Migranten, die besonders gut Deutsch sprechen, geben signifikant häufiger eine gute Gesundheit an als Migranten, die kaum Deutsch sprechen. Diese Assoziation ist im GGS stärker ausgeprägt als im SOEP. Mit zunehmender Aufenthaltsdauer in Deutschland steigt außerdem die Chance einer mittelmäßigen/schlechten Gesundheit für die türkischen Migranten der ersten Generation. Dieser Zusammenhang bleibt bei unterschiedlicher Kontrolle des Alters bestehen und wird im Folgenden (4.2.9) genauer analysiert. Die Umgangssprache steht in keinem und die Bleibeabsicht nur in geringem Zusammenhang mit der gesundheitlichen Lage. Tendenziell geben Personen, die länger in Deutschland bleiben wollen, eher eine bessere Gesundheit an. Die entsprechenden Odds Ratio sind jedoch insignifikant.

4.2.8 Ergebnisse zu andere Gesundheitsindikatoren

Im Anhang werden die unter Verwendung des GGS gewonnen Ergebnisse zum subjektiven Gesundheitsstatus mit zwei weiteren Gesundheitsindikatoren repliziert. Als abhängige Variable werden zum einen chronische/lang andauernde Erkrankungen (Tabelle A13) und zum anderen Einschränkungen im Alltag (Tabelle A14) genutzt. Bei der Interpretation der Ergebnisse ist der Richtungswechsel der abhängigen Variable zu beachten, hier wird nicht wie zuvor gute Gesundheit, sondern das Auftreten von Erkrankungen und Einschränkungen gemessen (siehe ebenfalls 3.3.1). Um die Ergebnisse zu vergleichen, wird jeweils das Modell 3 in Tabelle 23, A13 und A14 genauer betrachtet.

Türkische Migranten mit einer kürzeren Aufenthaltsdauer (bis 20 Jahre) in Deutschland geben signifikant seltener chronische/andauernde Erkrankungen (0–10 Jahre: *,289****; 11–20 Jahre: *,611****, Tabelle A13) und Einschränkungen im Alltag (0–10 Jahre: *,413***; 11–20 Jahre: *,582**, Tabelle A14) an als Deutsche. Die besonders gute Gesundheit der türkischen Migranten mit einer Aufenthaltsdauer bis zu 20 Jahren kann also unter Nutzung weiterer Gesundheitsindikatoren bestätigt werden. Dies ist ein wichtiger Beleg für die elfte Hypothese, in der die besonders gute Gesundheit der Migranten gegenüber den einheimischen Deutschen kurz nach der Migration vermutet wird. Neben einer signifikant schlechteren (subjektiven) Gesundheit in der Gruppe von Migranten mit 31 und mehr Jahren Aufenthaltsdauer in Deutschland (*,718****, Tabelle 23, Modell 3) zeigt sich ebenfalls, dass in dieser Gruppe gesundheitliche Einschränkungen im Alltag signifikant häufiger auftreten (*1,446***, Tabelle A14 im Anhang, Modell 3) als unter den einheimischen Deutschen. Hinsichtlich der chronischen Erkrankungen zeigt sich für diese Gruppe jedoch kein signifikanter Unterschied zu den Deutschen. Für die erste Generation türkischer Migranten mit 21 bis 30 Jahren Aufenthaltsdauer in Deutschland zeigt sich wie für den subjektiven Gesundheitsstatus auch für die chronischen Erkrankungen sowie die gesundheitlichen Einschränkungen kein signifikanter Unterschied zu den einheimischen Deutschen. Die zweite Generation unterscheidet sich hinsichtlich der gesundheitlichen Einschränkungen nicht von den Deutschen (siehe Tabelle A14), weist jedoch in geringerem Ausmaß chronische/andauernde Erkrankungen auf (*,628***, Modell 3, Tabelle A13).

Die untersuchten Determinanten gesundheitlicher Ungleichheit stehen in dem zu erwartenden Zusammenhang zum Gesundheitsstatus. Hinsichtlich der Einflussfaktoren lassen sich daher keine relevanten Unterschiede zwischen dem subjektiven Gesundheitsstatus, chronischen/andauernden Krankheiten und gesundheitlichen Einschränkungen im Alltag feststellen. So sind sowohl ein höheres Bildungsniveau als auch alle betrachteten Bewältigungsressourcen, Wohnraumzufriedenheit, Teilnahme an religiösen Veranstaltungen, soziale Unterstützung, Kontrollüberzeugung und Vertrauen gegenüber anderen Menschen, signifikant negativ mit chronischen Erkrankungen und gesundheitlichen Einschränkungen im Alltag assoziiert.

Die besonders gute Gesundheit türkischer Migranten mit einer Aufenthaltsdauer von 0 bis 20 Jahren in Deutschland wird anhand der Ergebnisse zu den chronischen/andauernden Erkrankungen und den Alltagseinschränkungen bestätigt. Dies ist ein klarer Beleg für die elfte Hypothese. Außerdem zeigen sich insgesamt ähnliche Assoziationen zwischen den Determinanten gesundheitlicher Ungleichheit und den verschiedenen Gesundheitsindikatoren. Dies stärkt die bereits gewonnenen Resultate zur subjektiven Gesundheit und zeigt die Robustheit der Ergebnisse an. Insgesamt lassen sich also auch bei der Verwendung anderer Gesundheitsindikatoren ähnliche Ergebnisse finden.

4.2.9 Der Zusammenhang von Alter, Aufenthaltsdauer und Gesundheit

Um die Unterschiede im Gesundheitsstatus zwischen türkischen Migranten und einheimischen Deutschen genauer aufzudecken und die dazu formulierten Hypothesen zu überprüfen (siehe Tabelle 5, Abschnitt 2.4), werden zusätzlich Interaktionseffekte getestet. Bei Unterteilung der ersten Generation türkischer Migranten nach Aufenthaltsdauergruppen hat sich gezeigt, dass die Aufenthaltsdauer in einem signifikanten Zusammenhang mit dem Gesundheitsstatus steht. In Tabelle 23 (GGS) und 24 (SOEP) ist zu erkennen, dass die Migranten, die erst seit bis zu 20 Jahren in Deutschland sind, signifikant gesünder sind als die einheimischen Deutschen (siehe auch 4.2.2). Anhand der Interaktionseffekte kann überprüft werden, ob diese besonders gute Gesundheit dadurch zu begründen ist, dass die Erklärungsfaktoren für die einzelnen Migrantengruppen und die Deutschen unterschiedlich mit Gesundheit assoziiert sind. Es werden drei Interaktionseffekte getestet, dies sind Interaktionen zwischen dem Migrationshintergrund und dem Alter, Geschlecht sowie Bildungsniveau. Die Ergebnisse werden für den GGS in Tabelle 27, für das SOEP in Tabelle 28 dargestellt. Zu beachten ist, dass aus Gründen der Übersichtlichkeit außer den relevanten Erklärungsfaktoren (Migrationshintergrund, Alter, Geschlecht, Bildungsniveau) und den Interaktionseffekten in den Tabellen keine weiteren Variablen dargestellt wurden. Die Analysen basieren jedoch auf den bereits dargestellten Gesamtmodellen in Tabelle 23 (Modell 3) und Tabelle 24 (Modell 3) und es werden alle Determinanten gesundheitlicher Ungleichheit berücksichtigt. Die detaillierte Darstellung der Modelle ist im Anhang in den Tabellen A15 (GGS) und A16 (SOEP) zu finden.

In diesem Abschnitt wird der Zusammenhang zwischen Alter und Migrationshintergrund genauer analysiert. Im folgenden Abschnitt 4.2.10 werden dann die Interaktionseffekte zum Geschlecht und zum Bildungsniveau evaluiert. Mit Blick auf die deskriptiven Auswertungen (Abbildung 9 und 10, sowie A11 und A12 im Anhang) hat sich bereits angedeutet, dass die Gesundheit türkischer Migranten in den höheren Altersgruppen sehr viel schlechter ist als die Gesundheit der Deutschen. Dabei wird mit zunehmendem Alter bzw. bei Betrachtung der jeweils höheren Altersgruppe, der Abstand zwischen den Deutschen und den Migranten immer größer.

Tabelle 27: Interaktionseffekte im logistischen Regressionsmodell zur Erklärung des Gesundheitsstatus, GGS

		Modell (ohne Interaktion)	*Modell 1*		*Modell 2*		*Modell 3*	
	Nagelkerke R^2	,302	,304		,304		,302	
	-2 Log Likelihood	10.581,005	10.552,000		10.556,174		10.574,333	
	n = 11.963		OR	KI	OR	KI	OR	KI
Soziodemographie	1. Generation, Aufenthaltsdauer 0–10 Jahre[1]		5,895**	1,840–18,886	2,095**	1,344–3,267	1,602*	1,061–2,418
	11–20 Jahre[1]		4,920**	1,852–13,065	2,825***	1,881–4,244	1,420*	1,031–1,954
	21–30 Jahre[1]		2,198	,751–6,433	,950	,701–1,288	,854	,648–1,125
	31 und mehr Jahre[1]		4,624**	1,775–12,046	,810	,639–1,026	,678***	,540–,850
	- 2. Generation[1]		2,049	,618–6,793	1,750*	1,099–2,786	1,576*	1,030–2,412
	Alter		,946***	,942–,949	,942***	,938–,946	,942***	,939–,946
	weiblich[2]		,920	,834–1,014	1,024	,916–1,146	,926	,840–1,021
SÖ	kein Schulabschluss[4]		,684***	,561–,835	,675***	,556–,820	,481**	,302–,767
	mittleres Bildungsniveau[4]		1,617***	1,431–1,827	1,593***	1,410–1,800	1,587***	1,389–1,812
	hohes Bildungsniveau[4]		1,997***	1,734–2,300	1,984***	1,722–2,286	1,936***	1,666–2,251
	unter Kontrolle folgender Variablen: in alten Bundesländern lebend, arbeitslos, unbefristeter Arbeitsvertrag, Zufriedenheit mit Haus/Wohnung, Teilnahme an religiösen Veranstaltungen, soziale Unterstützung, Kontrollüberzeugung, Vertrauen gegenüber Anderen -man kann den meisten vertrauen, -keine Antwort/weiß nicht							
	Interaktion: Aufenthaltsdauer 0–10 Jahre*Alter		,960*	,929–,993				
	11–20 Jahre*Alter		,971*	,948–,994				
	21–30 Jahre*Alter		,980	,957–1,004				
	31 und mehr Jahre*Alter		,965***	,948–,983				
	2. Generation*Alter		,993	,957–1,031				

** p<0,05 ** p<0,01 *** p<0,001; abhängige Variable: subjektiver Gesundheitsstatus [1-(sehr) gut, 0-mittelmäßig/(sehr) schlecht], OR: Odds Ratio, KI: Konfidenzintervall, SÖ: sozioökonomischer Status*

Referenzkategorien: [1]deutsche Einheimische, [2]männlich, [4]niedriges Bildungsniveau

Quelle: GGS 2005/2006, eigene Berechnungen

Tabelle 27: – fortgesetzt –

Modell (ohne Interaktion)	*Modell 1*	*Modell 2*		*Modell 3*	
n = 11.963		OR	KI	OR	KI
Interaktion: Aufenthaltsdauer 0–10 Jahre*Geschlecht		,516*	,295–,903		
11–20 Jahre*Geschlecht		,348***	,214–,566		
21–30 Jahre* Geschlecht		,915	,605–1,382		
31 und mehr Jahre* Geschlecht		,765	,550–1,066		
2. Gen. türk. Migrationshintergrund*Geschlecht		,794	,426–1,481		
Interaktionseffekt: Aufenthaltsdauer 0–10 Jahre*kein Schulabschluss				1,272	,587–2,759
11–20 Jahre* kein Schulabschluss				1,404	,729–2,705
21–30 Jahre* kein Schulabschluss				1,619	,839–3,125
31 und mehr Jahre* kein Schulabschluss				1,394	,779–2,498
Interaktionseffekt: Aufenthaltsdauer 0–10 Jahre*mittleres Bildungsniveau				,654	,279–1,529
11–20 Jahre* mittleres Bildungsniveau				1,072	,471–2,439
21–30 Jahre* mittleres Bildungsniveau				1,145	,575–2,277
31 und mehr Jahre* mittleres Bildungsniveau				1,122	,650–1,935
Interaktionseffekt: Aufenthaltsdauer 0–10 Jahre*hohes Bildungsniveau				,762	,315–1,844
11–20 Jahre* hohes Bildungsniveau				1,752	,507–6,048
21–30 Jahre* hohes Bildungsniveau				,818	,316–2,116
31 und mehr Jahre* hohes Bildungsniveau				1,765	,698–4,467
2. Generation türkischer Migrationshintergrund*kein Schulabschluss				1,226	,392–3,839
2. Generation türkischer Migrationshintergrund* mittleres Bildungsniveau				,855	,402–1,817
2. Generation türkischer Migrationshintergrund* hohes Bildungsniveau				1,262	,423–3,767
Konstante	*2,386 ****	*2,840 ****		*2,962****	

** p<0,05 ** p<0,01 *** p<0,001; abhängige Variable: subjektiver Gesundheitsstatus [1-(sehr) gut, 0-mittelmäßig/(sehr) schlecht], OR: Odds Ratio, KI: Konfidenzinterval*
Quelle: GGS 2005/2006, eigene Berechnungen

Betrachtet man außerdem die Odds Ratio für das Alter für einheimische Deutsche (Tabelle 25, Modell 1: *,945****) und türkische Migranten (Modell 2: *,927****), weist das unterschiedliche Niveau der Werte darauf hin, dass die Gesundheit der Migranten mit dem Alter stärker negativ assoziiert ist als die Gesundheit der Deutschen. In Tabelle 27 (GGS) und 28 (SOEP) wird daher getestet, inwiefern das Alter für türkische Migranten und Deutsche in unterschiedlichem Zusammenhang zum Gesundheitsstatus steht. Mit Bezug auf die vierte Hypothese wird hier ebenfalls überprüft, ob türkische Migranten oberhalb von Alter 65 ungesünder sind als die einheimischen Deutschen.

Im GGS (Tabelle 27) weisen drei von vier Interaktionseffekten mit dem Alter für die erste Generation türkischer Migranten einen signifikanten Wert auf. Der vierte Wert, für die Migranten mit 21 bis 30 Jahren Aufenthaltsdauer in Deutschland, ist auf dem 10-Prozent-Niveau signifikant. Das heißt, das Alter steht für die Migranten der ersten Generation in einen signifikant anderen Zusammenhang mit Gesundheit als für die Deutschen. Für die zweite Generation lässt sich hingegen kein signifikanter Unterschied feststellen. Im SOEP sind die Interaktionseffekte für die Migranten mit einer Aufenthaltsdauer von 11 bis 20 sowie 21 bis 30 Jahren signifikant (siehe Tabelle 28). Das heißt, dass für diese beiden Gruppen Alter signifikant anders mit Gesundheit assoziiert ist als bei den einheimischen Deutschen. Um die Interaktionseffekte leichter interpretieren zu können, werden sie in Abbildung 11 für den GGS und Abbildung 12 für das SOEP grafisch dargestellt. Da der Interaktionseffekt für die zweite Generation türkischer Migranten nicht signifikant ist (vgl. Tabelle 27, Modell 1) wird diese Gruppe in der Abbildung nicht dargestellt. Die Koeffizienten auf der vertikalen Achse (Abbildung 11 und 12) sind dabei nicht interpretierbar, da für alle anderen im Modell berücksichtigten Kontrollvariablen der Wert 0 angenommen wird.[191] Dieses Vorgehen dient der Vereinfachung, da nur die Steigung der Geraden von Interesse ist, die sich auch bei genauerer Spezifizierung (einsetzen von anderen Werten als 0) der Kontrollvariablen nicht ändern würde.

Es zeigt sich grundsätzlich bei Auswertung des Interaktionseffekts zwischen Alter und Migrationshintergrund im GGS und SOEP das gleiche Ergebnis. Für alle vier betrachteten Migrantengruppen sinkt die Gesundheit mit dem Alter stärker ab als für die Deutschen. Diese Ergebnisse spiegeln wieder was sich bereits in den deskriptiven Auswertungen angedeutet hat (vgl. Abbildung 9 und 10) und sich bei separater Betrachtung der Migranten nach Aufenthaltsdauergruppen (siehe auch Abbildung A11 und A12) zeigt. Unter Kontrolle der verschiedenen Erklärungsfaktoren weisen türkische Migranten tendenziell bis zu einem Alter von 40 Jahren eine bessere und ungefähr ab dem Alter von 60 Jahren eine schlechtere Gesundheit auf als die Deutschen. Dies gilt in unterschiedlichem Ausmaß für die einzelnen Aufenthaltsdauergruppen und soll hier etwas genauer erläutert werden.

In Abbildung 11 ist zu erkennen, dass die Gesundheit der Migranten mit einer Aufenthaltsdauer von 0 bis 10 Jahren am stärksten abfällt[192] bzw.

---

191 Das heißt, wir betrachten z.B. eine männliche Person, im Alter 0, die in den neuen Bundesländern lebt etc.

192 Genau genommen kann nicht von einem Abfallen des Gesundheitszustandes gesprochen werden, da mit Querschnittsdaten keine Entwicklung über die Zeit gemessen wird.

sich hier die stärksten Unterschiede zwischen den jungen und alten Migranten ergeben. Dies ist auch unter dem Gesichtspunkt einer besonders guten Gesundheit dieser Gruppe in den multivariaten Modellen interessant (siehe Tabelle 23). Ein großer Anteil an jungen Personen in dieser Gruppe kann den Gesundheitsvorsprung erklären. Da die jungen Migranten häufiger einen guten Gesundheitsstatus angeben als die jungen Deutschen.

So wie für Migranten mit einer Aufenthaltsdauer von 0 bis 10 Jahren geben die Migranten mit 11 bis 20, 21 bis 30 sowie 31 und mehr Jahren Aufenthaltsdauer ebenfalls im jüngeren Alter eine bessere und im höheren Alter eine schlechtere Gesundheit an als die Deutschen in vergleichbaren Altersstufen. Die als Gerade grafisch dargestellten Interaktionseffekte fallen jedoch für diese Gruppen mit dem Alter etwas weniger stark ab (siehe Abbildung 11). Bis zu einem Alter von 44 Jahren liegen im GGS alle Geraden der Migrantengruppen über der Geraden der Deutschen. Oberhalb von einem Alter von 54 Jahren liegen alle Geraden unter der der Deutschen. Die deskriptiven Ergebnisse (Abbildung 9) lassen sich also anhand der multivariaten Ergebnisse und unter Berücksichtigung aller relevanten Kontrollvariablen sowie eines Interaktionseffekts zwischen Migrationsstatus und Alter replizieren.

Da alle Interaktionseffekte mindestens auf dem 10-Prozent-Niveau signifikant sind (Interaktion Alter und 0–10 Jahre Aufenthalt *,960**; 11–20 Jahre *,971**; 21–30 Jahre *,980*; 31 und mehr Jahre *,965****; Tabelle 27, Modell 1), bedeutet dies, dass für die türkischen Migranten die Gesundheit mit dem Alter signifikant stärker absinkt als für die Deutschen bzw. sich junge und alte türkische Migranten signifikant stärker im Gesundheitsstatus unterscheiden als junge und alte einheimische Deutsche. Für die Steigung der einzelnen Geraden der Migrantengruppen lässt sich jedoch kein genauer Zusammenhang zur Aufenthaltsdauer identifizieren. Während die Gruppe mit einer Aufenthaltsdauer von 0 bis 10 Jahren am stärksten abfällt, folgen darauf Personen mit 31 und mehr Jahren Aufenthaltsdauer und dann Migranten mit 11 bis 20 Jahren Aufenthaltsdauer. Von den türkischen Migranten sinkt die Gruppe mit einer Aufenthaltsdauer von 21 bis 30 Jahre am wenigsten stark ab. Grundsätzlich zeigt sich in Abbildung 12 anhand der Daten des SOEP das gleiche Bild. Bei den türkischen Migranten mit einer Aufenthaltsdauer von 0 bis 10 Jahren nimmt die Gesundheit mit dem Alter hier jedoch am wenigsten stark ab. Aufgrund der Altersstruktur (keine Personen oberhalb eines Alters von 67 Jahren), fällt die Gerade und somit die Gesundheit dabei nicht unter die der Deutschen, nähert sich ihr jedoch an. Anders als bei den Daten des GGS sinken im SOEP die mittleren Aufenthaltsdauergruppen (11–20 und 21–30 Jahre) am stärksten ab.

Tabelle 28: Interaktionseffekte im Panelregressionsmodell zur Erklärung des Gesundheitsstatus, SOEP

	n = 11.277	*Modell (ohne Interaktion)*	*Modell 1*		*Modell 2*		*Modell 3*
	Log Likelihood	-50.084,93	-50.074,72		-50.082,76		-50.070,52
		OR	KI	OR	KI	OR	KI
SD	1. Generation, Aufenthalt 0–10 Jahre[1]	3,379	,950–12,026	2,181**	1,313–3,623	2,507*	1,208–5,205
SD	11–20 Jahre	4,709***	2,264–9,793	1,551**	1,143–2,103	1,963**	1,280–3,010
SD	21–30 Jahre	4,245***	2,072–8,698	1,151	,887–1,494	1,148	,794–1,659
SD	31 und mehr Jahre	2,292	,798–6,583	1,319	,943–1,846	1,058	,657–1,704
SD	Alter	,917***	,915–,920	,916***	,914–,919	,916***	,914–,919
SD	weiblich[2]	,730***	,667–,800	,743***	,677–,817	,728***	,664–,797
SÖ	in der Schule[3]	1,312*	1,035–1,662	1,316*	1,039–1,667	1,350*	1,042–1,750
SÖ	Haupt-, Realschulabschluss[3]	1,161	,995–1,355	1,181*	1,013–1,377	1,221*	1,008–1,478
SÖ	Fachoberschulabschluss, Abitur[3]	1,450***	1,242–1,692	1,476***	1,265–1,721	1,546***	1,281–1,866
SÖ	+ Lehre etc.[3]	1,521***	1,247–1,855	1,543***	1,266–1,881	1,638***	1,304–2,057
SÖ	+ B.ausb., Meister, Techniker[3]	1,568***	1,306–1,882	1,599***	1,333–1,917	1,657***	1,341–2,047
SÖ	Fach-, Hochschulabschluss[3]	2,143***	1,781–2,579	2,185***	1,817–2,627	2,278***	1,841–2,820
	unter Kontrolle der folgenden Variablen: Haushaltsnettoeinkommen (in 1.000€), arbeitslos, unbefristeter Arbeitsvertrag, Zustand des Hauses/der Wohnung, Teilnahme an religiösen Veranstaltungen, Raucher, BMI der auf Adipositas hinweist, sportliche Betätigung mindestens wöchentlich						
	Interaktionseffekt: 0–10 Jahre*Alter	,988	,948–1,030				
	11–20 Jahre*Alter	,968**	,949–,987				
	21–30 Jahre*Alter	,968***	,953–,983				
	31+ Jahre*Alter	,985	,966–1,005				
	Interaktionseffekt: Aufenthaltsdauer 0–10 Jahre*Geschlecht			1,112	,569–2,177		
	11–20 Jahre*Geschlecht			,847	,557–1,288		
	21–30 Jahre* Geschlecht			,762	,517–1,124		
	31 und mehr Jahre* Geschlecht			,602	,361–1,003		

** p<0,05 ** p<0,01 *** p<0,001; abhängige Variable: subjektiver Gesundheitsstatus [1-(sehr) gut, 0-mittelmäßig/(sehr) schlecht], OR: Odds Ratio, KI: Konfidenzinterval, SD: Soziodemographie, SÖ: sozioökonomischer Status; Periodeneffekte werden berücksichtigt*

Referenzkategorien: [1]deutsche Einheimische, [2]männlich, [3]kein Abschluss (ISCED 1)

Quelle: SOEP, 1992, 1994–2009, eigene Berechnungen

Tabelle 28: – fortgesetzt –

n = 11.277	*Modell (ohne Interaktion)*	*Modell 1*		*Modell 2*		*Modell 3*	
Log Likelihood	-50.084,93	-50.074,72		-50.082,76		-50.070,52	
		OR	KI	OR	KI	OR	KI
Interaktionseffekt: Aufenthaltsdauer 0–10 Jahre*ISCED 0						>100	,000
11–20 Jahre*ISCED 0						,022	,000–1,282
21–30 Jahre*ISCED 0						13,560	,749– >100
31 und mehr Jahre*ISCED 0						>100	,000
Interaktionseffekt: Aufenthaltsdauer 0–10 Jahre*ISCED 2						,863	,375–1,986
11–20 Jahre*ISCED 2						,777	,480–1,258
21–30 Jahre*ISCED 2						,927	,624–1,375
31 und mehr Jahre*ISCED 2						1,292	,760–2,199
Interaktionseffekt: Aufenthaltsdauer 0–10 Jahre*ISCED 3						,938	,381–2,314
11–20 Jahre*ISCED 3						,644	,384–1,080
21–30 Jahre*ISCED 3						,782	,505–1,213
31 und mehr Jahre*ISCED 3						,803	,440–1,465
Interaktionseffekt: Aufenthaltsdauer 0–10 Jahre*ISCED 4						1,304	,409–4,159
11–20 Jahre*ISCED 4						,342	,144–,809
21–30 Jahre*ISCED 4						,648	,302–1,390
31 und mehr Jahre*ISCED 4						1,138	,266–4,866
Interaktionseffekt: Aufenthaltsdauer 0–10 Jahre*ISCED 5						>100	,000
11–20 Jahre*ISCED 5						1,222	,241–6,204
21–30 Jahre*ISCED 5						1,799	,664–4,878
31 und mehr Jahre*ISCED 5						,667	,176–2,529
Interaktionseffekt: Aufenthaltsdauer 0–10 Jahre*ISCED 6						,462	,098–2,185
11–20 Jahre*ISCED 6						,498	,153–1,628
21–30 Jahre*ISCED 6						1,134	,417–3,082
31 und mehr Jahre*ISCED 6						1,126	,317–3,991

** p<0,05 ** p<0,01 *** p<0,001; abhängige Variable: subjektiver Gesundheitsstatus [1-(sehr) gut, 0-mittelmäßig/(sehr) schlecht], OR: Odds Ratio, KI: Konfidenzintervall; Periodeneffekte werden berücksichtigt*
Quelle: SOEP, 1992, 1994–2009, eigene Berechnungen

Dies lässt sich jeweils auch anhand der Odds Ratio für die Interaktionseffekte ablesen. Je niedriger der Wert der Odds Ratio, desto stärker ist der Zusammenhang zwischen Alter und Gesundheit (Interaktion Alter und 0–10 Jahre Aufenthalt *,988*; 11–20 Jahre *,968***; 21–30 Jahre *,968****; 31 und mehr Jahre *,985*; Tabelle 28, Modell 1). Nur für die türkischen Migranten mit einer Aufenthaltsdauer von 11 bis 20 und 21 bis 30 Jahren ist der Interaktionseffekt signifikant, was bedeutet, dass nur für diese beiden Gruppen die Gesundheit mit dem Alter signifikant stärker zurückgeht als bei den Deutschen.

Insgesamt lässt sich anhand beider Datensätze feststellen, dass unter Berücksichtigung aller anderen Kontrollvariablen mit zunehmendem Alter die Gesundheit für Migranten stärker abfällt als für Deutsche bzw. unter

Berücksichtigung aller Kontrollvariablen die Gesundheit der jüngeren Migranten besser und die der älteren Migranten schlechter ist als die der Deutschen im gleichen Alter. Hinsichtlich der Aufenthaltsdauergruppen lassen sich, insbesondere unter Berücksichtigung beider Datensätze (GGS und SOEP), keine relevanten Unterschiede zwischen den Gruppen feststellen. Mit Blick auf Hypothese 4 kann geschlussfolgert werden, dass türkische Migranten oberhalb eines Alters von 65 Jahren signifikant ungesünder sind als die einheimischen Deutschen. In jungem Alter weisen türkische Migranten gegenüber den Deutschen einen Gesundheitsvorsprung auf. Die zuvor belegte elfte Hypothese muss wahrscheinlich eingeschränkt werden, so sind Migranten mit kurzer Aufenthaltsdauer in Deutschland nicht an sich gesünder als die einheimischen Deutschen, sondern ihre bessere Gesundheit liegt vielmehr im niedrigeren durchschnittlichen Alter der Migranten begründet. Ein Anpassungsprozess der Migranten an die einheimischen Deutschen, wie er in Hypothese 13 vermutet wurde, ist nicht zu erkennen.

Abbildung 11: Darstellung des bedingten Effekts von Alter auf die Gesundheit, getrennt für Deutsche und Migranten (in Aufenthaltsdauergruppen) unter Berücksichtigung aller anderen Kontrollvariablen (Basis: Modell 1, Tabelle 27)

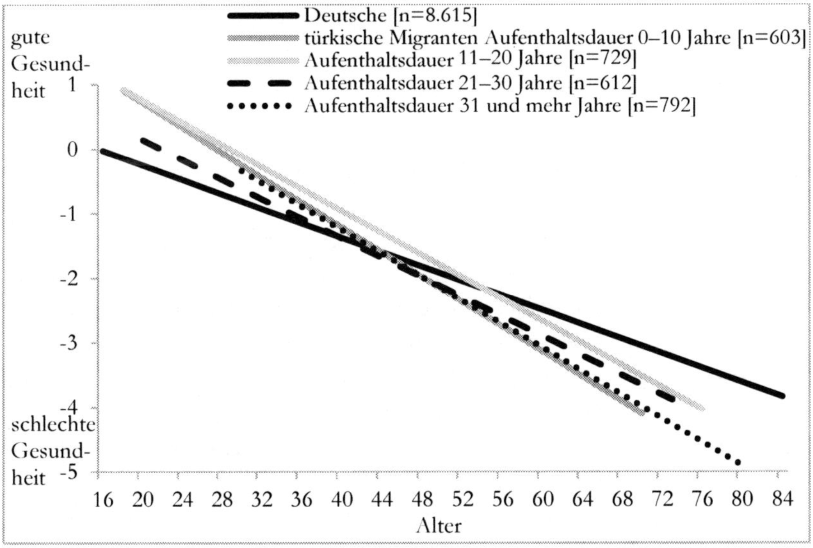

Quelle: GGS 2005/2006, eigene Berechnungen

Abbildung 12: Darstellung des bedingten Effekts von Alter auf die Gesundheit, getrennt für Deutsche und Migranten (in Aufenthaltsdauergruppen) unter Berücksichtigung aller anderen Kontrollvariablen (Basis: Modell 1, Tabelle 28)

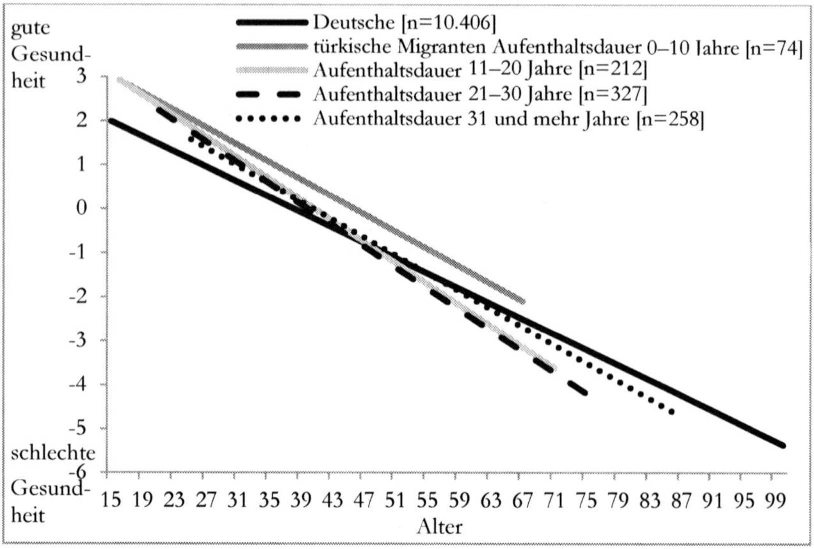

Quelle SOEP, 1992, 1994–2009, eigene Berechnungen

4.2.10 Geschlechts- und bildungsspezifische Unterschiede im Gesundheitsstatus

In der dritten Hypothese wurde die Vermutung geäußert, dass die Diskrepanz im Gesundheitszustand zwischen türkischen Migrantinnen und männlichen Migranten größer ist als zwischen deutschen Frauen und Männern. Das heißt, es wird von einem zwischen beiden Gruppen (Migranten, Einheimische) variierendem Zusammenhang zwischen Geschlecht und Gesundheit ausgegangen. Es wird außerdem vermutet, dass der Gesundheitszustand mit zunehmendem Bildungsniveau bei den deutschen Einheimischen stärker ansteigt als bei den türkischen Migranten (Hypothese 7), dies würde für einen variierenden Zusammenhang zwischen Bildung und Gesundheit sprechen.

Bei den separaten Auswertungen für Männer und Frauen zeigt sich ein differenziertes Bild der gesundheitlichen Lage (siehe Anhang, Tabelle A8, A9, A11 und A12). Im GGS treten dabei Unterschiede zwischen Frauen und Männern auf, die im SOEP nicht in gleicher Weise zu identifizieren sind. Wie bei der Gesamtbetrachtung aller Migranten sind türkische Männer der ersten Generation im GGS (Tabelle A8, Modell 3) bis zu einer Aufenthaltsdauer von 20 Jahren unter Berücksichtigung der unterschiedlichen Erklärungsfaktoren signifikant gesünder als die einheimischen Männer (Aufenthaltsdauer 0–10 Jahre *1,985***, 11–20 Jahre *2,753****). Für männliche türkische Migranten mit mehr als 20 Jahren Aufenthaltsdauer lassen sich hingegen keine signifikanten Unterschiede zu den deutschen Männern finden. Für die Frauen (Tabelle A9, Modell 3) lassen sich zwischen den türkischen Migranten und den Deutschen bis zu einer Aufenthaltsdauer von 30 Jahren keine signifikanten Unterschiede finden. Bei einer Aufenthaltsdauer von 31 Jahren und mehr sind türkische Migrantinnen im GGS jedoch signifikant ungesünder als deutsche Frauen (*,621****). Die Richtung der Koeffizienten ist jedoch für beide Geschlechter gleich und entspricht dem Gesamtmodell (Tabelle 23, Modell 3). Das heißt, bis zu einer Aufenthaltsdauer von 20 Jahren liegen die Odds Ratio bei den türkischen Migranten und Migrantinnen über 1, was auf einen besseren Gesundheitszustand im Vergleich zu den Deutschen hinweist. Ab einer Aufenthaltsdauer von 21 Jahren liegen die Odds Ratio für die türkischen Männer und Frauen unter 1, was im Vergleich zu den Deutschen auf eine schlechtere Gesundheit hinweist. Die geschlechtsspezifischen Differenzen ergeben sich also lediglich aus den Unterschieden hinsichtlich der Signifikanz der einzelnen Aufenthaltsdauergruppen. Allgemein zeigt sich auch bei separater Betrachtung der Männer und Frauen eine bessere Gesundheit der Migranten bis zu einer Aufenthaltsdauer von 20 Jahren und darüber hinaus (21 und mehr Jahre) weisen die Migranten eine schlechtere Gesundheit auf. Wobei die Mittelkategorie (21–30 Jahre Aufenthalt) in keinem der hier besprochenen Modelle signifikant ist.

Im SOEP zeigt sich hingegen bei geschlechtsspezifischer Betrachtung auch hinsichtlich der Signifikanz der einzelnen Migrantengruppen das gleiche Bild wie im Gesamtmodell (Tabelle 24, Modell 3). Männliche türkische Migranten (Tabelle A11, Modell 4) mit einer Aufenthaltsdauer von 0 bis 10 (*2,068***) bzw. 11 bis 21 Jahren (*1,468**) in Deutschland haben eine signifikant höhere Chance guter Gesundheit als deutsche Männer. Ebenso weisen türkische Migrantinnen in diesen Gruppen eine bessere Gesundheit auf als die deutschen Frauen (Tabelle A12, Modell 4, Aufenthaltsdauer 0–10 Jahre *2,603****, 11–20 Jahre *1,397**). Wie im Gesamtmodell (Tabelle 24) lassen sich auch bei geschlechtsspezifischer Betrachtung für türkischen Migranten mit einer Aufenthaltsdauer von 21 bis 30 bzw. 31 und mehr Jahren in Deutschland keine signifikanten Unterschiede zu den deutschen Männern und Frauen feststellen.

Um genauer zu untersuchen, ob das Geschlecht der Befragten für Migranten und Deutsche in einem unterschiedlichen Zusammenhang mit dem Gesundheitsstatus steht, wurde darüber hinaus ein Interaktionseffekt zwischen beiden Variablen getestet. Jeweils im Modell 2 in Tabelle 27 (GGS) und 28 (SOEP) sind die entsprechenden Ergebnisse zu finden. Bei separater Betrachtung der Deutschen und Migranten lässt sich bei den deutschen Einheimischen im GGS kein signifikanter Unterschied im Gesundheitsstatus zwischen Männern und Frauen feststellen (siehe Tabelle 25, Modell 1 und 2 sowie Abschnitt 4.2.3). Diesbezüglich weichen die türkischen Migranten der ersten Generation mit 0 bis 10 und 11 bis 20 Jahren Aufenthaltsdauer in Deutschland signifikant von diesem Muster ab (siehe Tabelle 27, Modell 2). Für diese beiden Gruppen lassen sich besonders starke und signifikante Unterschiede zwischen Männern und Frauen identifizieren. Türkische Migrantinnen haben dabei eine geringere Chance auf gute Gesundheit. Darüber hinaus unterscheiden sich die türkischen Migranten der ersten Generation jedoch nicht von den einheimischen Deutschen. Das heißt, Geschlecht steht für Migranten mit mehr als 20 Jahren Aufenthaltsdauer in Deutschland sowie für die zweite Generation im gleichen Zusammenhang mit Gesundheit wie für die Deutschen. Im SOEP lässt sich des Weiteren kein variierender Zusammenhang zwischen Gesundheit und Geschlecht für Migranten oder Einheimische feststellen (siehe Tabelle 28, Modell 2). Die Interaktionseffekte können also nur teilweise geschlechtsspezifische Unterschiede zwischen Migranten und Einheimischen erklären.

Es wurde außerdem ein Interaktionseffekt zwischen dem Migrationshintergrund (Aufenthaltsdauergruppen) und dem Bildungsniveau getestet. Anhand dieses Interaktionseffekts kann überprüft werden, ob der Effekt der Bildung auf den Gesundheitsstatus zwischen den türkischen Migranten und den einheimischen Deutschen variiert (vgl. Hypothese 7). Die einzelnen Ausprägungen des Interaktionseffekts sind durchweg insignifikant. Das heißt, das Bildungsniveau scheint für türkische Migranten nicht anders mit Gesundheit assoziiert zu sein als für die einheimischen Deutschen. Dies gilt für die Daten des GGS (Tabelle 27) und des SOEP (Tabelle 28) gleichermaßen. Somit lässt sich kein Beleg für die siebte Hypothese finden, in der vermutet wurde, dass sich die Gesundheit bei steigender Bildung bei den Deutschen stärker verbessert als bei den türkischen Migranten.

Im GGS zeigen sich besonders starke geschlechtsspezifische Unterschiede im Gesundheitsstatus für Migranten der ersten Generation mit 0 bis 10 bzw. 11 bis 20 Jahren Aufenthaltsdauer in Deutschland. In diesen beiden Gruppen weisen die türkischen Migrantinnen signifikant seltener eine gute Gesundheit auf als die männlichen Migranten. Darüber hinaus und allgemein für die Daten des SOEP ist Geschlecht für Migranten und Deutsche auf die gleiche Weise mit Gesundheit assoziiert. Die dritte Hypothese kann daher nur partiell belegt werden. Bildung ist für Migranten und Einheimische auf die gleiche Weise mit Gesundheit assoziiert. Somit kann die siebte Hypothese widerlegt werden.

5. Ergebnisse: Die gesundheitliche Lage türkischer Migranten im Vergleich zur einheimischen türkischen Bevölkerung

Da für den Vergleich türkischer Migranten und türkischer Einheimischer nur begrenzt Daten zur Verfügung stehen, hat diese Auswertung in der vorliegenden Arbeit einen explorativen Character. Dementsprechend sind die hier dargestellten Ergebnisse vorsichtig zu bewerten. Unter 5.1 werden die türkischen Migranten in Deutschland mit der einheimischen Bevölkerung in der Türkei deskriptiv verglichen, bevor unter 5.2 die multivariaten Analysen folgen.

5.1 Deskriptive Ergebnisse

Die Suche nach geeigneten Daten zur Analyse der Gesundheit von Personen in der Türkei gestaltet sich schwierig, da die gesundheitliche Situation der Bevölkerung in der Türkei bisher kaum in Umfragen erhoben wurde. Im Rahmen der vorliegenden Auswertungen wird daher auf einen allgemeinen sozialwissenschaftlichen Survey den *European Social Survey* (ESS) zurückgegriffen, der neben verschiedenen anderen Ländern auch Angaben zur Türkei enthält. Es werden alle vier Wellen des ESS verknüpft um möglichst viele Fälle türkischer Migranten zum Vergleich heranziehen zu können. Es können dementsprechend nur Variablen verwendet werden, die in allen vier Wellen abgefragt wurden (siehe 3.2.3).

Einleitend werden hier die türkischen Migranten im GGS und ESS mit den türkischen Einheimischen im ESS gegenübergestellt (Abschnitt 5.1.1). Es soll auch überprüft werden, inwiefern sich die türkischen Migranten im ESS, die zur weiteren Analyse herangezogen werden, von den türkischen Migranten im GGS unterscheiden. Dabei bleibt zu berücksichtigen, dass sich im GGS und ESS nur Variablen vergleichen lassen, die in beiden Datensätzen in ähnlicher Weise abgefragt wurden. Der Überblick über den subjektiven Gesundheitsstatus und die verschiedenen Erklärungsfaktoren ist in Tabelle 29 zu finden.

5.1.1 Unterschiede bei der Auswertung des subjektiven Gesundheitsstatus im GGS und ESS

Besonders überraschend ist die große Diskrepanz zwischen ESS und GGS hinsichtlich des Anteils an Befragten mit (sehr) gutem Gesundheitsstatus (siehe Tabelle 29). Im GGS geben die türkischen Migranten sehr viel häufiger (74,9 Prozent) einen (sehr) guten Gesundheitsstatus an als im ESS (66,4 Prozent). Dies gilt außerdem im gleichen Maße (Ergebnisse nicht dargestellt) für deutsche Einheimische auch hier zeigt sich ein deutlicher Unterschied.[193] Der Befragungszeitraum erstreckt sich dabei im ESS aufgrund der Kumulation von vier Wellen auf die Jahre 2002–2009, im GGS wurden die Deutschen und türkischen Migranten 2005 und 2006 befragt. Ein Effekt des Zeitpunkts der Befragung ist also nicht zu erwarten und wäre auch bei weit auseinander liegenden Befragungszeitpunkten nicht plausibel. Ebenso ist es unwahrscheinlich, dass das Alter für die Varianz zwischen GGS und ESS eine Rolle spielt, da türkische Migranten im ESS und GGS etwa gleich alt sind bzw. die Migranten im ESS sogar etwas jünger sind (GGS 40,6 Jahre, ESS 38,4 Jahre). Im GGS wurden die Migranten, wenn nötig, mithilfe türkischer Fragebögen interviewt, diese Möglichkeit bestand im ESS nicht. Es ist also denkbar, dass im ESS eine selektive Gruppe von türkischen Migranten befragt wurde. Man würde jedoch davon ausgehen, dass Personen mit besonders guten Deutschsprachkenntnissen befragt wurden, was wiederum dafür spricht, dass diese Gruppe hinsichtlich des Gesundheitsstatus eher positiv als negativ selektiert ist. Somit liefert dieser Aspekt keine hinreichende Erklärung für die Diskrepanz zwischen den Gruppen. Wie eingangs beschrieben ist dabei zu beachten, dass auch die Deutschen zwischen GGS und ESS variieren. Wobei die deutschen Einheimischen im ESS, ebenso wie die türkischen Migranten, einen schlechteren Gesundheitsstatus angeben als die Deutschen im GGS.[194]

---

193 Da mit ca. 4.000 im ESS und 10.000 Deutschen im GGS die Stichproben in beiden Fällen relativ groß sind und Verzerrung innerhalb der Stichproben unwahrscheinlich scheinen, kann nicht direkt geschlussfolgert werden, womit diese Unterschiede zusammenhängen.

194 Hinsichtlich der relativ kleinen Stichprobe türkischer Migranten im ESS (n=113) könnte man annehmen, dass Unterschiede im subjektiven Gesundheitsstatus zwischen den Mi-

Eine weitere Möglichkeit für die Diskrepanzen sind Unterschiede bei der Stichprobenziehung. Im GGS wurde über ein mehr-stufiges Verfahren eine Zufallsstichprobe von Deutschen und türkischen Staatsangehörigen gewonnen (siehe 3.2.1). Im ESS wurden in Deutschland in einem zwei-stufigen, in der Türkei in einem drei- (Welle 2) bzw. vier-stufigem (Welle 4) Verfahren Zufallsstichproben gezogen (siehe 3.2.4). Es lassen sich dabei keine relevanten Ansatzpunkte für eine mögliche Verzerrung innerhalb der Stichprobe und daraus resultierende unterschiedliche Angaben im Gesundheitsstatus finden.

Neben den Differenzen im Gesundheitsstatus, sind die anderen Unterschiede zwischen den Migranten im GGS und ESS eher gering. Im ESS lässt sich ebenso wie im GGS unter den türkischen Migranten ein relativ geringes Bildungsniveau finden, außerdem sind 12,4 Prozent im ESS und 15,3 Prozent der Migranten im GGS arbeitslos. Ein unbefristeter Arbeitsvertrag kommt bei den Migranten im ESS jedoch häufiger vor (50,4 Prozent) als im GGS (30,9 Prozent). Alle anderen Variablen lassen sich nicht direkt vergleich, da sich in beiden Datensätzen unterschiedlich abgefragt wurden.

5.1.2 Faktoren zur Erklärung des Gesundheitszustands

Tabelle 29 hat neben dem Vergleich von türkischen Migranten im GGS und ESS die Aufgabe die Unterschiede zwischen türkischen Migranten und türkischen Einheimischen im ESS darzustellen. Die Unterschiede werden dabei auf Signifikanz (5 Prozent) getestet. Im subjektiven Gesundheitsstatus unterscheiden sich türkische Migranten und Einheimische bei deskripti-

---

grantengruppen rein zufällig sind. Die Unterschiede zwischen den Deutschen in beiden Datensätzen zeigen jedoch, dass es sich offensichtlich um strukturelle und manifeste Unterschiede handelt. Es wurde auch untersucht, ob sich die Ergebnisse bei Gewichtung der Daten verändern. Da hier allgemein nur Aussagen über die Befragten in den jeweiligen Umfragen gemacht werden, wurde bisher davon abgesehen, die Daten zu gewichten. Nach Gewichtung (Ergebnisse nicht dargestellt) gibt ein etwas höherer Anteil an einheimischen Türken einen (sehr) guten Gesundheitsstatus an (ohne Gewichtung 64,9 Prozent, mit Gewichtung 68,2 Prozent). Für die türkischen Migranten (ohne Gewichtung 66,4 Prozent, mit Gewichtung 66,7 Prozent) und die Deutschen (ohne Gewichtung 60,2 Prozent, mit Gewichtung 61,1 Prozent) ergeben sich jedoch keine merklichen Unterschiede. Da auch dieser Aspekt die Divergenz zwischen GGS und ESS nicht erklären kann, wird auch im weiteren Verlauf der Arbeit davon abgesehen, die Daten zu gewichten.

ver Auswertung nicht signifikant. Ebenso lässt sich hinsichtlich der soziodemographischen Faktoren Alter, Geschlecht und Familienstatus (verheiratet ja/nein) kein relevanter Unterschied identifizieren. So sind unter den türkischen Migranten im ESS 49,6 Prozent Frauen, bei den türkischen Einheimischen beträgt der Anteil 54,0 Prozent. Verheiratet sind 71,7 Prozent der Migranten und 66,9 Prozent der Einheimischen.

Hinsichtlich des Bildungsniveaus zeigen sich jedoch signifikante Unterschiede zwischen beiden Gruppen. Unter den türkischen Einheimischen geben 58,0 Prozent den niedrigsten Bildungsstand an, bei den Migranten sind es nur 18,6 Prozent. In der Gruppe der türkischen Migranten ist hingegen die Kategorie Sekundarbereich II mit 40,7 Prozent am stärksten besetzt, bei den türkischen Einheimischen geben nur 18,4 Prozent dieses Bildungsniveau an.[195] Allgemein sind die türkischen Migranten also höher gebildet als die türkischen Einheimischen. Signifikant verschieden sind außerdem die Angaben zu einem unbefristeten Arbeitsverhältnis. 50,4 Prozent der Migranten und 13,6 Prozent der Einheimischen geben an, dass sie einen unbefristeten Arbeitsvertrag haben. Hinsichtlich der Einkommenssituation und der Arbeitslosigkeit lassen sich keine signifikanten Unterschiede feststellen. So sind zum Beispiel jeweils 12,4 Prozent der Migranten und Einheimischen arbeitslos.

Als Bewältigungsressourcen können im ESS die Religiosität und die Frequenz der sozialen Kontakte untersucht werden. Für beide Variablen lassen sich signifikante Unterschiede zwischen türkischen Einheimischen und Migranten feststellen. Im Vergleich zu den Migranten sind die türkischen Einheimischen signifikant religiöser (Skala von 0-nicht religiös bis 10-sehr religiös: türkische Migranten 6,4, türkische Einheimische 7,1). Des Weiteren geben türkische Migranten eine höhere Frequenz sozialer Kontakte an (auf einer Skala von 0-nie bis 6-eden Tag: türkische Migranten 4,3, Einheimische 3,8).

Da der Vergleich türkischer Migranten und türkischer Einheimischer anhand der Daten des ESS durchgeführt wird und die Befragung des GGS hier unberücksichtigt bleibt, wird im Weiteren davon ausgegangen, dass sich innerhalb der Daten des ESS keine Inkonsistenzen hinsichtlich der subjektiv wahrgenommenen Gesundheit finden lassen und türkische Migranten und Einheimische anhand dieses Datensatzes verglichen werden können.

---

195 Damit sind die 113 türkischen Migranten im ESS auch etwas besser gebildet als die Migranten im GGS (siehe auch 3.3.4).

Tabelle 29: Der subjektive Gesundheitszustand und relevante Charakteristika der türkischen Migranten sowie der türkischen Einheimischen im GGS und ESS (Mittelwerte für metrische Variablen, Prozentangaben für dichotome Variablen)

		erste Generation türkischer Migranten GGS	*erste Generation türkischer Migranten ESS*	*türkische Einheimische ESS*
	n =	2.736	113	3.955
	sehr (guter) Gesundheitszustand [R: mittelmäßig, schlecht]	74,9%	66,4%	64,9%
SD	Alter [in Jahren]	40,6	38,4	39,1
SD	weiblich * [R: männlich]	47,3%	49,6%	54,0%
SD	in alten Bundesländern lebend * [R: neue Bundesl.]	96,1%		
SD	verheiratet * [R: alles andere]		71,7%	66,9%
sozioökonomischer Status	kein Schulabschluss *	24,4%		
sozioökonomischer Status	niedriges Bildungsniveau *	52,4%		
sozioökonomischer Status	mittleres Bildungsniveau *	13,4%		
sozioökonomischer Status	hohes Bildungsniveau *	8,9%		
sozioökonomischer Status	Primarbildung (Grundschule) und darunter		18,6% ***	58,0%
sozioökonomischer Status	Sekundarbereich I (Hauptschule, mittlere Reife)		28,3% **	15,9%
sozioökonomischer Status	Sekundarbereich II (Ausbildung, Fachh.reife, Abitur)		40,7% ***	18,4%
sozioökonomischer Status	post-sekundarer, nicht-tertiärer Bereich		3,5% *	
sozioökonomischer Status	Tertiärbereich		8,0%	7,5%
sozioökonomischer Status	Anderes		0,9%	0,2%
sozioökonomischer Status	Einkommenssituation [0-schwierig, 3-komfortabel]		1,5	1,4
sozioökonomischer Status	arbeitslos* [R: beschäftigt/nicht auf Arbeitsmarkt]	15,3%	12,4%	12,4%
sozioökonomischer Status	unbefristeter Arbeitsvertrag* [R: befristeter/kein]	30,9%	50,4% ***	13,6%
Bewältigungsressourcen	Zufriedenheit mit Haus/Wohnung [0-nicht, 10-sehr]	7,1		
Bewältigungsressourcen	Teilnahme religiöse Veranst. [0-nie/ selten, 3-häufig]	1,4		
Bewältigungsressourcen	Religiosität [0-nicht, 10-sehr]		6,4 **	7,1
Bewältigungsressourcen	soziale Unterstützung*	88,1%		
Bewältigungsressourcen	soziale Kontakte [0-nie, 6-jeden Tag]		4,3 ***	3,8
Bewältigungsressourcen	Kontrollüberzeugung [1-keine, 4-hohe Kontrolle]	2,7		
Bewältigungsressourcen	Vertrauen: man kann den meisten vertrauen*	27,1%		
Bewältigungsressourcen	- vorsichtig gegenüber Anderen*	70,9%		
Bewältigungsressourcen	- keine Antwort/weiß nicht*	2,0%		
	Sprachfähigkeit Deutsch [1-gar nicht, 5-sehr gut]	3,5		
	Zeit des permanenten Aufenthalts in D. [in Jahren]	21,6		
	Einreise: im letzten Jahr		0,9%	
	- 1–5 Jahren		4,4%	
	- 6–10 Jahren		8,8%	
	- 11–20 Jahren		33,6%	
	- vor mehr als 20 Jahren		51,3%	

** dichotome Variablen [0–nein, 1–ja]; signifikante Unterschiede zu einheimischen Türken: * $p<0,05$ ** $p<0,01$ *** $p<0,001$ zweiseitiger T-Test, R: Referenzkategorien, SD: Soziodemographie*

Quelle: GGS 2005/2006, ESS 2002–2009, eigene Berechnungen

Ein Zusammenführen der Daten des GGS (türkische Migranten) und ESS (türkische Einheimische) scheint auf Basis der bereits oberflächlich erkennbaren unterschiedlichen Bewertung von Gesundheit (auch zwischen den deutschen Einheimischen) ungünstig. Das für die multivariaten Analysen gewählte Matchingverfahren (siehe 5.2) ist hingegen geeignet um Unterschiede innerhalb der Stichproben dahin gehend zu berücksichtigen, dass nur ähnliche Individuen verglichen werden. Darüber hinaus sei noch einmal erwähnt, dass dieser Abschnitt der vorliegenden Arbeit einen vornehmlich explorativen Charakter hat.

Tabelle 30: Die subjektive Gesundheit, weitere Gesundheitsmaße und die Lebenszufriedenheit im ESS

	Türken [n=3.955]	*türkische Migranten* [n=113]	
sehr gut	12,1%	23,0%	
gut	52,8%	43,4%	
mittelmäßig	27,0%	20,4%	
schlecht	7,3%	12,4%	
sehr schlecht	0,8%	0,9%	
Anteil (sehr) gut	64,9%	66,4%	
Mittelwert [5-sehr gut, 1-schlecht]	3,68	3,75	
eingeschränkt bei Alltagsverrichtungen	16,9%	23,0%	
Lebenszufriedenheit [0-niedrig, 10-hoch][196]	5,9	6,6	**

*Mittelwertvergleich, Signifikanzniveau: *p<0,05 **p<0,01 ***p<0,001 zweiseitiger T-Test*
Quelle: ESS 2002–2009, eigene Berechnungen

Neben dem subjektiven Gesundheitsstatus wurden im ESS auch Angaben zu gesundheitlichen Einschränkungen im Alltag und zur Lebenszufriedenheit erhoben. Diese Angaben werden in Tabelle 30 dargestellt. Nur die Angaben zur Lebenszufriedenheit sind zwischen den Türken und den türkischen Migranten signifikant verschieden. Die türkischen Migranten sind mit ihrem Leben zufriedener als die einheimischen Türken. Auf einer Skala von 0-niedrige bis 10-hohe Lebenszufriedenheit geben türkische Migranten im Durchschnitt einen Wert von 6,6 an, für die türkischen Einheimischen liegt der Wert bei 5,9. Türkische Migranten geben etwas häufiger Ein-

196 Wie zufrieden sind Sie – alles in allem – mit Ihrem gegenwärtigen Leben? [0-äußerst unzufrieden, 10-äußerst zufrieden]

schränkungen im Alltag an (23,0 Prozent, türkische Einheimische 16,9 Prozent), sie unterscheiden sich dabei aber nicht signifikant von den türkischen Einheimischen.

Tabelle 31: Nennungen eines (sehr) guten subjektiven Gesundheitszustandes über die verschiedenen Kategorien der unabhängigen Variablen, getrennt für Türken und Personen mit türkischem Migrationshintergrund im ESS

		Türken		*türkische Migranten*		
	n =	3.955		113		
	Charakteristika der Befragten					
Soziodemographie	Alter: bis 30 Jahre	79,6%	1.484	89,7%	29	
	- 31–40 Jahre	67,0%	869	73,8%	42	
	- 41–50 Jahre	57,3%	641	50,0%	26	
	- 51 und älter	45,6%	961	31,3%	16	
	männlich	71,5%	1.819	66,7%	57	
	weiblich	59,3%	2.136	66,1%	56	
	unverheiratet (alles andere)	71,2%	1.311	75,0%	32	
	verheiratet	61,8%	2.644	63,0%	81	
sozioökonomischer Status	Primarbildung (Grundschule) und darunter	56,1%	2.295	61,9%	21	
	Sekundarbereich I (Hauptschule, mittlere Reife)	75,5%	629	65,6%	32	
	Sekundarbereich II (Ausb., Fachh.reife, Abitur)	77,9%	729	71,7%	46	
	post-sekundarer, nicht-tertiärer Bereich			50,0%	4	
	Tertiärbereich	78,6%	295	66,7%	9	
	Anderes	71,4%	7	0,0%	1	
	Einkommenssituation: sehr schwierig	54,1%	679	30,0%	10	
	- schwierig	60,1%	1.164	52,6%	38	
	- machbar	70,1%	1.805	78,0%	59	
	- komfortabel	76,9%	307	100,0%	6	***
	beschäftigt/nicht auf dem Arbeitsmarkt	64,7%	3.464	67,7%	99	
	arbeitslos	66,4%	491	57,1%	14	
	befristeter/kein Arbeitsvertrag	64,4%	3.416	71,4%	56	
	unbefristeter Arbeitsvertrag	68,5%	539	61,4%	57	
BW	Religiosität: kaum (0–5)	67,6%	1.017	65,8%	38	
	religiös (6–8)	66,7%	1.849	70,8%	48	
	sehr religiös (9, 10)	59,4%	1.089	59,3%	27	
	soziale Kontakte: einmal im Monat und seltener	56,9%	958	30,8%	13	
	mehrmals im Monat, wöchentlich	65,0%	1.335	82,9%	35	*
	mind. mehrmals pro Woche	69,5%	1.662	64,6%	65	
	Einreise: im letzten Jahr			100,0%	1	
	- 1–5 Jahren			80,0%	5	
	- 6–10 Jahren			80,0%	10	
	- 11–20 Jahren			84,2%	38	
	- vor mehr als 20 Jahren			51,7%	58	

*signifikante Unterschiede zu einheimischen Türken: * p<0,05 ** p<0,01 *** p<0,001 zweiseitiger T-Test; BW: Bewältigungsressourcen; Quelle: ESS 2002–2009, eigene Berechnungen*

Dem Vorgehen bei der Auswertung des GGS und SOEP folgend, werden in Tabelle 31 die Anteile an Personen mit einem (sehr) guten Gesundheitsstatus in den verschiedenen Kategorien der Erklärungsfaktoren dargestellt. Dabei wird zusätzlich untersucht, inwiefern sich die Angaben zwischen den türkischen Migranten und türkischen Einheimischen unterscheiden.

Größtenteils stehen die beobachteten unabhängigen Variablen in dem zu erwartenden Zusammenhang mit Gesundheit (siehe Tabelle 31). Mit zunehmendem Alter geben die Befragten weniger häufig einen (sehr) guten Gesundheitsstatus an. Frauen geben außerdem seltener eine gute Gesundheit an als Männer, die Unterschiede für die türkischen Migranten sind jedoch sehr gering (Männer 66,7 Prozent, Frauen 66,1 Prozent, türkische Einheimische: Männer 71,5 Prozent, Frauen 59,3 Prozent). Auch wenn verheiratet zu sein an sich in der Forschung als gesundheitsförderlich angesehen wird, zeigt sich hier ein negativer Zusammenhang. Verheiratete Personen geben seltener einen guten Gesundheitsstatus an als alle anderen Befragten. 61,8 Prozent der verheirateten Türken und 63,0 Prozent der verheirateten türkischen Migranten weisen einen (sehr) guten Gesundheitszustand auf. In der Referenzgruppe (alle anderen) liegen die Anteile bei 71,2 Prozent für die türkischen Einheimischen und 75,0 Prozent bei den Migranten. Dies dürfte jedoch vornehmlich ein Alterseffekt sein, da ältere Menschen zum einen eher verheiratet sind und zum anderen eher eine schlechtere Gesundheit angeben als jüngere Menschen. Für alle soziodemographischen Faktoren lässt sich hinsichtlich des Anteils an Personen mit guter Gesundheit kein signifikanter Unterschied zwischen den türkischen Migranten und Einheimischen feststellen. Was mit Blick auf die sehr geringe Zahl türkischer Migranten im ESS jedoch nicht überraschend ist.

Allgemein nennen die Befragten bei höherem Bildungsniveau eher eine gute Gesundheit an als bei niedrigem Bildungsniveau. So geben zum Beispiel nur 56,1 Prozent der Einheimischen und 61,9 Prozent der türkischen Migranten mit Primarbildung eine gute Gesundheit an. In der Gruppe mit Bildungsabschlüssen im Sekundarbereich II liegen die Anteile bei 77,9 Prozent (türkische Einheimische) bzw. 71,7 Prozent (türkische Migranten). Bei den türkischen Migranten sind die Ergebnisse, aufgrund der geringen Fallzahlen, jedoch oberhalb der dritten Bildungsstufe nicht mehr ganz eindeutig. Auch die Einkommenssituation ist positiv mit dem Gesundheitsstatus assoziiert. Je besser die Einkommenssituation eingeschätzt wird, desto eher wird eine gute Gesundheit angegeben. Der Anteil an Personen, die ihre Einkommenssituation als komfortabel einschätzen, unterscheidet sich zwar signifikant zwischen den türkischen Einheimischen (76,9 Prozent) und den türkischen Migranten (100,0 Prozent), dies lässt sich jedoch dadurch erklären, dass die sechs türkischen Migranten in dieser Kategorie alle einen sehr guten oder guten Gesundheitsstatus angeben.

Bei Arbeitslosigkeit und der Art des Arbeitsvertrags sind die Ergebnisse nicht eindeutig. Bei den einheimischen Türken geben arbeitslose und beschäftigte bzw. Personen, die nicht auf dem Arbeitsmarkt sind, in gleichem Umfang eine gute Gesundheit an (66,4 Prozent und 64,7 Prozent, siehe Tabelle 31). Bei den türkischen Migranten geben von den Arbeitslosen 10 Prozent weniger (57,1 Prozent) einen guten Gesundheitszustand an als von den beschäftigten/nicht auf dem Arbeitsmarkt verfügbaren Personen (67,7 Prozent). Für die türkischen Migranten zeigt sich also der zu erwartende Zusammenhang. Türkische Einheimische mit einem unbefristeten Arbeitsvertrag geben etwas häufiger eine (sehr) gute Gesundheit an (68,5 Prozent) als Türken ohne bzw. mit befristetem Arbeitsvertrag (64,4 Prozent). Bei den türkischen Migranten geben überraschenderweise Personen mit befristetem/ohne Arbeitsvertrag die bessere Gesundheit an (71,4 Prozent gegenüber 61,4 Prozent).

Besonders religiöse Personen geben in beiden Gruppen die schlechteste gesundheitliche Lage an, auch hier dürfte es sich jedoch hauptsächlich um einen Alterseffekt handeln. Da ältere Menschen eher religiös sind als jüngere Menschen, geben Personen in dieser Gruppe seltener einen guten Gesundheitsstatus an. Zwischen Gesundheit und der Frequenz von sozialen Kontakten lässt sich ebenfalls ein Zusammenhang identifizieren. Personen, die selten mit Freunden, Familie und Bekannten in Kontakt kommen, geben in geringerem Umfang eine gute Gesundheit an als Personen, bei denen der Kontakt eine gewisse Regelmäßigkeit aufweist. Von den türkischen Einheimischen, die lediglich einmal im Monat oder seltener Kontakt zur Familie, Freunden und Bekannten haben geben 56,9 Prozent eine (sehr) gute Gesundheit an. Bei den türkischen Migranten liegt der Anteil bei 30,8 Prozent. In der Gruppe mit der höchsten Kontaktfrequenz (mehrmals pro Woche) nennen 69,5 Prozent (türkische Einheimische) bzw. 64,6 Prozent (türkische Migranten) einen guten Gesundheitsstatus (siehe Tabelle 31). Die Differenz zwischen monatlichem/wöchentlichem und häufigerem Kontakt ist dabei nicht bedeutend.

Für die türkischen Migranten wurde zusätzlich die Zeit seit der Einreise evaluiert (siehe Tabelle 31). Im ESS wurde diese nicht als metrische Variable, sondern in Kategorien abgefragt. Alle Personen mit einer Aufenthaltsdauer bis zu 20 Jahren weisen eine erheblich bessere Gesundheit auf als Migranten mit 21 und mehr Jahren Aufenthaltsdauer. Bei den Migranten mit 21 und mehr Jahren Aufenthaltsdauer geben 51,7 Prozent einen guten Gesundheitsstatus in allen anderen Gruppen mit geringerer Aufenthaltsdauer liegt der Anteil über 80 Prozent. Zu berücksichtigen ist, dass Migranten mit langer Aufenthaltsdauer durchschnittlich weitaus älter sind als Migranten mit kurzer Aufenthaltsdauer. Dieses Ergebnis weist darauf hin, dass es auch bei der Analyse des ESS und bei dem Vergleich türkischer Migranten und türkischer Einheimischer sinnvoll ist, die türkischen Migranten hinsichtlich der Aufenthaltsdauer getrennt anzuschauen. Diese Unterteilung wird im folgenden Abschnitt bei der Anwendung der Matchingverfahren vorgenommen.

Aufgrund der geringen Fallzahlen der türkischen Migranten sind die deskriptiven Ergebnisse allgemein mit Vorsicht zu bewerten. Es zeigen sich weitestgehend keine signifikanten Unterschiede zwischen türkischen Einheimischen und Migranten hinsichtlich der unterschiedlichen Erklärungsfaktoren gesundheitlicher Ungleichheit sowie der Anteile von Befragten mit einem (sehr) guten Gesundheitszustand.

5.2 Multivariate Ergebnisse

Wie im dritten Kapitel dieser Arbeit beschrieben (siehe Abschnitt 3.4.3), werden aufgrund der geringen Fallzahl türkischer Migranten im ESS für den Vergleich mit der einheimischen türkischen Bevölkerung Matchingverfahren angewandt (*Propensity Score Matching*). In Anlehnung an die Arbeit von Abadie u.a. 2004 wird ein *Nearest Neighbour Matching* mit Wiederholung und vier Nachbarn durchgeführt (siehe dazu 3.4.3). Um die Qualität des Matchings beurteilen zu können, wird in Tabelle 32 die Verteilung der Kontrollvariablen in den beiden Gruppen (türkischen Migranten und türkischen Einheimischen) vor und nach dem Matchingprozess dargestellt. Das angewandte Matchingverfahren hat dabei zum Ziel, dass sich die beiden Gruppen nach dem Matching hinsichtlich der Kontrollvariablen nicht mehr signifikant unterscheiden.

Die in Tabelle 32 dargestellten Ergebnisse, die ohne Matching zustande kommen, wurden bereits im Rahmen der deskriptiven Auswertungen behandelt und sind gleichermaßen in Tabelle 29 zu finden. Sie werden daher an dieser Stelle nicht erneut beschrieben. Für die türkischen Migranten ändert sich die Verteilung der relevanten Variablen im Prozess des Matching nicht, da diese in vollem Umfang in die Analyse eingehen. Aus der Gruppe der türkischen Einheimischen werden jedoch nur die Individuen selektiert, die im Rahmen der Modellspezifikation vergleichbare Charakteristika aufweisen. Es zeigt sich, dass sich die Migranten und Einheimischen nach erfolgtem Matching lediglich in der mittleren Bildungsstufe (post-sekundarer, nicht-tertiärer Bereich) signifikant unterscheiden. Dies ist der Tatsache geschuldet, dass unter den türkischen Einheimischen niemand diese Kategorie angegeben hat. Dass sich darüber hinaus keine signifikanten Unterschiede zwischen den beiden Gruppen identifizieren lassen, spricht für eine gute Modellspezifikation. Auch bei separater Betrachtung von Migranten mit bis zu 20 sowie 21 und mehr Jahren Aufenthaltsdauer wird ein ähnlich gutes Matching Resultat erzielt (Ergebnisse nicht dargestellt).

Tabelle 32: Verteilung und Mittelwerte aller unabhängigen Variablen vor und nach dem Matching im ESS

		ohne Matching			*nach Matching*		
		türkische Einheimische	*türkische Migranten*		*türkische Einheimische*	*türkische Migranten*	
	n =	3.955	113				
	Charakteristika der Befragten						
SD	Alter [in Jahren]	39,1	38,4		39,3	38,4	
SD	weiblich [R: männlich]	54,0%	49,6%		52,7%	49,6%	
SD	verheiratet [R: alles andere]	66,9%	71,7%		76,3%	71,7%	
sozioökonomischer Status	Primarbildung (Grundschule), darunter	58,0%	18,6%	***	22,6%	18,6%	
sozioökonomischer Status	Sekundarbereich I (Haupts., mittlere Reife)	15,9%	28,3%	***	24,6%	28,3%	
sozioökonomischer Status	Sekund.b. II (Ausb., Fachh.reife, Abitur)	18,4%	40,7%	***	41,2%	40,7%	
sozioökonomischer Status	post-sekundarer, nicht-tertiärer Bereich		3,5%	***		3,5%	*
sozioökonomischer Status	Tertiärbereich	7,5%	8,0%		11,3%	8,0%	
sozioökonomischer Status	Anderes	0,2%	0,9%		0,4%	0,9%	
sozioökonomischer Status	Einkommenssituation [0-sehr schwierig, 3-komfortabel]	1,4	1,5		1,5	1,5	
sozioökonomischer Status	arbeitslos [R: beschäftigt/nicht auf Arbeitsmarkt]	12,4%	12,4%		12,6%	12,4%	
sozioökonomischer Status	unbefristeter Arbeitsvertrag [R: befristeter/kein]	13,6%	50,4%	***	52,9%	50,4%	
BW	Religiosität [0-nicht, 10-sehr]	7,1	6,4	**	6,5	6,4	
BW	soziale Kontakte [0-nie, 6-jeden Tag]	3,8	4,3	**	4,3	4,3	

*signifikante Unterschiede zu einheimischen Türken: * p<0,05 ** p<0,01 *** p<0,001 zweiseitiger T-Test; SD: Soziodemographie, BW: Bewältigungsressourcen, R: Referenzkategorien*
Quelle: ESS 2002–2009, eigene Berechnungen

Tabelle 33: Matchingverfahren zum Vergleich von türkischen Migranten in Deutschland und türkischen Einheimischen, Mittelwertvergleich subjektiver und eingeschränkter Gesundheit vor und nach dem Matching (Nearest Neighbour Matching, mit Wiederholung und vier Nachbarn)

		Türken [n=3.955]	*türkische Migranten* [n=113]			
subjektive Gesundheit	ohne Matching	0,649	0,664			
	nach Matching	0,704	0,664			
eingeschränkte Gesundheit	ohne Matching	0,169	0,230			
	nach Matching	0,179	0,230			
		Türken	*türkische Migranten 0–20 Jahre Aufenthaltsdauer* [n=54]		*türkische Migranten 21 und mehr Jahre Aufenthaltsdauer* [n=58]	
subjektive Gesundheit [1-(sehr) gut, 0-mittelmäßig, (sehr) schlecht]	ohne Matching	0,649	0,833	**		
	nach Matching	0,676	0,833	*		
	ohne Matching	0,649			0,517	*
	nach Matching	0,634			0,517	
eingeschränkte Gesundheit [1-ja, 0-nein]	ohne Matching	0,169	0,148			
	nach Matching	0,130	0,148			
	ohne Matching	0,169			0,310	**
	nach Matching	0,164			0,310	*

*Signifikanzniveau: *p<0,05 **p<0,01 ***p<0,001*
Matching basiert auf: Alter, Geschlecht, Familienstand (verheiratet ja/nein), Bildung (ISCED-Dummies), Einkommenssituation (0-sehr schwierig, 3-komfortabel), Arbeitslosigkeit (ja/nein), unbefristeter Arbeitsvertrag (ja/nein), Religiosität (0-nicht, 10-sehr religiös), soziale Kontakte (0-nie, 7-jeden Tag)
Quelle: ESS 2002–2009, eigene Berechnungen

In Tabelle 33 werden die Ergebnisse vor und nach dem Matching dargestellt. Die Mittelwerte ohne Matching basieren also auf einem regulären t-Test ohne Berücksichtigung anderer Merkmale der untersuchten Individuen und ohne Eingrenzung der Untersuchungspopulation. Diese Werte werden in Tabelle 33 lediglich ausgewiesen, um zu zeigen, welche Differenzen sich in den Ergebnissen vor und nach dem Matching ergeben. In der Zeile nach Matching werden hingegen die Ergebnisse des t-Tests auf Basis des durchgeführten Matching dargestellt. Dabei werden in Tabelle 33 zwei verschiedene Indikatoren des Gesundheitsstatus analysiert. Zum einen der subjektive Gesundheitsstatus, zum anderen die gesundheitlichen Einschränkungen bei der Ausführung alltäglicher Aktivitäten. Die türkischen Migranten werden den türkischen Einheimischen gegenübergestellt. Im oberen Teil der Tabelle 33 werden die Migranten als eine homogene Gruppe behandelt. Im unteren Teil werden wie beim Vergleich der türkischen Migranten und deutschen Einheimischen (siehe 4.1 und 4.2) die Migranten nach Aufenthaltsdauer in Deutschland unterteilt. Aufgrund der geringen Fallzahl wird dabei nur zwischen einer Aufenthaltsdauer von 0 bis 20 Jahren sowie von 21 und mehr Jahren unterschieden.

Betrachtet man die türkischen Migranten als eine homogene Gruppe, lassen sich weder vor noch nach dem Matching Prozess signifikante Unterschiede zwischen den Gruppen im subjektiven Gesundheitsstatus oder bezüglich der gesundheitlichen Einschränkungen nachweisen.[197] Allgemein kann man auf Basis dieser Ergebnisse davon ausgehen, dass sich türkische Migranten und einheimische Türken hinsichtlich ihrer gesundheitlichen Lage nicht signifikant voneinander unterscheiden. Das durchgeführte Matching führt an dieser Stelle zu keinen neuen Erkenntnissen.

Ein differenzierteres Bild zeigt sich jedoch, wenn man, wie vormals schon bei der Gegenüberstellung mit der einheimischen deutschen Bevölkerung, die Migrantenpopulation nach der Aufenthaltsdauer in Deutschland unterteilt. Türkische Migranten, die bis zu 20 Jahre in Deutschland leben, sind hoch signifikant gesünder als die türkische Bevölkerung. Dieser Zusammenhang bleibt vor und nach dem Matching unverändert signifikant.[198] Dies entspricht den bereits im ersten Teil dieses Kapitels gewonnenen Ergebnissen, dass die Aufenthaltsdauer in Deutschland in einem wesentlichen Zusammenhang mit der Gesundheit türkischer Migranten steht und Personen mit kurzer Aufenthaltsdauer einen besonders guten Gesundheitszustand aufweisen. Somit lässt sich an dieser Stelle ein Beleg für die siebte Hypothese finden und türkische Migranten sind insbesondere kurz nach der Ausreise signifikant gesünder als die einheimische Bevölkerung in

---

197 Auch hier wird ein Signifikanzniveau von 5 Prozent angelegt. Legt man der Analyse ein 10-Prozent-Signifikanzniveau zugrunde, unterschieden sich türkische Migranten und Einheimische vor dem Matching signifikant hinsichtlich der gesundheitlichen Einschränkungen im Alltag. Türkische Migranten geben etwas häufiger Einschränkungen an als einheimische Türken.

198 Unter bestimmten Voraussetzungen (z.B. quadriertes Alter im Modell) sinkt die Signifikanz nach dem Matching etwas ab, bleibt aber bei $p<0,05$ signifikant. Allgemein ist zu beachten, dass sich bei unterschiedlichen Modellspezifikationen verschiedene Mittelwerte für die Kontrollgruppe (nach dem Matching) ergeben, daher sollte den exakten Werten nur geringe Aufmerksamkeit geschenkt werden, im Vordergrund steht die Differenz (positiv oder negativ) zu den türkischen Migranten und das entsprechende Signifikanzniveau. Allgemein ergeben sich bei unterschiedlicher Modellspezifikation ähnliche Mittelwerte, sodass die Ergebnisse als robust bewertet werden können.

der Türkei. Dies spricht auch für den häufig postulierten *Healthy migrant*-Effekt, der beschreibt, dass gesunde Menschen eher auswandern als kranke Menschen.

Migranten die 21 Jahre und länger in Deutschland leben, sind nach dem Matching hingegen weder signifikant gesünder noch ungesünder als die türkischen Befragten. Bei einem einfachen t-Test (ohne Matching) zeigen sich signifikante Unterschiede mit einer etwas schlechteren Gesundheit der türkischen Migranten gegenüber den einheimischen Türken. Bei Berücksichtigung der unterschiedlichen Eigenschaften der Personen in beiden Gruppen wird dieser Unterschied jedoch insignifikant.

Im Gegensatz zur subjektiven Gesundheit lassen sich Unterschiede bezüglich der gesundheitliche Einschränkungen nur für die Migranten mit 21 und mehr Jahren Aufenthaltsdauer in Deutschland feststellen. Vor und nach durchgeführtem Matching zeigt sich, dass türkische Migranten häufiger gesundheitliche Einschränkungen angeben als die einheimischen Türken. Anders als beim Vergleich der türkischen Migranten mit den einheimischen Deutschen lassen sich hier also nicht mit beiden Gesundheitsindikatoren die gleichen Ergebnisse gewinnen. Ihre Gegenüberstellung gilt hier der Überprüfung, ob die Ergebnisse des subjektiven Gesundheitsstatus mit anderen Gesundheitsmaßen replizierbar sind. Dies ist an dieser Stelle nur teilweise gelungen. Die Ergebnisse werden an dieser Stelle nicht weiter ausgeführt. Mit Bezug auf die Schwäche der vorliegenden Daten (siehe 5.1.1) und der geringen Zahl türkischer Migranten, die sich im ESS identifizieren lässt, erscheint es wichtig die Ergebnisse zu überprüfen, sobald weitere Daten zur gesundheitlichen Lage der Bevölkerung in der Türkei vorliegen.

Insgesamt zeigt sich, jeweils im Vergleich zu den türkischen Einheimischen, eine gute (subjektiv bewertete) Gesundheit der Migranten mit bis zu 20 Jahren Aufenthaltsdauer und eine häufigere Nennung von gesundheitlichen Einschränkungen der Migranten mit 21 und mehr Jahren Aufenthaltsdauer. Die Matching Ergebnisse zeigen auch, dass die türkische Migrantenpopulation relativ heterogen ist, daher erscheint eine differenzierte Betrachtung dieser Gruppe, wie hier nach Aufenthaltsdauer, sinnvoll.

6. Zusammenfassung und Schlussbemerkungen

6.1 Die Ergebnisse zu den formulierten Hypothesen im Überblick

Unter Berücksichtigung der formulierten Hypothesen (siehe Tabelle 5 Abschnitt 2.4) werden die unterschiedlichen Ergebnisse in Tabelle 34 noch einmal überblicksartig zusammengefasst.

Tabelle 34: Ergebnisse zu den Hypothesen zur gesundheitlichen Lage von türkischen Migranten und deutschen/türkischen Einheimischen

Allgemeine Hypothesen		
SD	1	Je höher das Alter desto seltener geben türkische Migranten und deutsche Einheimische einen guten Gesundheitsstatus an.
Mit zunehmendem Alter werden die Migranten und Einheimischen gleichermaßen signifikant ungesünder. (siehe 4.2.3) → *Beleg*		
SD	2	Frauen geben durchschnittlich eine schlechtere Gesundheit an als Männer.
Im GGS unterscheiden sich deutsche Frauen und Männer unter Kontrolle der verschiedenen Erklärungsfaktoren hinsichtlich des Gesundheitszustandes nicht signifikant voneinander. Türkische Migrantinnen sind jedoch signifikant ungesünder als männliche Migranten. Im SOEP sind Frauen über alle Modelle hinweg signifikant ungesünder als die Männer. (siehe 4.2.3) → *teilweise belegt*		
SÖ	5	Je höher das Bildungsniveau der türkischen Migranten und deutschen Einheimischen desto besser ihr Gesundheitsstatus.
Eindeutig lässt sich der Zusammenhang nur für die deutschen Befragten (im GGS und SOEP) belegen. (siehe 4.2.4) → *teilweise belegt*		

SD: soziodemographische Faktoren, SÖ: sozioökonomischer Status

Tabelle 34: – fortgesetzt –

BW	8	Regelmäßige Teilnahme an religiösen Veranstaltungen und hohe Religiosität stehen in einem positiven Zusammenhang mit dem Gesundheitsstatus.

Je häufiger türkische Migranten und einheimische Deutsche an religiösen Veranstaltungen teilnehmen, desto höher ist die Chance einer guten Gesundheit. (siehe 4.2.5)
→ *Beleg*

GV	9	Rauchen steht in einem negativen Zusammenhang mit dem Gesundheitsstatus.

Rauchen steht für Deutsche und türkische Migranten in einem negativen Zusammenhang mit dem Gesundheitsstatus. Für die türkischen Migranten ist der Zusammenhang jedoch nur unter Berücksichtigung eines 10-Prozent-Signifikanzniveaus identifizierbar. (siehe 4.2.6) → *Beleg*

GV	10	Übergewichtige Deutsche und türkische Migranten sind ungesünder als normalgewichtige Personen.

Nur für die deutschen Befragten (im SOEP) lässt sich ein signifikanter, negativer Zusammenhang zwischen adipösem Übergewicht (BMI >30) und guter Gesundheit feststellen. (siehe 4.2.6) → *teilweise belegt*

Hypothesen zu den Unterschieden zwischen türkischen Migranten und deutschen, türkischen Einheimischen

SD	3	Bei den türkischen Migranten ist die Diskrepanz im Gesundheitsstatus zwischen Männern und Frauen größer als bei einheimischen Deutschen.

Während sich für die Deutschen im GGS keine geschlechtsspezifischen Unterschiede im Gesundheitszustand feststellen lassen, sind türkische Migrantinnen signifikant ungesünder als männliche Migranten. Im SOEP ergeben sich signifikante Unterschiede zwischen Männern und Frauen für die Deutschen und türkischen Migranten gleichermaßen. Bei den türkischen Migranten ist die geschlechtsspezifische Differenz jedoch sehr viel größer als bei den Deutschen. (siehe 4.2.3)
Ein Interaktionseffekt zeigt, dass Geschlecht nur im GGS für die Migranten mit 0 bis 10 bzw. 11 bis 20 Jahren Aufenthaltsdauer in Deutschland in einem anderen und stärkeren Zusammenhang mit Gesundheit steht als für die Deutschen. Türkische Migrantinnen mit einer Aufenthaltsdauer bis zu 20 Jahren sind dabei signifikant ungesünder als männliche Migranten. Im SOEP lässt sich kein variierender Zusammenhang zwischen Geschlecht und Gesundheit für Migranten und Einheimische feststellen. (siehe 4.2.10) → *teilweise belegt*

SD	4	In den höheren Altersgruppen – etwa ab dem Alter von 65 Jahren – sind türkische Migranten ungesünder als einheimische Deutsche.

Ältere türkische Migranten sind signifikant ungesünder als die einheimischen Deutschen. (siehe 4.2.9) → *Beleg*

SD: soziodemographische Faktoren, BW: Bewältigungsressourcen, GV: Gesundheits- und Krankheitsverhalten

Tabelle 34: – fortgesetzt –

SÖ	6	Unter Kontrolle des sozioökonomischen Status wird der Einfluss des Migrationshintergrunds auf die subjektive Gesundheit geringer.
		Bei differenzierter Betrachtung der Migrantenpopulation (Aufteilung nach Aufenthaltsdauer) lassen sich gesundheitliche Unterschiede zwischen Migranten und Deutschen nicht anhand des sozioökonomischen Status aufklären. (siehe 4.2.4) → *kein Beleg*
SÖ	7	Für die deutschen Einheimischen steigt der subjektive Gesundheitsstatus mit zunehmendem Bildungsniveau stärker an als für die türkischen Migranten.
		Es lässt sich weder mit Daten des GGS noch mit Daten des SOEP ein variierender Zusammenhang zwischen Bildung und Gesundheit für die türkischen Migranten und einheimischen Deutschen feststellen. (siehe 4.2.10) → *kein Beleg*
M	11	Insbesondere kurz nach der Einwanderung sind türkische Migranten gesünder als die einheimische Bevölkerung in Deutschland.
		Sowohl im GGS als auch im SOEP kann festgestellt werden, dass türkische Migranten mit einer Aufenthaltsdauer bis zu 20 Jahren signifikant gesünder sind als die einheimischen Deutschen. (siehe 4.2.2) Auch unter Verwendung weiterer Gesundheitsindikatoren lässt sich die gute Gesundheit der Migranten mit bis zu 20 Jahren Aufenthaltsdauer in Deutschland bestätigen. (siehe 4.2.8) Die besonders gute Gesundheit dieser (ebenfalls jungen) Gruppe lässt sich dabei über einen variierenden Alterseffekt zwischen türkischen Migranten und einheimischen Deutschen erklären. (siehe 4.2.9) → *Beleg*
M	12	Insbesondere kurz nach der Einwanderung sind türkische Migranten gesünder als die einheimische Bevölkerung in der Türkei.
		Türkische Migranten mit bis zu 20 Jahren Aufenthaltsdauer in Deutschland sind signifikant gesünder als die einheimische türkische Bevölkerung. (siehe 5.2) → *Beleg*
M	13	Im zeitlichen Verlauf passen sich türkische Migranten hinsichtlich des Gesundheitsstatus der einheimischen deutschen Bevölkerung an.
		Für Anpassungsprozesse im Lebenslauf lässt sich anhand der vorliegenden Daten kein Beleg finden. (siehe 4.2.9) → *kein Beleg*
M	14	Nach 30 und mehr Jahren Aufenthalt in Deutschland sind unter Berücksichtigung des sozioökonomischen Status und der unterschiedlichen Bewältigungsressourcen keine signifikanten Unterschiede im Gesundheitsstatus zwischen Deutschen und türkischen Migranten nachweisbar.
		Mit Daten des SOEP findet sich tatsächlich kein signifikanter Unterschied zwischen Migranten mit 31 und mehr Jahren Aufenthaltsdauer und deutschen Einheimischen. Im GGS ist diese Gruppe jedoch signifikant ungesünder als die Deutschen. (siehe 4.2.2, 4.2.8) → *kein eindeutiger Beleg*

SÖ: sozioökonomischer Status, M: migrationsspezifische Faktoren

6.2 Einordnung der Ergebnisse und Ausblick

Mit Gesundheit und Migration werden in der vorliegenden Arbeit zwei komplexe soziale Phänomene zueinander in Bezug gesetzt. Der individuelle Gesundheitsstatus hat einen herausragenden Stellenwert im Leben jedes Menschen. Kaum etwas ist wichtiger als gute psychische und physische Gesundheit. Im Lebensverlauf unterliegt der Gesundheitszustand jedoch Veränderungsprozessen. Für alle Menschen gilt, dass sich mit zunehmendem Alter der Gesundheitsstatus verschlechtert. Neben dem Alter wird die Gesundheit durch viele weitere Determinanten beeinflusst, die im Rahmen dieser Arbeit untersucht werden. Dabei werden soziodemographische und sozioökonomische Faktoren, Bewältigungsressourcen, gesundheitliche Belastungen und Gesundheits- bzw. Krankheitsverhalten berücksichtigt.

Die Gesundheit von Migranten ist sowohl von besonderem sozialwissenschaftlichem als auch sozialpolitischem Interesse. Zum einen, weil Migranten heute einen relevanten Teil der Bevölkerung in Deutschland ausmachen, zum anderen, weil sie als Resultat spezifischer Lebensbedingungen besonderen gesundheitlichen Risiken ausgesetzt sind. Sie weisen jedoch aufgrund verschiedener Selektionsprozesse im Vorfeld der Migration, die als *Healthy migrant*-Effekt bezeichnet werden, gleichzeitig einen Gesundheitsvorteil auf. Eingangs wurde daher die Forschungsfrage formuliert, ob die Aufenthaltsdauer in Deutschland mit dem Gesundheitszustand der Migranten in Zusammenhang steht. Insgesamt kann festgestellt werden, dass türkische Migranten mit einer relativ kurzen Aufenthaltsdauer in Deutschland (bis zu 20 Jahren) im Vergleich zur einheimischen deutschen Bevölkerung einen besseren Gesundheitsstatus aufweisen. Belege für eine schlechte Gesundheit der Migranten mit langer Aufenthaltsdauer können nur mit den Daten des GGS gefunden werden.

Es wird ein überraschender Zusammenhang zwischen Alter und Gesundheit aufgedeckt. Betrachtet man die verschiedenen Altersgruppen, so sind jüngere Migranten gesünder und ältere Migranten ungesünder als die deutschen Einheimischen in den gleichen Altersstufen. Dieses Resultat gilt unabhängig von der beobachteten Aufenthaltsdauer in Deutschland und ergibt sich sowohl in den Analysen mit den Daten des GGS als auch mit den Daten des SOEP. Des Weiteren bleibt der Zusammenhang unter Berücksichtigung der verschiedenen Erklärungsfaktoren bestehen. Dieses Ergebnis kann auch die bessere Gesundheit der Migranten mit kurzer Aufenthaltsdauer erklären, die im Durchschnitt besonders jung sind. Die Forschungsfrage, ob türkische Migranten gesünder oder weniger gesund sind als die einheimische deutsche Bevölkerung, ist daher in Abhängigkeit von der betrachteten Altersgruppe zu beantworten. Junge Migranten sind gesünder, ältere Migranten sind ungesünder. Dies ist ein zentrales Ergebnis dieser Arbeit.

Auch wenn sich anhand der vorliegenden Daten kausale Zusammenhänge nicht überprüfen lassen, ist das Ergebnis einer besonders schlechten Gesundheit von älteren Migranten aus sozialpolitischer und gesundheitswissenschaftlicher Perspektive besorgniserregend. Im Rahmen zukünftiger Forschung ist dabei genauer zu klären, inwiefern die Gesundheit langfristig durch den Migrationsprozess beeinflusst wird. Möglich sind dabei sowohl positive Einflüsse, wie eine veränderte Risikostruktur im Aufnahmeland, als auch negative Einflüsse, die sich zum Beispiel aus der besonderen Arbeits- und Lebenssituation ergeben. Wichtig ist, dass manche Faktoren erst über Jahrzehnte wirken müssen, um sich in einer schlechten (oder guten) Gesundheit zu manifestieren. Mit den vorliegenden Daten kann die Entwicklung des Gesundheitsstatus im Lebensverlauf der Migranten leider nicht genauer evaluiert werden. Sodass die Prozesse, die zur schlechteren Bewertung des Gesundheitszustandes im hohen Alter führen, an dieser Stelle nicht vollständig aufgeklärt werden können.

Ebenfalls wäre ein Kohorteneffekt zur Erklärung der gesundheitlichen Unterschiede in Abhängigkeit vom Alter denkbar. Die Gastarbeiter der 1960er und 1970er Jahre, die in den vorliegenden Analysen weitestgehend mit einem Alter von 55 und mehr Jahren in die Analyse eingehen, haben häufig ein langes körperlich anstrengendes Berufsleben hinter sich. Sie waren darüber hinaus aufgrund einer niedrigeren sozialen Schicht möglicherweise im Lebensverlauf verschiedentlich gesundheitlich benachteiligt. Später eingereiste türkische Migranten waren dagegen nicht in gleichem Ausmaß in gesundheitsschädigenden Berufsfeldern angestellt. Die Gastarbeiter stellen jedoch ebenfalls, und in viel größerem Ausmaß als alle nachfolgenden Migranten, eine hinsichtlich ihres Gesundheitszustands selektierte Gruppe dar. Die Selbstselektion bei der Entscheidung zur Migration und die Selektion durch die deutsche Bundesregierung bei der Einreise führten dazu, dass nur körperlich vollständig gesunde Türken als Gastarbeiter einreisen konnten. Dies verringert die Wahrscheinlichkeit einer besonders schlechten Gesundheit dieser Gruppe im hohen Alter trotz der spezifischen Belastungen in den Erwerbsbiographien. Endgültig lässt sich hier jedoch nicht ausschließen, dass es sich um einen Kohorteneffekt handelt.

Ein weiterer Grund für die besonders schlechte Gesundheit von Migranten im hohen Alter könnte der schwierige Zugang zu medizinischer Versorgung sein, dessen Effekte sich über die Jahre kumulieren. Können Migranten aufgrund von Sprachbarrieren sowie fehlendem Wissen über gesundheitliche Einrichtungen nicht in ausreichendem Umfang am Gesundheitssystem teilhaben, wirkt sich dies negativ auf ihre Gesundheit aus. Dies dürfte insbesondere im hohen Alter relevant werden, wenn Arztkontakte häufiger und notwendiger werden. Zum Zugang zu medizinischer Versorgung von türkischen Migranten liegen bisher leider keine adäquaten quantitativen Daten vor. Auch im Rahmen dieser Arbeit musste dieser Aspekt daher unberücksichtigt bleiben.

Da die gesundheitliche Lage in einem positiven Zusammenhang mit dem Bildungsniveau und dem Einkommen steht, sollte es ein Anliegen der politischen Institutionen sein, den sozioökonomischen Status der Migranten zu verbessern. Dass sich die zweite Generation türkischer Migranten diesbezüglich in einer Mittelposition zwischen der ersten Generation und den deutschen Einheimischen befindet, spricht dafür, dass sich soziale und gesundheitliche Ungleichheiten nur langsam in der Generationenfolge auflösen. Auch die Gesunderhaltung der zweiten Generation sollte daher von besonderem politischem Interesse sein, um Unterschiede zwischen Einheimischen und Personen mit Migrationshintergrund in Zukunft auszugleichen.

Hinsichtlich der Erklärungsfaktoren gesundheitlicher Ungleichheit wurden die zu erwartenden Ergebnisse identifiziert. Neben dem Alter stehen Arbeitslosigkeit, Rauchen und Übergewicht in einem negativen Zusammenhang mit Gesundheit. Gute Wohnbedingungen, die regelmäßige Teilnahme an religiösen Veranstaltungen, soziale Unterstützung, eine hohe Kontrollüberzeugung sowie Vertrauen in andere Menschen sind hingegen positiv mit dem Gesundheitszustand assoziiert. Dies gilt sowohl für die einheimischen Deutschen als auch für die erste Generation türkischer Migranten. Mit Bezug auf die eingangs formulierte Forschungsfrage nach der Varianz der Erklärungsfaktoren kann allgemein geschlussfolgert werden, dass die Gesundheit türkischer Migranten und einheimischer Deutscher mit ähnlichen Faktoren assoziiert ist, das heißt, Einheimische und Migranten unterliegen bei der Gesunderhaltung oder der Erkrankung den gleichen Prozessen.

Der Vergleich türkischer Migranten in Deutschland und der einheimischen Bevölkerung in der Türkei hat im Rahmen der vorliegenden Arbeit einen explorativen Charakter. Um die gesundheitliche Lage beider Gruppen vergleichen zu können, wurden Daten des ESS verwendet, der eine kleine Stichprobe türkischer Migranten und eine vergleichsweise große Stichprobe türkischer Einheimischer beinhaltet. Auch die mit diesen Daten gewonnenen Ergebnisse belegen die besonders gute gesundheitliche Lage der türkischen Migranten mit einer Aufenthaltsdauer bis zu 20 Jahren in Deutschland. Sie sind signifikant gesünder als die einheimischen Türken. Migranten mit einer Aufenthaltsdauer über 20 Jahren unterscheiden sind hingegen unter Berücksichtigung der verschiedenen Einflussfaktoren nicht signifikant von den türkischen Einheimischen. Zu beachten ist dabei, dass heute in Deutschland lebende Migranten, insbesondere nach langer Aufenthaltsdauer, nur noch eingeschränkt mit der einheimischen türkischen Bevölkerung vergleichbar sind. Im Lebensverlauf wird die Gesundheit beider Gruppen durch unterschiedliche Ereignisse und strukturelle Bedingungen geprägt. Ein Beispiel ist hier der Zugang zu medizinischer Versorgung. So können Migranten in Deutschland von einem gut ausgebauten Gesundheitssystem profitieren, treffen aber gleichzeitig auf die beschriebenen Zugangsbarrieren. Hier zeigt sich erneut die große Komplexität des Zusammenspiels von Migration und Gesundheit. Ganz allgemein kann jedoch ebenso wie im Vergleich zu den einheimischen Deutschen gezeigt werden, dass die Gesundheit türkischer Migranten und türkischer Einheimischer mit den gleichen Faktoren assoziiert ist. Damit muss die Forschungsfrage, ob es variierende Erklärungsfaktoren für türkische Einheimische, Migranten und Deutsche gibt, verneint werden. Gesundheit wird für alle betrachteten Gruppen von den gleichen Faktoren bestimmt.

Eine Stärke der vorliegenden Arbeit liegt in der Beachtung der Komplexität von Gesundheit und Migration. Neben den unterschiedlichen Dimensionen gesundheitlicher Ungleichheit werden migrationsspezifische Faktoren und die Heterogenität der Migrantenpopulation bei der Unterteilung nach Aufenthaltsdauergruppen berücksichtigt. An vielen Stellen zeigt sich, dass dies einen signifikanten Erkenntnisgewinn darstellt. So führen die Ergebnisse für den Gesundheitszustand für einzelne Gruppen zu unterschiedlichen Schlussfolgerungen, die sich nicht ergeben, wenn weniger Erklärungsfaktoren und alle Migranten als homogene Gruppe analysiert werden. So wird eine differenzierte Sicht auf die sozialen Prozesse möglich, die die Gesundheit von Migranten bestimmen. Dementsprechend sollte auch zukünftige Forschung komplexe Erklärungsmodelle der gesundheitlichen Lage wählen und die Migrantenpopulation noch weiter nach spezifischen Merkmalen unterteilen. Es bleibt zu wünschen, dass die Datenbasis diesbezüglich besser wird, sodass detaillierte Auswertungen möglich werden. Hier ist insbesondere der Längsschnittcharakter der Daten wichtig. Ob türkische Migranten im höheren Alter tatsächlich sehr viel ungesünder sind als die einheimischen Deutschen, wird sich erst vollständig aufklären lassen, wenn auch die auf die Gastarbeiter nachfolgenden Migrantengruppen ein höheres Alter erreichen. Setzt sich der Trend zu einem schlechteren Gesundheitszustand türkischer Migranten im hohen Alter und nach langer Aufenthaltsdauer fort, steht die Gesundheitspolitik vor neuen Aufgaben, da die Zahl der älteren Migranten weiter steigen wird.

Die Forschung sollte in Zukunft ferner die zweite Generation türkischer Migranten stärker in den Fokus stellen. An dieser Gruppe lassen sich Anpassungsprozesse besonders gut identifizieren. In den vorliegenden Daten des GGS sind die türkischen Migranten der zweiten Generation noch besonders jung und somit gesund, sodass sich Variationen im Gesundheitszustand für diese Gruppe nur in geringem Ausmaß beobachten lassen. In der vorliegenden Arbeit werden des Weiteren nur türkische Migranten thematisiert. Es ist notwendig die hier getroffenen Schlussfolgerungen für andere Migrantengruppen zu überprüfen und so zu validieren. Es besteht folglich weiterer Forschungsbedarf, um die Gesundheit von Migranten in Deutschland umfassend zu erklären. Im Sinne des Eingangs zitierten Ausspruchs von Max Frisch bleibt zu schließen: »[...] man hat Arbeitskräfte gerufen, und es kommen Menschen«. Die allgemeine und spezifische gesundheitliche Situation dieser Personen wird, insbesondere aufgrund zunehmender Zahlen älterer Migranten, weiter in den Fokus der sozialwissenschaftlichen Forschung und der sozialpolitischen Akteure rücken.

Tabellenverzeichnis

Abbildungsverzeichnis

Literatur

Abadie, Alberto/Imbens, Guido (2002), »Simple and bias-corrected matching estimators for average treatment effects«, *NBER Technical Working Papers*, Nr. 283.

Abraido-Lanza, Ana/Dohrenwend, Bruce/Ng-Mak, Daisy/Turner, Blake (1999), »The Latino mortality paradox: A test of the ›salmon bias‹ and healthy migrant hypotheses«, *American Journal of Public Health*, Jg. 89, H. 10, S. 1543–1548.

Adler, Paul/Kwon, Seok-Woo (2002), »Social capital: Prospects for a new concept«, *The Academy of Management Review*, Jg. 27, H. 1, S. 17–40.

Agresti, Alan (1992), »A survey of exact inference for contingency tables«, *Statistical Science*, Jg. 7, H. 1, S. 131–177.

Agyemang, Charles/Denktaş, Semiha/Bruijnzeels, Marc/Foets, Marleen (2006), »Validity of the single-item question on self-rated health status in first generation Turkish and Moroccans versus native Dutch in the Netherlands«, *Public Health*, Jg. 120, H. 6, S. 543–550.

Ahmad, Waqar/Bradby, Hannah (2007), »Locating ethnicity and health: Exploring concepts and contexts«, *Sociology of Health & Illness*, Jg. 29, H. 6, S. 795–810.

Akbiyik, Derya/Sumbuloglu, Vildan/Berksun, Oguz/Senturk, Vesile/Priebe, Stefan (2009), »Symptoms of Turkish patients with depression in Ankara and Berlin«, *Culture, Medicine and Psychiatry*, Jg. 33, H. 3, S. 412–420.

Akgün, Seval u.a. (2007), »Estimating mortality and causes of death in Turkey: Methods, results and policy implications«, *European Journal of Public Health*, Jg. 17, H. 6, S. 593–599.

Akgündüz, Ahmet (2008), *Labour migration form Turkey to Western Europe, 1960–1974*, Aldershot, England u.a.

Aksoydan, Emine (2009), »Are developing countries ready for ageing populations? An examination on the socio-demographic, economic and health status of elderly in Turkey«, *Turkish Journal of Geriatrics*, Jg. 12, H. 2, S. 102–109.

Alikaşifoğlu, Müjgan u.a. (2010), »Differences in health and health behaviors between urban and rural children aged 11–13 years in Turkey: Findings from the health behavior in school-aged chidren study 2006« (in Türkisch: Kırsal ve kentsel alanlarda yaşayan 11 ve 13 yaşlarındaki öğrencilerin sağlık durumları ve sağlık davranışları arasındaki farklılıklar), *Turkish Pediatrics Archive* (*Türk Pediatri Arsivi*), Jg. 45, H. 2, S. 96–104.

Altenhofen, Lutz/Weber, Ingberg (1993), »Mortalität der ausländischen und der einheimischen Bevölkerung in der Bundesrepublik Deutschland«, *Sozial- und Präventivmedizin/Social and Preventive Medicine*, Jg. 38, H. 4, S. 222–230.

Andersen, Pernille/Bak, Carsten/Vangsgaard, Susanne/Dokkedal, Unni/Larsen, Pia (2011), »Self-rated health, ethnicity and social position in a deprived neighbourhood in Denmark«, *International Journal for Equity in Health*, Jg. 10, H. 1, S. 5–11.

Andreß, Hans-Jürgen/Golsch, Katrin/Schmidt, Alexander (2013), *Applied panel data analysis for social and economic surveys*, New York.

Anson, Jon (2004), »The migrant mortality advantage: A 70 month follow-up of the Brussels population«, *European Journal of Population/Revue européenne de Démographie*, Jg. 20, H. 3, S. 191–218.

Antonovsky, Aaron (1993), »The structure and properties of the sense of coherence scale«, *Social Science & Medicine*, Jg. 36, H. 6, S. 725–733.

– (1987), *Unraveling the mystery of health. How people manage stress and stay well*, San Francisco.

Arai, Lisa/Harding, Seeromanie (2004), »A review of the epidemiological literature on the health of UK-born black caribbeans«, *Critical Public Health*, Jg. 14, H. 2, S. 81–116.

Artazcoz, Lucía/Borrell, Carme/Benach, Joan/Cortès, Imma/Rohlfs, Izabella (2004), »Women, family demands and health: The importance of employment status and socio-economic position«, *Social Science & Medicine*, Jg. 59, H. 2, S. 263–274.

Auernheimer, Georg (1995), *Einführung in die interkulturelle Erziehung*, 2., überarbeitete und ergänzte Auflage, Darmstadt.

Austin, Peter (2008), »A critical appraisal of propensity-score matching in the medical literature between 1996 and 2003«, *Statistics in Medicine*, Jg. 27, H. 12, S. 2037–2049.

Backhaus, Klaus/Erichson, Bernd/Plinke, Wulff/Weiber, Rolf (2006), *Multivariate Analysemethoden. Eine anwendungsorientierte Einführung*, 11. Auflage, Berlin/Heidelberg.

Bähr, Jürgen (2004), *Bevölkerungsgeographie*, Stuttgart.

Banatvala, Nicholas/Mayo, K./Megraud, F./Jennings, R./Deeks, J. J./Feldman, R. A. (1993), »The cohort effect and Helicobacter pylori«, *Journal of Infectious Diseases*, Jg. 168, H. 1, S. 219–221.

Bardage, Carola u.a. (2005), »Self-rated health among older adults: A cross-national comparison«, *European Journal of Ageing*, Jg. 2, H. 2, S. 149–158.

Bauer, Georg/Huber, Carola/Jenny, Gregor/Müller, Frithjof/Hämmig, Oliver (2009), »Socioeconomic status, working conditions and self-rated health in Switzerland: Explaining the gradient in men and women«, *International Journal of Public Health*, Jg. 54, H. 1, S. 23–30.

Beauftragte der Bundesregierung für Migration, Flüchtlinge und Integration (2010), *8. Bericht der Beauftragten der Bundesregierung für Migration, Flüchtlinge und Integration über die Lage der Ausländerinnen und Ausländer in Deutschland*, Berlin.

– (2009), *Integration in Deutschland. Erster Integrationsindikatorenbericht: Erprobung des Indikatorensets und Bericht zum bundesweiten Integrationsmonitoring vom Institut für Sozialforschung und Gesellschaftspolitik und dem Wissenschaftszentrum Berlin für Sozialforschung gGmbH*, 24.03.2013, http://www.bundesregierung.de/Content/DE/Publikation/IB/2009-07-07-indikatorenbericht.pdf?__blob=publicationFile.

– (2005), *Bericht der Beauftragten der Bundesregierung für Migration, Flüchtlinge und Integration über die Lage der Ausländerinnen und Ausländer in Deutschland*, Berlin.

Beiser, Morton (2005), »The health of immigrants and refugees in Canada«, *Canadian Journal of Public Health*, Jg. 96, H. Supplement 2, S. S30–S44.

Ben-Shlomo, Yoav/Kuh, Diana (2002), »A life course approach to chronic disease epidemiology: Conceptual models, empirical challenges and interdisciplinary perspectives«, *International Journal of Epidemiology*, Jg. 31, H. 2, S. 285–293.

Berkman, Lisa (1984), »Assessing the physical health effects of social networks and social support«, *Annual Review of Public Health*, Jg. 5, H. 1, S. 413–432.

Berkman, Lisa/Glass, Thomas (2000), »Social integration, social networks, social support, and health«, in: Lisa Berkman/Ichiro Kawachi (Hg.), *Social Epidemiology*, New York, S. 137–173.

Bhugra, Dinesh (2004), »Migration and mental health«, *Acta Psychiatrica Scandinavica*, Jg. 109, H. 4, S. 243–258.

Bollini, Paola/Siem, Harald (1995), »No real progress towards equity: Health of migrants and ethnic minorities on the eve of the year 2000«, *Social Science & Medicine*, Jg. 41, H. 6, S. 819–828.

Boneva, Bonka/Frieze, Irene Hanson (2001), »Toward a concept of a migrant personality«, *Journal of Social Issues*, Jg. 57, H. 3, S. 477.

Bonnefoy, Xavier/Braubach, Matthias/Krapavickaite, D./Ormand, D./Zurlyte, I. (2003), »Housing conditions and self-reported health status: A study in panel block buildings in three cities of Eastern Europe«, *Journal of Housing and the Built Environment*, Jg. 18, H. 4, S. 329–352.

Bonnefoy, Xavier/Braubach, Matthias/Moissonnier, Brigitte/Monolbaev, Kubanychbek/Röbbel, Nathalie (2003), »Housing and health in Europe: Preliminary results of a Pan-European Study«, *American Journal of Public Health*, Jg. 93, H. 9, S. 1559–1563.

Boorse, Christopher (1977), »Health as a theoretical concept«, *Philosophy of Science*, Jg. 44, H. 4, S. 542–573.

Borrell, C. u.a. (2008), »Immigration and self-reported health status by social class and gender: The importance of material deprivation, work organisation and household labour«, *Journal of Epidemiology & Community Health*, Jg. 62, H. 5, S. e7.

Bourdieu, Pierre (1986), »The forms of capital«, in: John Richardson (Hg.), *Handbook of theory and research for the sociology of education*, Westport, Connecticut, USA, S. 241–258.

Bremer, Peter (1999), *Arbeitsmigranten und die nachfolgenden Generationen zwischen Integration und Ausgrenzung. Zur Situation von Ausländern in der Bundesrepublik Deutschland vor dem Hintergrund der internationalen Debatte um Exklusion und Urban Underclass*, Oldenburg.

Brenner, Gerhard/Altenhofen, L./Knoepnadel, J./Weber, I. (2003), »Nationale Gesundheitsziele: Diabetes mellitus Typ 2 als Zielbereich«, *Bundesgesundheitsblatt–Gesundheitsforschung–Gesundheitsschutz*, Jg. 46, H. 2, S. 134–143.

Brucks, Ursula (2004), »Der blinde Fleck der medizinischen Versorgung in Deutschland–Migration und psychische Erkrankung«, *psychoneuro*, Jg. 30, H. 4, S. 228–231.

Brussaard, J. H./van Erp-Baart, M. A./Brants, H. A. M./Hulshof, K. F. A. M./Löwik, M. R. H. (2001), »Nutrition and health among migrants in the Netherlands«, *Public Health Nutrition*, Jg. 4, H. 2b, S. 659–664.

Bucher, Anton (2007), *Psychologie der Spiritualität*, Weinheim/Basel.

Buckley, Cynthia/Hofmann, Erin/Minagawa, Yuka (2011), »Does nativity matter? Correlates of immigrant health by generation in the Russian Federation«, *Demographic Research*, Jg. 24, H. 32, S. 801–824.

Bundesamt für Migration und Flüchtlinge (2009), *Ausländerzahlen 2009*, 28.07.2011, http://www.bamf.de/SharedDocs/Anlagen/DE/Downloads/Infothek/Statistik/statistik-anlage-teil-2-auslaendezahlen.pdf?__blob= publicationFile.

Bundesministerium des Innern (2009), *Migrationsbericht 2009*, Berlin.

Bundesministerium für Familie, Senioren, Frauen und Jugend (2000), *Sechster Familienbericht. Familien ausländischer Herkunft in Deutschland. Leistungen–Belastungen–Herausforderungen*, Berlin.

Bundesregierung (2011a), *Geschichte im Rückblick*, 24.03.2013, http://www.bundesregierung.de/Content/DE/Artikel/IB/Artikel/Anwerbeabkommen/2011-01-31-anwerbeabkommen-geschichte.html.

– (2011b), *Pressemitteilung, Staatsministerin Maria Böhmer zur Zustimmung des Bundesrates zum Gesetz für die verbesserte Anerkennung ausländischer Abschlüsse*, 09.11.2011, http://www.bundesregierung.de/nn_1272/Content/DE/Pressemitteilungen/BPA/2011/11/2011-11-04-boehmer-br.html.

Bundesweiter Arbeitskreis Migration und öffentliche Gesundheit (2000), *Handbuch zum interkulturellen Arbeiten im Gesundheitsamt*, Berlin/Bonn.

Bürkner, Hans-Joachim/Heller, Wilfried/Unrau, Jens (1987), »Rückkehrzwänge und Motivstrukturen türkischer Migranten«, *Zeitschrift für Bevölkerungswissenschaft*, Jg. 13, H. 4, S. 451–472.

Cacioppo, John/Berntson, Gary/Sheridan, John/McClintock, Martha (2000), »Multilevel integrative analyses of human behavior: Social neuroscience and the complementing nature of social and biological approaches«, *Psychological Bulletin*, Jg. 126, H. 6, S. 829–843.

Caliendo, Marco/Kopeinig, Sabine (2008), »Some practical guidance for the implementation of preopensity score matching«, *Journal of Economic Surveys*, Jg. 22, H. 1, S. 31–72.

Callahan, Daniel (1973), »The WHO definition of 'health'«, *The Hastings Center Studies*, Jg. 1, H. 3, S. 77–87.

Calliess, Iris Tatjana/Schmid-Ott, Gerhard/Akguel, Gülay/Jaeger, Burkard/Ziegenbein, Marc (2007), »Einstellung zu Psychotherapie bei jungen türkischen Migranten in Deutschland«, *Psychiatrische Praxis*, Jg. 34, H. 7, S. 343–348.

Carballo, Manuel/Divino, Jose Julio/Zeric, Damir (1998), »Migration and health in the European Union«, *Tropical Medicine & International Health*, Jg. 3, H. 12, S. 936–944.

Carnein, Marie/Milewski, Nadja/Doblhammer, Gabriele/Nusselder, Wilma (2010), *Health advantage or disadvantage? Patterns of disability-free life expectancy of old age Turkish migrants living in Germany*, Artikel präsentiert auf der European Population Conference, Wien.

Cassel, John/Patrick, Ralph/Jenkins, David (1960), »Epidemiological analysis of the health implications of culture change: A conceptual model«, *Annals of the New York Academy of Sciences*, Jg. 84, H. Culture, Society, and Health, S. 938–949.

Castles, Stephen/Miller, Mark (2008), *The age of migration*, 4. Auflage, Basingstoke, USA.

Chandola, Tarani (2001), »Ethnic and class differences in health in relation to British South Asians: Using the new National Statistics Socio-Economic Classification«, *Social Science & Medicine*, Jg. 52, H. 8, S. 1285–1296.

Chandola, Tarani/Jenkinson, Crispin (2000), »Validating self-rated health in different ethnic groups«, *Ethnicity & Health*, Jg. 5, H. 2, S. 151–159.

Chaturvedi, Nishi/McKeigue, Paul (1994), »Methods for epidemiological surveys of ethnic minority groups«, *Journal of Epidemiology & Community Health*, Jg. 48, H. 2, S. 107–111.

Chu, Kenneth/Miller, Barry/Springfield, Sanya (2007), »Measures of racial/ethnic health disparities in cancer mortality rates and the influence of socioeconomic status«, *Journal of the National Medical Association*, Jg. 99, H. 10, S. 1092–1104.

Claassen, Dirk/Ascoli, Micol/Berhe, Tzeggai/Priebe, Stefan (2005), »Research on mental disorders and their care in immigrant populations: A review of publications from Germany, Italy and the UK«, *European Psychiatry*, Jg. 20, H. 8, S. 540–549.

Claßen, E. (1994), »Soziale Schicht und koronare Risikofaktoren in Deutschland-Ost und -West«, in: Andreas Mielck (Hg.), *Krankheit und soziale Ungleichheit*, Opladen, S. 227–242.

Clucas, Marie (2009), »The Irish health disadvantage in England: Contribution of structure and identity components of Irish ethnicity«, *Ethnicity & Health*, Jg. 14, H. 6, S. 553–573.

Constant, Amelie/Massey, Douglas (2003), »Self-selection, earnings, and out-migration: A longitudinal study of immigrants to Germany«, *Journal of Population Economics*, Jg. 16, H. 4, S. 631–653.

Cooper, Helen (2002), »Investigating socio-economic explanations for gender and ethnic inequalities in health«, *Social Science & Medicine*, Jg. 54, H. 5, S. 693–706.

Currle, Edda (2004), *Migration in Europa. Daten und Hintergründe*, Stuttgart.

Currle, Edda/Wunderlich, Tanja (2001), *Deutschland–ein Einwanderungsland? Rückblick, Bilanz und neue Fragen*, Stuttgart.

David, Matthias/Borde, Theda/Kentenich, Heribert (2000a), »Knowledge among German and Turkish women about specifically female bodily functions, contraception, preventative medical examinations and menopause«, *Ethnicity & Health*, Jg. 5, H. 2, S. 101–112.

– (2000b), *Migration–Frauen–Gesundheit. Perspektiven im europäischen Kontext*, Frankfurt am Main.

Davies, Anita/Borland, Rosilyne/Blake, Carolyn/West, Haley (2011), »The dynamics of health and return migration«, *PLoS Medicine*, Jg. 8, H. 6 (e1001046), S. 1–4.

Davis, Earl/Fine-Davis, Margret (1981), »Predictors of satisfaction with housing and neighbourhood: A nationwide study in the Republic of Ireland«, *Social Indicators Research*, Jg. 9, H. 4, S. 477–494.

de Jonge, Jan/Bosma, Hans/Peter, Richard/Siegrist, Johannes (2000), »Job strain, effort-reward imbalance and employee well-being: A large-scale cross-sectional study«, *Social Science & Medicine*, Jg. 50, H. 9, S. 1317–1327.

Dekker, Louise u.a. (2011), »A prospective cohort study of dietary patterns of non-western migrants in the Netherlands in relation to risk factors for cardiovascular diseases: HELIUS-Dietary Patterns«, *BMC Public Health*, Jg. 11, H. Supplement 4, S. 441–449.

Department of Health and Social Security (1980), *Inequalities in health: Report of a research working group*, 24.10.2011, http://www.sochealth.co.uk/Black/black.htm.

Der Spiegel (1984), *Harte Politik. Das Handgeld für rückkehrwillige Ausländer hat Bonn gut zwei Milliarden Mark gespart*, H. 38, S. 63–67.

DeSalvo, Karen/Bloser, Nicole/Reynolds, Kristi/He, Jiang/Muntner, Paul (2006), »Mortality prediction with a single general self-rated health question«, *Journal of General Internal Medicine*, Jg. 21, H. 3, S. 267–275.

Diehl, Claudia/Koenig, Matthias (2009), »Religiosität türkischer Migranten im Generationenverlauf: Ein Befund und einige Erklärungsversuche«, *Zeitschrift für Soziologie*, Jg. 38, H. 4, S. 300–319.

Diener, Ed/Suh, Eunkook/Lucas, Richard/Smith, Heidi (1999), »Subjective well-being: Three decades of progress«, *Psychological Bulletin*, Jg. 125, H. 2, S. 276–302.

Dietzel-Papakyriakou, Maria (1993), *Altern in der Migration. Die Arbeitsmigranten vor dem Dilemma: zurückkehren oder bleiben?*, Stuttgart.

Dinesen, Cecilie/Nielsen, Signe/Mortensen, Laust/Krasnik, Allan (2011), »Inequality in self-rated health among immigrants, their descendants and ethnic Danes: Examining the role of socioeconomic position«, *International Journal of Public Health*, S. 1–12.

Ding, Hongliu/Hargraves, Lee (2009), »Stress-associated poor health among adult immigrants with a language barrier in the United States«, *Journal of Immigrant and Minority Health*, Jg. 11, H. 6, S. 446–452.

Dinkel, Reiner Hans (2001), »Die bevölkerungsdynamischen Konsequenzen von kontinuierlicher Zu- und abwanderung auf Bevölkerungszahl und Altersstruktur eines Landes«, in: Edda Currle/Tanja Wunderlich (Hg.), *Deutschland–ein Einwanderungsland? Rückblick, Bilanz und neue Fragen*, Stuttgart, S. 351–388.

DIW (2011), *Documentation HEALTH*, 16.11.2011, http://www.diw.de/documents/dokumentenarchiv/17/diw_01.c.60059.de/health.pdf.

Djajić, Slobodan/Milbourne, Ross (1988), »A general equilibrium model of guest-worker migration: The source-country perspective«, *Journal of International Economics*, Jg. 25, H. 3–4, S. 335–351.

Doğanci, L./Haznedaroğlu, T. (1992), »Prevalence of hepatitis A, B and C in Turkey«, *European Journal of Clinical Microbiology & Infectious Diseases*, Jg. 11, H. 7, S. 661–662.

DOMiT (2000), *Materialsammlung zur Geschichte der Arbeitsmigration aus der Türkei: Anwerbung, Reise nach Deutschland, Fremdheit*, 27.07.2011, http://www.domid.org/pdf/Materialsammlung.pdf.

Dressler, William/Oths, Kathryn/Gravlee, Clarence (2005), »Race and ethnicity in public health research: Models to explain health disparities«, *Annual Review of Anthropology*, Jg. 34, H. 1, S. 231–252.

Dunn, James/Dyck, Isabel (2000), »Social determinants of health in Canada's immigrant population: Results from the National Population Health Survey«, *Social Science & Medicine*, Jg. 51, H. 11, S. 1573–1593.

Dustmann, Christian/Bentolila, Samuel/Faini, Riccardo (1996), »Return migration: The European experience«, *Economic Policy*, Jg. 11, H. 22, S. 213–250.

Elkeles, Thomas/Mielck, Andreas (1997), »Entwicklung eines Modells zur Erklärung gesundheitlicher Ungleichheit«, *Das Gesundheitswesen*, Jg. 59, S. 137–143.

Elkeles, Thomas/Seifert, Wolfgang (1996), »Immigrants and health: Unemployment and health-risks of labour migrants in the Federal Republic of Germany, 1984–1992«, *Social Science & Medicine*, Jg. 43, H. 7, S. 1035–1047.

Ellison, Christopher/Levin, Jeffrey (1998), »The religion-health connection: Evidence, theory, and future directions«, *Health Education & Behavior*, Jg. 25, H. 6, S. 700–720.

Erb, J./Winkler, G. (2004), »Rolle der Nationalität bei Übergewicht und Adipositas bei Vorschulkindern«, *Monatsschrift Kinderheilkunde*, Jg. 152, H. 3, S. 291–298.

Ercan, Leyla (1994), »Auswirkungen der Migration auf den Gesundheitszustand«, *Hacettepe Üniversitesi Eğitim Fakültesi Dergisi*, Jg. 10, S. 117–120.

Erdem, Esra (2004), »Türkeistämmige Frauen in Deutschland«, in: Sachverständigenrat für Zuwanderung und Integration (Hg.), *Die Situation der türkischstämmigen Bevölkerung in Deutschland*, S. 100–113.

Erdem, M./Sahin, I./Erdem, A./Gürsoy, R./Yildiz, A./Güner, H. (1994), »Prevalence of hepatitis B surface antigen among pregnant women in a low-risk population«, *International Journal of Gynecology & Obstetrics*, Jg. 44, H. 2, S. 125–128.

Erem, Cihangir u.a. (2004), »Prevalence of obesity and associated risk factors in a Turkish population (Trabzon city, Turkey)«, *Obesity*, Jg. 12, H. 7, S. 1117–1127.

Erginoz, Ethem u.a. (2004), »Perceived health status in a Turkish adolescent sample: Risk and protective factors«, *European Journal of Pediatrics*, Jg. 163, H. 8, S. 485–494.

Eriksson, Monica/Lindström, Bengt (2005), »Validity of Antonovsky's sense of coherence scale: A systematic review«, *Journal of Epidemiology & Community Health*, Jg. 59, H. 6, S. 460–466.

Erkal, M. u.a. (2006), »High prevalence of vitamin D deficiency, secondary hyperparathyroidism and generalized bone pain in Turkish immigrants in Germany: Identification of risk factors«, *Osteoporosis International*, Jg. 17, H. 8, S. 1133–1140.

ESS (2011), *European Social Survey, Welle 1 bis 4 (2002, 2004, 2006, 2008), kumulierte Daten*, Norwegian Social Science Data Services.

– (2008), *ESS4–2008 documentation report (Version 4.0)*, Norwegian Social Science Data Services.

– (2006), *ESS3–2006 documentation report (Version 3.3)*, Norwegian Social Science Data Services.

– (2004), *ESS2–2004 documentation report (Version 3.2)*, Norwegian Social Science Data Services.

– (2002), *ESS1–2002 documentation report (Version 6.2)*, Norwegian Social Science Data Services.

Esser, Hartmut (2009), »Pluralisierung oder Assimilation? Effekte der multiplen Inklusion auf die Integration von Migranten«, *Zeitschrift für Soziologie*, Jg. 38, H. 5, S. 358–378.

– (2001), »Integration und ethnische Schichtung«, *Arbeitspapier, Mannheimer Zentrum für Europäische Sozialforschung*, Nr. 40.

Ete, Etem (1995), »Ethnomedizinische Aspekte der Interaktion mit türkischen Patienten«, in: Eckhardt Koch/Metin Özek/Wolfgang Pfeiffer (Hg.), *Psychologie und Pathologie der Migration. Deutsch-türkische Perspektiven*, Freiburg im Breisgau, S. 209–216.

Ette, Andreas/Hullen, Gert/Leven, Ingo/Ruckdeschel, Kerstin (2007), *Generations and Gender Survey, Dokumentation der Befragung von türkischen Migranten in Deutschland*, H. 121b, Wiesbaden.

European Centre for Disease Prevention and Control (2010), *Hepatitis B and C in the EU neighbourhood: Prevalence, burden of disease and screening policies*, 17.08.2011, http://www.ecdc.europa.eu/en/publications/Publications/TER_100914_Hep_B_C%20_EU_neighbourhood.pdf.

Faltermaier, Toni (2001), »Migration und Gesundheit: Fragen und Konzepte aus einer salutogenetischen und gesundheitspsychologischen Perspektive«, in: Peter Marschalck/Karl Heinz Wiedl (Hg.), *Migration und Krankheit*, Osnabrück, S. 93–112.

Fassaert, Thijs/Hesselink, Arlette/Verhoeff, Arnoud (2009), »Acculturation and use of health care services by Turkish and Moroccan migrants: A cross-sectional population-based study«, *BMC Public Health*, Jg. 9, H. 1, S. 332.

Fauser, Markus (2004), *Einführung in die Kulturwissenschaften*, 2., unveränderte Auflage, Darmstadt.

Fawcett, James (1985), »Migration psychology: New behavioral models«, *Population & Environment*, Jg. 8, H. 1, S. 5–14.

Feliciano, Cynthia (2005), »Educational selectivity in U.S. immigration: How do immigrants compare to those left behind?«, *Demography*, Jg. 42, H. 1, S. 131–152.

Fidaner, C./Eser, S. Y./Parkin, D. M. (2001), »Incidence in Izmir in 1993–1994: First results from Izmir Cancer Registry«, *European Journal of Cancer*, Jg. 37, H. 1, S. 83–92.

Fisher, R. A. (1935), »The logic of inductive inference«, *Journal of the Royal Statistical Society*, Jg. 98, H. 1, S. 39–82.

Flohr, Martin (2004), »Analyse der ökonomischen und demografischen Determinanten von Sportaktivitäten in Deutschland«, *Arbeitspapier, Institut für Statistik und Ökonometrie, Johannes Gutenberg-Universität Mainz*, Nr. 27.

Fors, Stefan/Lennartsson, Carin/Lundberg, Olle (2011), »Live long and prosper? Childhood living conditions, marital status, social class in adulthood and mortality during mid-life: A cohort study«, *Scandinavian Journal of Public Health*, Jg. 39, H. 2, S. 179–186.

Franke, Alexa (1993), »Die Unschärfe des Begriffs ›Gesundheit‹ und seine gesundheitspolitischen Auswirkungen«, in: Alexa Franke/Michael Broda (Hg.), *Psychosomatische Gesundheit. Versuch einer Abkehr vom Pathogenese-Konzept*, Tübingen, S. 15–34.

Franz, Michael/Lujić, Claudia/Koch, Eckhardt/Wüsten, Bernd/Yürük, Nergüz/Gallhofer, Bernd (2007), »Subjektive Krankheitskonzepte türkischer Migranten mit psychischen Störungen–Besonderheiten im Vergleich zu deutschen Patienten«, *Psychiatrische Praxis*, Jg. 34, H. 7, S. 332-338.

Fredriks, Miranda/Buuren, Stef/Sing, Remy Hira/Wit, Jan Maarten/Verloove-Vanhorick, Pauline (2005), »Alarming prevalences of overweight and obesity for children of Turkish, Moroccan and Dutch origin in the Netherlands according to international standards«, *Acta Paediatrica*, Jg. 94, H. 4, S. 496–498.

Friedrichs, Jürgen (1998), »Ethnic segregation in Cologne, Germany, 1984–94«, *Urban Studies*, Jg. 35, H. 10, S. 1745–1763.

Fuller-Thomson, Esme/Hulchanski, David/Hwang, Stephen (2000), »The housing/health relationship: What do we know?«, *Reviews on Environmental Health*, Jg. 15, H. 1/2.

Gabler, Siegfried/Hoffmeyer-Zlotnik, Jürgen/Krebs, Dagmar (1994), *Gewichtung in der Umfragepraxis*, Opladen.

Gangl, Markus/DiPrete, Thomas (2004), »Kausalanalyse durch Matching-verfahren«, in: Andreas Diekmann (Hg.), *Methoden der Sozialforschung. Sonderheft 44 der Kölner Zeitschrift für Soziologie und Sozialpsychologie*, Wiesbaden, S. 396–420.

Gans, Herbert (1999), »Filling in some holes«, *American Behavioral Scientist*, Jg. 42, H. 9, S. 1302–1313.

Gawrich, Stefan (2004), »Wie gesund sind unsere Schulanfänger?–Zur Interpretation epidemiologischer Auswertungen der Schuleingangsuntersuchung«, *Hessisches Ärzteblatt*, H. 2, S. 73–76.

Geiger, Ingrid (2000), *Interkulturelle Gesundheitsförderung. Ein Leitfaden für den öffentlichen Gesundheitsdienst zum Aufbau des Handlungsfeldes Migration*, Praxishefte, Band 3, Bielefeld.

Geißler, Rainer (2011), *Die Sozialstruktur Deutschlands: Zur gesellschaftlichen Entwicklung mit einer Bilanz zur Vereinigung*, 6. Auflage, Wiesbaden.

George, Linda/Ellison, Christopher/Larson, David (2002), »Explaining the relationships between religious involvement and health«, *Psychological Inquiry*, Jg. 13, H. 3, S. 190–200.

Geyer, Siegfried (1997), »Some conceptual considerations on the sense of coherence«, *Social Science & Medicine*, Jg. 44, H. 12, S. 1771–1779.

GGS (2005/2006), *Generations and Gender Survey, Hauptbefragung erste Welle 2005, Befragung türkischer Migranten 2006*, Wiesbaden.

Giordano, Giuseppe/Lindström, Martin (2010), »The impact of changes in differrent aspects of social capital and material conditions on self-rated health over time: A longitudinal cohort study«, *Social Science & Medicine*, Jg. 70, H. 5, S. 700–710.

Glorius, Birgit/Matuschewski, Anke (2009), »Rückwanderung im internationalen Kontext: Forschungsansätze und -perspektiven«, *Zeitschrift für Bevölkerungswissenschaft*, Jg. 34, H. 3, S. 203–225.

Goetze, Dieter (1987), »Probleme der Akkulturation und Assimilation«, in: Helga Reimann/Horst Reimann (Hg.), *Gastarbeiter. Analyse und Perspektiven eines sozialen Problems*, 2. Auflage, Opladen, S. 67–94.

Goldberg, Andreas/Halm, Dirk/Şen, Faruk (2004), *Die deutschen Türken*, Münster.

Gresch, Cornelia/Kristen, Cornelia (2011), »Staatsbürgerschaft oder Migrationshintergrund?«, *Zeitschrift für Soziologie*, Jg. 40, H. 3, S. 208–227.

Grobe, Thomas/Schwartz, Friedrich (2003), *Arbeitslosigkeit und Gesundheit*, Berlin.

Grottian, Giselind (1991), *Gesundheit und Kranksein in der Migration. Sozialisations- und Lebensbedingungen bei Frauen aus der Türkei*, Frankfurt.

Guell, Cornelia (2011), »Diabetes management as a Turkish family affair: Chronic illness as a social experience«, *Annals of Human Biology*, Jg. 38, H. 4, S. 438–444.

Gül, Vahdet/Öner, Ertan/Uyar, Kadir (2008), »Kultur und Ethnizität–Ihre Rolle bei der Entstehung psychischer Störungen am Beispiel der türkischen Gemeinschaft in Deutschland«, *psychoneuro*, Jg. 34, H. 2, S. 97–99.

Gundel, Sebastian/Peters, Heiko (2008), »What determines the duration of stay of immigrants in Germany? Evidence from a longitudinal duration analysis«, *International Journal of Social Economics*, Jg. 35, H. 11, S. 769–782.

Gür, Metin (1987), *Meine fremde Heimat. Türkische Arbeiterfamilien in der BRD*, Köln.

Gushulak, Brian/MacPherson, Douglas (2006), »The basic principles of migration health: Population mobility and gaps in disease prevalence«, *Emerging Themes in Epidemiology*, Jg. 3, H. 1, S. 3.

Güven, E./Özcebe, H./Çakır, B. (2006), »Hepatitis B prevalence among workers in Turkey at low risk for hepatitis B exposure«, *Eastern Mediterranean Health Journal*, Jg. 12, H. 6, S. 749–757.

Haas, Walter/Brodhun, Bonita/Starker, Anne (2006), *Tuberkulose*, Berlin.

Haasen, C./Lambert, M./Yagdiran, O./Krausz, M. (1997), »Psychiatric disorders among migrants in Germany: Prevalence in a psychiatric clinic and implications for services and research«, *European Psychiatry*, Jg. 12, H. 6, S. 305–310.

Hagenaars, Aldi/de Vos, Klaas/Zaidi, Asghar (1994), *Poverty statistics in the late 1980s: Research based on micro-data*, Luxembourg.

Haisken-DeNew, John/Frick, Joachim (2005), *Desktop companion to the German Socio-Economic Panel (SOEP) (Version 8.0)*, Berlin.

Halaby, Charles (2004), »Panel models in sociological research: Theory into practice«, *Annual Review of Sociology*, Jg. 30, H. 1, S. 507–544.

Hallal, Pedro/Victora, Cesar/Azevedo, Mario/Wells, Jonathan (2006), »Adolescent physical activity and health«, *Sports Medicine*, Jg. 36, H. 12, S. 1019–1030.

Han, Petrus (2005), *Soziologie der Migration. Erklärungsmodelle, Fakten, politische Konsequenzen, Perspektiven*, 2. Auflage, Stuttgart.

Hannemann, Anke/Scholz, Rembrandt (2009), »The mortality of non-Germans in Berlin–A comparison of results estimated from the Official Statistics and the Central Register of Foreigners«, *Discussion Paper, Rostock Center*, Nr. 25.

Hans, Silke (2010), *Deutschland als Einwanderungsland*, Wiesbaden.

Haug, Sonja (2002), »Kettenmigration am Beispiel italienischer Arbeitsmigranten in Deutschland 1955–2000«, *Archiv für Sozialgeschichte*, S. 123–143.

– (2000), »Klassische und neuere Theorien der Migration«, *Arbeitspapiere–Mannheimer Zentrum für Europäische Sozialforschung*, Nr. 30.

Haug, Sonja/Rühl, Stefan (2008), »Remigration von Zuwanderern in Deutschland«, *Geographische Rundschau*, Jg. 60, H. 6, S. 26–33.

Heckmann, Friedrich (1981), *Die Bundesrepublik: Ein Einwanderungsland? Zur Soziologie der Gastarbeiterbevölkerung als Einwandererminorität*, Stuttgart.

Heckmann, Friedrich/Hönekopp, Elmar/Currle, Edda (2009), »Guest worker programms and circular migration: What works?«, *Immigration Paper Series 09*, Washington.

Helmert, Uwe (2003), »Subjektive Einschätzung der Gesundheit und Mortalitätsentwicklung«, *Das Gesundheitswesen*, Jg. 65, S. 47–54.

Helmert, Uwe/Maschewsky-Schneider, Ulrike/Mielck, Andreas/Greiser, Eberhard (1993), »Soziale Ungleichheit bei Herzinfarkt und Schlaganfall in West-Deutschland«, *Sozial- und Präventivmedizin*, Jg. 38, H. 3, S. 123–132.

Hill, Jennifer (2008), »Discussion of research using propensity-score matching: Comments on 'A critical appraisal of propensity-score matching in the medical literature between 1996 and 2003' by Peter Austin, Statistics in Medicine«, *Statistics in Medicine*, Jg. 27, H. 12, S. 2055–2061.

Himes, Christine (2011), »Relationships among health behaviors, health, and mortality«, in: Richard Rogers/Eileen Crimmins (Hg.), *International handbook of adult mortality*, Dordrecht u.a., S. 289–310.

Hjern, Anders/Haglund, Bengt/Persson, Gudrun/Roen, Mans (2001), »Is there equity in access to health services for ethnic minorities in Sweden?«, *The European Journal of Public Health*, Jg. 11, H. 2, S. 147–152.

Hodge, Allison/English, Dallas/O'Dea, Kerin/Giles, Graham (2004), »Increased diabetes incidence in Greek and Italian migrants to Australia«, *Diabetes Care*, Jg. 27, H. 10, S. 2330–2334.

Hoffmann-Nowotny, Hans-Joachim (1987), »Gastarbeiterwanderungen und soziale Spannungen«, in: Helga Reimann/Horst Reimann (Hg.), *Gastarbeiter. Analyse und Perspektiven eines sozialen Problems*, 2. Auflage, Opladen, S. 46–66.

– (1978), »European migration after World War II«, in: William McNeill/Ruth Adams (Hg.), *Human migration. Patterns and policies*, Bloomington/London, S. 85–105.

– (1973), *Soziologie des Fremdarbeiterproblems. Eine theoretische und empirische Analyse am Beispiel der Schweiz*, Stuttgart.

House, James (2002), »Understanding social factors and inequalities in health: 20th century progress and 21st century prospects«, *Journal of Health & Social Behavior*, Jg. 43, H. 2, S. 125–142.

Hubert, Sandra/Althammer, Jörg/Korucu-Rieger, Canan (2009), *Soziodemographische Merkmale und psychophysisches Befinden älterer türkischer Migrantinnen und Migranten in Deutschland*, Berlin.

Huisman, Martijn/Deeg, Dorly (2010), »A commentary on Marja Jylhä's ›What is self-rated health and why does it predict mortality? Towards a unified conceptual model‹ (Jg. 69, H. 3, 2009, S. 307–316)«, *Social Science & Medicine*, Jg. 70, H. 5, S. 652–654.

Hunt, Jennifer (2004), »Are migrants more skilled than non-migrants? Repeat, return, and same-employer migrants«, *NBER Working Paper Series*, Nr. 10633.

Hüttner, H. (1998), »Gesundheit und soziale Schicht–ein Exkurs«, in: W. Ahrens/B.-M. Bellach/K.-H. Jöckel (Hg.), *Messung soziodemographischer Merkmale in der Epidemiologie*, München, S. 39–46.

Hyman, Ilene/Guruge, Sepali (2002), »A review of theory and health promotion strategies for new immigrant women«, *Canadian Journal of Public Health*, Jg. 93, H. 3, S. 183–187.

Idler, Ellen/Benyamini, Yael (1997), »Self-rated health and mortality: A review of twenty-seven community studies«, *Journal of Health and Social Behavior*, Jg. 38, H. 1, S. 21–37.

Idler, Ellen/Leventhal, Howard/McLaughlin, Julie/Leventhal, Elaine (2004), »In sickness but not in health: Self-ratings, identity, and mortality«, *Journal of Health & Social Behavior*, Jg. 45, H. 3, S. 336–356.

Im, Eun-Ok/Yang, Kyeongra (2006), »Theories on immigrant women's health«, *Health Care for Women International*, Jg. 27, H. 8, S. 666–681.

Imbens, Guido (2004), »Nonparametirc estimation of average tratment effects under exogenity: A review«, *Review of Economics & Statistics*, Jg. 86, H. 1, S. 4–29.

Inglehart, Ronald/Norris, Pippa (2009), »Muslim integration into western cultures: Between origins and destinations«, *Working Papers Series, Harvard Kennedy School, Faculty Research*, RWP09–007.

Institut für Demoskopie Allensbach (2009), *Zuwanderer in Deutschland. Ergebnisse einer repräsentativen Befragung von Menschen mit Migrationshintergrund*, Allensbach.

Jacobs, Dirk u.a. (2009), »The challenge of measuring immigrant origin and immigration-related ethnicity in Europe«, *Journal of International Migration & Integration*, Jg. 10, H. 1, S. 67–88.

Jagger, Carol/Cox, Bianca/Le Roy, Sophie/EHEMU team (2006), *Health expectancy calculation by the Sullivan method. EHEMU Technical Report, September 2006*, 24.03.2013, http://www.eurohex.eu/pdf/Sullivan_guide_final_jun2007.pdf.

Jagger, Carol/Robine, Jean-Marie (2011), »Healthy life expectancy«, in: Richard Rogers/Eileen Crimmins (Hg.), *International Handbook of Adult Mortality*, Dordrecht u.a., S. 551–568.

Jankowitsch, Beate/Klein, Thomas/Weick, Stefan (2000), »Die Rückkehr ausländischer Arbeitsmigranten seit Mitte der achtziger Jahre«, in: Richard Alba/Peter Schmidt/Martina Wasmer (Hg.), *Deutsche und Ausländer: Freunde, Fremde oder Feinde?*, Wiesbaden, S. 93–109.

Janßen, Andrea/Schroedter, Julia (2007), »Kleinräumliche Segregation der ausländischen Bevölkerung in Deutschland: Eine Analyse auf der Basis des Mikrozensus«, *Zeitschrift für Soziologie*, Jg. 36, H. 6, S. 453–472.

Johnson, Jeffrey/Hall, Ellen (1988), »Job strain, work place social support, and cardiovascular disease: A cross-sectional study of a random sample of the Swedish working population«, *American Journal of Public Health*, Jg. 78, H. 10, S. 1336–1342.

Jokela, Markus (2009), »Personality predicts migration within and between U.S. states«, *Journal of Research in Personality*, Jg. 43, H. 1, S. 79–83.

Jørgensen, Marie u.a. (2011), »Health disparities between immigrant and Danish cleaners«, *International Archives of Occupational and Environmental Health*, Jg. 84, H. 6, S. 665–674.

Jungbauer-Gans, Monika (2006), »Soziale und kulturelle Einflüsse auf Krankheit und Gesundheit: Theoretische Überlegungen«, in: Claus Wendt/Christof Wolf (Hg.), *Soziologie der Gesundheit. Sonderheft 46/2006 der Kölner Zeitschrift für Soziologie und Sozialpsychologie*, Wiesbaden, S. 86–108.

Jürges, Hendrik (2007), »True health vs response styles: Exploring cross-country differences in self-reported health«, *Health Economics*, Jg. 16, H. 2, S. 163–178.

Jürges, Hendrik/Avendano, Mauricio/Mackenbach, Johan (2008), »Are different measures of self-rated health comparable? An assessment in five European countries«, *European Journal of Epidemiology*, Jg. 23, H. 12, S. 773–781.

Jylhä, Marja (2011), »Self-rated health and subjective survival probabilities as predictors of mortality«, in: Richard Rogers/Eileen Crimmins (Hg.), *International handbook of adult mortality*, Dordrecht u.a., S. 329–344.

– (2010), »Self-rated health between psychology and biology. A response to Huisman and Deeg«, *Social Science & Medicine*, Jg. 70, H. 5, S. 655–657.

– (2009), »What is self-rated health and why does it predict mortality? Towards a unified conceptual model«, *Social Science & Medicine*, Jg. 69, H. 3, S. 307–316.

Jylhä, Marja/Guralnik, Jack/Ferrucci, Luigi/Jokela, Jukka/Heikkinen, Eino (1998), »Is self-rated health comparable across cultures and genders?«, *Journal of Gerontology, Series B: Psychological Sciences and Social Sciences*, Jg. 53B, H. 3, S. S144–S152.

Kabesch, M./Schaal, W./Nicolai, T./von Mutius, E. (1999), »Lower prevalence of asthma and atopy in Turkish children living in Germany«, *European Respiratory Journal*, Jg. 13, H. 3, S. 577–582.

Karasek, Robert (1979), »Job demands, job decision latitude, and mental strain: Implications for job redesign«, *Administrative Science Quarterly*, Jg. 24, H. 2, S. 285–308.

Karasek, Robert/Theorell, Töres (1990), *Healthy work. Stress, productivity, and the reconstruction of working life*, New York.

Karlsen, Saffron/Nazroo, James (2002), »Relation between racial discrimination, social class, and health among ethnic minority groups«, *American Journal of Public Health*, Jg. 92, H. 4, S. 624–631.

Karlsen, Saffron/Nazroo, James/Stephenson, Rob (2002), »Ethnicity, environment and health: Putting ethnic inequalities in health in their place«, *Social Science & Medicine*, Jg. 55, H. 9, S. 1647–1661.

Kasturirangan, Aarati/Krishnan, Sandhya/Riger, Stephanie (2004), »The impact of culture and minority status on women's experience of domestic violence«, *Trauma, Violence, & Abuse*, Jg. 5, H. 4, S. 318–332.

Kawachi, Ichiro/Kennedy, Bruce/Lochner, Kimberly/Prothrow-Stith, Deborah (1997), »Social capital, income inequality, and mortality«, *American Journal of Public Health*, Jg. 87, H. 9, S. 1491–1498.

Kayhan, C./Daffertshofer, M./Mielke, O./Hennerici, M./Schwarz, S. (2007), »Vergleich deutscher und türkischer Patienten mit ischämischem Schlaganfall«, *Der Nervenarzt*, Jg. 78, H. 2, S. 188–192.

Kelaher, Margaret/Paul, Sheila/Lambert, Helen/Ahmad, Waqar/Paradies, Yin/Smith, George Davey (2008), »Discrimination and health in an English study«, *Social Science & Medicine*, Jg. 66, H. 7, S. 1627–1636.

Keller, Angela/Baune, Bernhard (2005), »Impact of social factors on health status and help seeking behavior among migrants and Germans«, *Journal of Public Health*, Jg. 13, H. 1, S. 22–29.

Kirkcaldy, B./Wittig, U./Furnham, A./Merbach, M./Siefen, R. (2006), »Migration und Gesundheit«, *Bundesgesundheitsblatt–Gesundheitsforschung–Gesundheitsschutz*, Jg. 49, H. 9, S. 873–883.

Kish, Leslie (1990), »Weihting: Why, when, and how«, *American Statistical Association. 1990 Proceedings of the Survey Research Methods*, S. 121–130.

Kizilhan, Jan Ilhan/Haag, Gunter (2011), »Die Rolle der therapeutischen Beziehung bei der Behandlung türkischer Schmerzpatienten«, *Praxis Klinische Verhaltensmedizin und Rehabilitation*, H. 88.

Kizilhan, Jan Ilhan/Haag, Gunter/Bengel, Jürgen (2011), »Vergleichsstudie über 10 Jahre stationäre psychosomatische Rehabilitation bei türkischstämmigen Patienten: Eine prospektive Studie«, *Praxis Klinische Verhaltensmedizin und Rehabilitation*, H. 88.

Klein, Thomas (1999), »Soziale Determinanten der aktiven Lebenserwartung«, *Zeitschrift für Soziologie*, Jg. 28, H. 6, S. 448–464.

Klein, Thomas/Schneider, Sven/Löwel, Hannelore (2001), »Bildung und Mortalität. Die Bedeutung gesundheitsrelevanter Aspekte des Lebensstils«, *Zeitschrift für Soziologie*, Jg. 30, H. 5, S. 384–400.

Koch, Eckhardt/Özek, Metin/Pfeiffer, Wolfgang (1995) (Hg.), *Psychologie und Pathologie der Migration. Deutsch-türkische Perspektiven*, Freiburg im Breisgau.

Kohls, Martin (2008), »Leben Migranten wirklich länger? Eine empirische Analyse der Mortalität von Migranten in Deutschland«, *Working Paper, Bundesamt für Migration und Flüchtlinge*, H. 16.

Konsortium Bildungsberichterstattung (2006), *Bildung in Deutschland. Ein indikatorengestützter Bericht mit einer Analyse zu Bildung und Migration*, Bielefeld.

Kotwal, Ashwin (2010), »Physical and psychological health of first and second generation Turkish immigrants in Germany«, *American Journal of Human Biology*, Jg. 22, H. 4, S. 538–545.

Krieger, Nancy (2000), »Disrimination and health«, in: Lisa Berkman/Ichiro Kawachi (Hg.), *Social Epidemiology*, New York, S. 36–75.

Kroh, Martin (2010), *Documentation of sample sizes and panel attrition in the German Socio Economic Panel (SOEP) (1984 until 2009). Data Documentation 50*, 16.09.2011, http://www.diw.de/documents/publikationen/73/diw_01.c.359697.de/diw_datadoc_2010-050.pdf.

Ku, Leigthon/Matani, Sheetal (2001), »Left out: Immigrants' access to health care and insurance«, *Health Affairs*, Jg. 20, H. 1, S. 247–256.

Kuepper-Nybelen, J./Lamerz, A./Bruning, N./Hedebrand, J./Herpertz-Dahlmann, B./Brenner, H. (2005), »Major differences in prevalence of overweight according to nationality in preschool children living in Germany: Determinants and public health implications«, *Archives of Disease in Childhood*, Jg. 90, H. 4, S. 359–363.

Kühl, Jürgen (1987), »Zur Bedeutung des Ausländerbeschäftigung für die Bundesrepublik Deutschland«, in: Helga Reimann/Horst Reimann (Hg.), *Gastarbeiter. Analyse und Perspektiven eines sozialen Problems*, 2. Auflage, Opladen, S. 21–45.

Kühn, Günter (2009), *Fremde in der Fremde. Berufliche und soziale Integration von Zuwanderern im historischen Rückblick*, Bielefeld.

Kühnisch, Jan/Senkel, H./Heinrich-Weltzien, R. (2003), »Vergleichende Untersuchung zur Zahngesundheit von deutschen und ausländischen 8- bis 10-Jährigen des westfälischen Ennepe-Ruhr-Kreises«, *Das Gesundheitswesen*, Jg. 65, H. 2, S. 96–101.

Laaser, Mirjam (2008), »Rückkehr und Entwicklung–Folgen von Rückkehr im Herkunftsland«, *COMCAD Arbeitspapiere*, Nr. 36.

Lampert, Thomas/Kroll, Lars Eric (2005), *Einfluss der Einkommensposition auf die Gesundheit und Lebenserwartung*, Berlin.

Landman, J./Cruickshank, J. K. (2001), »A review of ethnicity, health and nutriation-related diseases in relation to migration in the United Kingdom«, *Public Health Nutrition*, Jg. 4, H. 2b, S. 647–657.

Landsbergis, Paul/Schnall, Peter/Deitz, Diane/Friedman, Richard/Pickering, Thomas (1992), »The patterning of psychological attributes and distress by ›job strain‹ and social support in a sample of working men«, *Journal of Behavioral Medicine*, Jg. 15, H. 4, S. 379–405.

Larson, Reed (1978), »Thirty years of research on the subjective well-being of older Americans«, *Journal of Gerontology*, Jg. 33, H. 1, S. 109–125.

Laube, H. u.a. (2001), »Zur Diabeteshäufigkeit unter türkischen Migranten in Deutschland«, *Diabetes und Stoffwechsel*, Jg. 10, H. 2, S. 51–57.

Leão, Teresa Saraiva/Sundquist, Jan/Johansson, Sven-Erik/Sundquist, Kristina (2009), »The influence of age at migration and length of residence on self-rated health among Swedish immigrants: A cross-sectional study«, *Ethnicity & Health*, Jg. 14, H. 1, S. 93–105.

Lechner, Irmtraud/Mielck, Andreas (1998), »Die Verkleinerung des ›Healthy-Migrant-Effects‹: Entwicklung der Morbidität von ausländischen und deutschen Befragten im sozioökonomischen Panel 1984–1992«, *Das Gesundheitswesen*, Jg. 60, S. 715–720.

Lee, Everett (1966), »A theory of migration«, *Demography*, Jg. 3, H. 1, S. 47–57.

Leon, David/Smith, George Davey (2000), »Infant mortality, stomach cancer, stroke, and coronary heart disease: Ecological analysis«, *British Medical Journal*, Jg. 320, H. 7251, S. 1705–1706.

Lindström, Martin/Sundquist, J./Östergren, P.-O. (2001), »Ethnic differences in self reported health in Malmö in southern Sweden«, *Journal of Epidemiology & Community Health*, Jg. 55, H. 2, S. 97–103.

Lindström, Martin/Sundquist, Kristina (2005), »The impact of country of birth and time in Sweden on overweight and obesity: A population-based study«, *Scandinavian Journal of Public Health*, Jg. 33, S. 276–284.

Lipton, James/Marbach, Joseph (1984), »Ethnicity and the pain experience«, *Social Science & Medicine*, Jg. 19, H. 12, S. 1279–1298.

Llácer, Alicia/Zunzunegui, María Victoria/del Amo, Julia/Mazarrasa, Lucía/Bolumar, Francisco (2007), »The contribution of a gender perspective to the understanding of migrants health«, *Journal of Epidemiology & Community Health*, Jg. 61, H. Supplement 2, S. ii4–ii10.

Lorant, Vincent/Bhopal, Raj (2011), »Ethnicity, socio-economic status and health research: Insights from and implications of Charles Tilly's theory of Durable Inequality«, *Journal of Epidemiology & Community Health*, Jg. 65, H. 8, S. 671–675.

Lorant, Vincent/Van Oyen, Herman/Thomas, Isabelle (2008), »Contextual factors and immigrants' health status: Double jeopardy«, *Health & Place*, Jg. 14, H. 4, S. 678–692.

Lowry, Stella (1991), »Housing«, *British Medical Journal*, Jg. 303, H. 6806, S. 838–840.

Lundberg, Olle/Manderbacka, Kristiina (1996), »Assessing reliability of a measure of self-rated health«, *Scandinavian Journal of Public Health*, Jg. 24, H. 3, S. 218–224.

Lundberg, Olle/Nyström Peck, Maria (1995), »A simplified way of measuring sense of coherence«, *The European Journal of Public Health*, Jg. 5, H. 1, S. 56–59.

Lux, Thomas (2003) (Hg.), *Kulturelle Dimensionen der Medizin. Ethnomedizin–Medizinethnologie–Medical Anthropology*, Berlin.

MacDonald, John/MacDonald, Leatrice (1964), »Chain migration ethnic neighborhood formation and social networks«, *The Milbank Memorial Fund Quarterly*, Jg. 42, H. 1, S. 82–97.

Machleidt, Wielant/Calliess, Iris Tatjana (2005), »Transkulturelle Psychiatrie und Migration–Psychische Erkrankungen aus ethnischer Sicht«, *Die Psychatrie*, Jg. 2, S. 77–84.

Macintyre, Sally (1997), »The Black report and beyond. What are the issues?«, *Social Science & Medicine*, Jg. 44, H. 6, S. 723–745.

Macintyre, Sally/Der, Geoff/Norrie, John (2005), »Are there socioeconomic differrences in responses to a commonly used self report measure of chronic illness?«, *International Journal of Epidemiology*, Jg. 34, H. 6, S. 1284–1290.

Mackenbach, Johan/Kunst, Anton (1997), »Socioeconomic inequalities in morbidity and mortality in western Europe«, *The Lancet*, Jg. 349, H. 9066, S. 1655.

Mackenbach, Johan/van den Bos, J./Joung, I. M. A./van de Mheen, H./Stronks, K. (1994), »The determinants of excellent health: Different from the determinants of ill-health?«, *International Journal of Epidemiology*, Jg. 23, H. 6, S. 1273–1281.

Maddox, George/Douglass, Elizabeth (1973), »Self-assessment of health: A longitudinal study of elderly subjects«, *Journal of Health and Social Behavior*, Jg. 14, H. 1, S. 87–93.

Manor, Orly/Matthews, Sharon/Power, Chris (2000), »Dichotomous or categorical response? Analysing self-rated health and lifetime social class«, *International Journal of Epidemiology*, Jg. 29, H. 1, S. 149–157.

Mansyur, Carol Leler/Amick III, Benjamin/Franzini, Luisa/Roberts, Robert (2009), »Culutre and the social context of health inequalities«, *International Journal of Health Services*, Jg. 39, H. 1, S. 85–106.

Marmot, Michael/Adelstein, A. M./Bulusu, L. (1984), *Immigrant mortality in England and Wales 1970–78. Causes of death by country of birth*, London.

Marmot, Michael/Ryff, Carol/Bumpass, Larry/Shipley, Martin/Marks, Nadine (1997), »Health inequalities in modern societies and beyond. Social inequalities in health: Next questions and converging evidence«, *Social Science & Medicine*, Jg. 44, H. 6, S. 901–910.

Marmot, Michael/Shipley, Martin/Rose, Geoffrey (1984), »Inequalitites in death. Specific explanations of a general pattern?«, *The Lancet*, Jg. 323, H. 8384, S. 1003–1006.

Maschewsky-Schneider, Ulrike (2004), *Objektive und subjektive Gesundheit in Deutschland–OSGID. Bericht zum DFG-Projekt Ma 1200/1–3, 2. Förderphase Januar 2003–Dezember 2004*, Berlin.

Massey, Douglas/Arango, Joaquin/Hugo, Graeme/Kouaouci, Ali/Pellegrino, Adela/Taylor, Edward (1993), »Theories of international migration: A review and appraisal«, *Population and Development Review*, Jg. 19, H. 3, S. 431–466.

McDonald, James Ted/Kennedy, Steven (2004), »Insights into the 'healthy immigrant effect': Health status and health service use of immigrants to Canada«, *Social Science & Medicine*, Jg. 59, H. 8, S. 1613–1627.

McKay, Laura/Macintyre, Sally/Ellaway, Anne (2003), *Migration and health: A review of the international literature*, Glasgow.

Merkel, Angela (2009), *Rede von Bundeskanzlerin Merkel beim Stiftungssymposium ›Chancen schaffen–Integration, Arbeit und soziale Mobilität: Europäische Erfahrungen und Gestaltungsperspektiven‹*, 24.03.2013, http://archiv.bundesregierung.de/Content/DE/Rede/2009/01/2009-01-26-rede-be-stiftungsymp.html

Mielck, Andreas (2005), *Soziale Ungleichheit und Gesundheit. Einführung in die aktuelle Diskussion*, Bern.

– (2000), *Soziale Ungleichheit und Gesundheit: Empirische Ergebnisse, Erklärungsansätze, Interventionsmöglichkeiten*, Bern.

Mielck, Andreas/Helmert, Uwe (1994), »Krankheit und soziale Ungleichheit: Empirische Studien in West-Deutschland«, in: Andreas Mielck (Hg.), *Krankheit und soziale Ungleichheit. Sozialepidemiologische Forschungen in Deutschland*, Opladen, S. 93–124.

Miilunpalo, Seppo/Vuori, Ilkka/Oja, Pekka/Pasanen, Matti/Urponen, Helka (1997), »Self-rated health status as a health measure: The predictive value of self-reported health status on the use of physician services and on mortality in the working-age population«, *Journal of Clinical Epidemiology*, Jg. 50, H. 5, S. 517–528.

Mincer, Jacob (1977), »Family migration decisions«, *NBER Working Paper Series*, Nr. 199.

Mladovsky, Philipa (2007), »Migration and health in EU health systems«, *Euro Observer*, Jg. 9, H. 4, S. 1–2.

Moksnes, Unni/Rannestad, Toril/Byrne, Don/Espnes, Geir (2011), »The association between stress, sense of coherence and subjective health complaints in adolescents: Sense of coherence as a potential moderator«, *Stress and Health*, Jg. 27, H. 3, S. e157–e165.

Molloy, Gerard John/Stamatakis, Emmanuel/Randall, Gemma/Hamer, Mark (2009), »Marital status, gender and cardiovascular mortality: Behavioural, psychological distress and metabolic explanations«, *Social Science & Medicine*, Jg. 69, H. 2, S. 223–228.

Müters, Stephan/Lampert, Thomas/Maschewsky-Schneider, Ulrike (2005), »Subjektive Gesundheit als Prädiktor für Mortalität«, *Das Gesundheitswesen*, Jg. 67, S. 129–136.

Nauck, Bernhard/Kohlmann, Annette (1998), »Verwandschaft als soziales Kapital–Netzwerkbeziehungen in türkischen Migrantenfamilien«, in: Michael Wagner/Yvonne Schütze (Hg.), *Verwandschaft. Sozialwissenschaftliche Beiträge zu einem vernachlässigten Thema*, Stuttgart, S. 203–235.

Nauck, Bernhard/Kohlmann, Annette/Diefenbach, Heike (1997), »Familiäre Netzwerke, intergenerative Transmission und Assimilationsprozesse bei türkischen Migrantenfamilien«, *Kölner Zeitschrift für Soziologie und Sozialpsychologie*, Jg. 49, H. 3, S. 477–499.

Nazroo, James (1998), »Genetic, cultural or socio-economic vulnerability? Explaining ethnic inequalities in health«, *Sociology of Health & Illness*, Jg. 20, H. 5, S. 710–730.

Neel, James (1962), »Diabetes mellitus: A ›thrifty‹ genotype rendered detrimental by ›progress‹?«, *American Journal of Human Genetics*, Jg. 14, H. 4, S. 353–362.

Nielsen, Anne/Hansson, Kjell (2007), »Associations between adolescents' health, stress and sense of coherence«, *Stress and Health*, Jg. 23, H. 5, S. 331–341.

Nielsen, Signe/Krasnik, Allan (2010), »Poorer self-perceived health among migrants and ethnic minorities versus the majority population in Europe: A systematic review«, *International Journal of Public Health*, Jg. 55, H. 5, S. 357–371.

Nieminen, Tarja/Martelin, Tuija/Koskinen, Seppo/Aro, Hillevi/Alanen, Erkki/Hyyppä, Markku (2010), »Social capital as a determinant of self-rated health and psychological well-being«, *International Journal of Public Health*, Jg. 55, H. 6, S. 531–542.

Nieminen, Tarja u.a. (2008), »Measurement and socio-demographic variation of social capital in a large population-based survey«, *Social Indicators Research*, Jg. 85, H. 3, S. 405–423.

OECD (2011), *What are equivalence scales?*, 21.10.2011, http://www.oecd.org/data oecd/61/52/35411111.pdf.

Onat, Altan/Senocak, Mustafa (1994), »Relative risk of factors for coronary heart disease in population with low cholesterol levels«, *International Journal of Cardiology*, Jg. 43, H. 1, S. 51–60.

Onat, Altan/Senocak, Mustafa/Surdum-Avci, Günsel/Örnek, Ender (1993), »Prevalence of coronary heart disease in Turkish adults«, *International Journal of Cardiology*, Jg. 39, H. 1, S. 23–31.

Opfermann, Heike/Grobecker, Claire/Krack-Rohberg, Elle (2006), »Auswirkung der Bereinigung des Ausländerzentralregisters auf die amtliche Ausländerstatistik«, *Wirtschaft und Statistik*, H. 5, S. 480–494.

Osei, Kwame (1999), »Metabolic consequences of the West African diaspora: Lessons from the thrifty gene«, *Journal of Laboratory and Clinical Medicine*, Jg. 133, H. 2, S. 98–111.

Pfeiderer, Beatrix/Bichmann, Wolfgang (1985), *Krankheit und Kultur. Eine Einführung in die Ethnomedizin*, Berlin.

Pikhart, Hynek/Drbohlav, Dusan/Dzurova, Dagmar (2010), »The self-reported health of legal and illegal/irregular immigrants in the Czech Republic«, *International Journal of Public Health*, Jg. 55, H. 5, S. 401–411.

Piore, Michael (1979), *Birds of passage. Migrant labor and industrial societies*, Cambridge.

Poortinga, Wouter/Dunstan, Frank/Fone, David (2008), »Health locus of control beliefs and socio-economic differences in self-rated health«, *Preventive Medicine*, Jg. 46, H. 4, S. 374–380.

Porsch-Oezçueruemez, Mustafa u.a. (1999), »Prevalence of risk factors of coronary heart disease in Turks living in Germany: The Giessen Study«, *Atherosclerosis*, Jg. 144, H. 1, S. 185–198.

Portes, Alejandro (1998), »Social capital: Its origins and applications in modern sociology«, *Annual Review of Sociology*, Jg. 24, S. 1–24.

Portes, Alejandro/Rumbaut, Rubén (2005), »Introduction: The second generation and the Children of Immigrants Longitudinal Study«, *Ethnic and Racial Studies*, Jg. 28, H. 6, S. 983–999.

Quesnel-Vallée, Amélie (2007), »Self-rated health: Caught in the crossfire of the quest for 'true' health?«, *International Journal of Epidemiology*, Jg. 36, H. 6, S. 1161–1164.

Rafnsson, Snorri/Bhopal, Raj (2009), »Large-scale epidemiological data on cardiovascular diseases and diabetes in migrant and ethnic minority groups in Europe«, *European Journal of Public Health*, Jg. 19, H. 5, S. 484–491.

Razum, Oliver (2009), »Migration, Mortalität und der Healthy-migrant-Effekt«, in: Matthias Richter/Klaus Hurrelmann (Hg.), *Gesundheitliche Ungleichheit. Grundlagen, Probleme, Perspektiven*, 2., aktualisierte Auflage, Wiesbaden, S. 267-282.

– (2007), »Erklärungsmodelle für den Zusammenhang zwischen Migration und Gesundheit«, *International Journal of Public Health*, Jg. 52, S. 75–77.

– (2006), »Commentary: Of salmon and time travellers–musing on the mystery of migrant mortality«, *International Journal of Epidemiology*, Jg. 35, H. 4, S. 919–921.

Razum, Oliver/Geiger, Ingrid/Zeeb, Hajo/Ronellenfitsch, Ulrich (2004), »Gesundheitsversorgung von Migranten«, *Deutsches Ärzteblatt*, Jg. 101, H. 43, S. A2882–A2887.

Razum, Oliver/Jahn, Albrecht/Blettner, Maria/Reitmaier, Pitt (1999), »Trends in maternal mortality ratio among women of German and non-German nationnality in West Germany, 1980–1996«, *International Journal of Epidemiology*, Jg. 28, H. 5, S. 919–924.

Razum, Oliver/Rohrmann, S. (2002), »Der Healthy-migrant-Effekt: Bedeutung von Auswahlprozessen bei der Migration und Late-entry-Bias«, *Das Gesundheitswesen*, Jg. 64, S. 82–88.

Razum, Oliver/Sahin-Hodoglugil, Nuriye/Polit, Karin (2005), »Health, wealth or family ties? Why Turkish work migrants return from Germany«, *Journal of Ethnic & Migration Studies*, Jg. 31, H. 4, S. 719–739.

Razum, Oliver/Spallek, Jacob (2009), »Wie gesund sind Migranten? Erkenntnisse und Zusammenhänge am Beispiel der Zuwanderer in Deutschland«, *Focus Migration Kurzdossier*, Jg. 12, H. 1, S. 1–10.

Razum, Oliver/Spallek, Jacob/Zeeb, Hajo (2011), »Migration und Gesundheit«, in: Thomas Schott/Claudia Hornberg (Hg.), *Die Gesellschaft und ihre Gesundheit*, Wiesbaden, S. 555–574.

Razum, Oliver/Twardella, Dorothee (2002), »Viewpoint: Time travel with Oliver Twist–Towards an explanation for a paradoxically low mortality among recent immigrants«, *Tropical Medicine and International Health*, Jg. 7, H. 1, S. 4–10.

Razum, Oliver/Zeeb, Hajo (2004), »Inequity, acculturation and the 'Mediterranean paradox'«, *International Journal of Epidemiology*, Jg. 33, H. 6, S. 1411–1412.

Razum, Oliver/Zeeb, Hajo/Akgün, Seval/Yilmaz, Selma (1998), »Low overall mortality of Turkish residents in Germany persists and extends into a second generation: Merely a healthy migrant effect?«, *Tropical Medicine and International Health*, Jg. 3, H. 4, S. 297–303.

Razum, Oliver/Zeeb, Hajo/Gerhardus, Ansgar (1998), »Cardiovascular mortality of Turkish nationals residing in West Germany«, *Annals of Epidemiology*, Jg. 8, H. 5, S. 334–341.

Razum, Oliver u.a. (2008), *Migration und Gesundheit*, Berlin.

Razum, Oliver/Zeeb, Hajo/Rohrmann, Sabine (2000), »The 'healthy migrant effect'–not merely a fallacy of inaccurate denominator figures«, *International Journal of Epidemiology*, Jg. 29, H. 1, S. 191–192.

Razum, Oliver/Zeeb, Hajo/Schenk, Liane (2008), »Migration und Gesundheit. Ähnliche Kranheiten, unterschiedliche Risiken«, *Ärzteblatt*, Jg. 105, H. 47, S. A2520–A2522.

Reeske, Anna/Spallek, Jacob/Razum, Oliver (2009), »Changes in smoking prevalence among first- and second-generation Turkish migrants in Germany–An analysis of the 2005 Microcensus«, *International Journal for Equity in Health*, Jg. 8, H. 1, S. 26.

Reijneveld, Sijmen (1998), »Reported health, lifestyles, and use of health care of first generation immigrants in the Netherlands: Do socioeconomic factors explain their adverse position?«, *Journal of Epidemiology & Community Health*, Jg. 52, H. 5, S. 298–304.

Richter, Matthias/Hurrelmann, Klaus (2006), »Gesundheitliche Ungleichheit: Ausgangsfragen und Herausforderungen«, in: Matthias Richter/Klaus Hurrelmann (Hg.), *Gesundheitliche Ungleichheit. Grundlagen, Probleme, Konzepte*, Wiesbaden, S. 11–31.

Riesberg, Annette/Wörz, Markus (2008), *Quality in and equality of access to healthcare services. Country report for Germany*, 23.03.2013, http://www.ehma.org/files/healthquest_germany_en.pdf.

Robert Koch-Institut (2008), *Kinder- und Jugendgesundheitssurvey (KiGGS) 2003–2006: Kinder und Jugendliche mit Migrationshintergrund in Deutschland*, Berlin.

Röckl-Wiedmann, Irmgard/Meyer, Nicole/Fischer, Richela/Laubereau, Birgit/Weitkunat, Rolf/Überla, Karl (2002), »Schichtspezifische Inanspruchnahme medizinischer Leistungen und Vorsorgeverhalten in Bayern: Ergebnisse einer repräsentativen Bevölkerungsbefragung«, *Sozial- und Präventivmedizin*, Jg. 47, S. 307–317.

Röder, Friedhelm/Opalić, Petar (1997), »A psychotherapy group for Turkish patients using an interpreter«, *Group Analysis*, Jg. 30, H. 2, S. 233–240.

Rommel, Alexander (2005), »Migration und Rehabilitation psychischer Erkrankungen–Perspektiven und Grenzen einer Gesundheitsberichterstattung mit Routinedaten«, *Gesundheitswesen*, Jg. 67, H. 4, S. 280–288.

Ronellenfitsch, Ulrich/Razum, Oliver (2004), »Deteriorating health satisfaction among immigrants from Eastern Europe to Germany«, *International Journal for Equity in Health*, Jg. 3, H. 4.

Rosenbaum, Paul/Rubin, Donald (1985), »Constructing a control group using multivariate matched sampling methods that incorporate the propensity score«, *The American Statistician*, Jg. 39, H. 1, S. 33–38.

– (1983), »The central role of the propensity score in observational studies for causal effects«, *Biometrika*, Jg. 70, H. 1, S. 41–55.

Ross, Catherine/Wu, Chia-ling (1995), »The links between education and health«, *American Sociological Review*, Jg. 60, H. 5, S. 719–745.

Ross, Thomas/Malanin, Arkadi/Pfäfflin, Friedemann (2004), »Stressbelastung, Persönlichkeitsstörungen und Migration«, *Verhaltenstherapie und Verhaltensmedizin*, Jg. 25, H. 3, S. 345–363.

Rothenbacher, Dietrich u.a. (1998), »Prevalence and determinants of Helicobacter pylori infection in preschool children: A population-based study from Germany«, *International Journal of Epidemiology*, Jg. 27, H. 1, S. 135–141.

Rottem, Menachem/Szyper-Kravitz, Martine/Shoenfeld, Yehuda (2005), »Atopy and asthma in migrants«, *International Archives of Allergy & Immunology*, Jg. 136, H. 2, S. 198–204.

Ruckdeschel, Kerstin/Ette, Andreas/Hullen, Gert/Leven, Ingo (2006), *Generations and Gender Survey, Dokumentation der ersten Welle der Hauptbefragung in Deutschland*, H. 121, Wiesbaden.

RückHG (1983), *Rückkehrhilfegesetz. Gesetz vom 28.11.1983*, 12.08.2011, http://www.buzer.de/gesetz/3554/index.htm.

Rühl, Stefan (2009), »Grunddaten der Zuwandererbevölkerung in Deutschland«, *Working Paper, Bundesamt für Migration und Flüchtlinge*, H. 27.

Rumbaut, Rubén (1997), »Paradoxes (and orthodoxies) of assimilation«, *Sociological Perspectives*, Jg. 40, H. 3, S. 483–511.

Sadana, Ritu/Mathers, Colin/Lopez, Alan/Murray, Christopher/Iburg, Kim (2000), »Comparative analyses of more than 50 household surveys on health status«, *GPE Discussion Paper Series*, Nr.15.

Sander, Monika (2009), The evolution of immigrants' Body Mass Index with years since migration in Germany. Artikel präsentiert auf der Konferenz: Spring Meeting of Young Economists 2009.

– (2008), »Is there migration-related inequity in access to or in the utilisation of health care in Germany?«, *SSRN eLibrary*.

– (2007), »Return migration and the 'Healthy Immigrant Effect'«, *SOEPpapers on Multidisciplinary Panel Data Research*, 60.

Şaştımdur, Güler (1995), »Migranten und Krankheitstheorien«, in: Eckhardt Koch/Metin Özek/Wolfgang Pfeiffer (Hg.), *Psychologie und Pathologie der Migration. Deutsch-türkische Perspektiven*, Freiburg im Breisgau, S. 238–239.

Sayil, Isik (1984), »Psychiatric problems of Turkish labourers in Holland«, *International Journal of Social Psychiatry*, Jg. 30, H. 4, S. 267–273.

Schenk, Liane (2007), »Migration und Gesundheit–Entwicklung eines Erklärungs- und Analysemodells für epidemiologische Studien«, *International Journal of Public Health*, Jg. 52, H. 2, S. 87–96.

Schneider, Silke (2008), »Anti-immigrant attitudes in Europe: Outgroup size and perceived ethnic threat«, *European Sociological Review*, Jg. 24, H. 1, S. 53–67.

Schneider, Sven (2008), »Der Schichtgradient von Morbidität und Mortalität. Vorschlag für ein theoretisches Erklärungsmodell gesundheitlicher Ungleichheit«, *Österreichische Zeitschrift für Soziologie*, Jg. 33, 43–66.

– (2002), *Lebensstil und Mortalität*, Wiesbaden.

Schumann, Anja/Hapke, Ulfert/Meyer, Christian/Rumpf, Hans-Jürgen/John, Ulrich (2003), »Measuring sense of coherence with only three items: A useful tool for population surveys«, *British Journal of Health Psychology*, Jg. 8, H. 4, S. 409–421.

Schupp, Jürgen/Wagner, Gert (1995), »Die Zuwanderer-Stichprobe des Sozio-oekonomischen Panels (SOEP)«, *Vierteljahresheft zur Wirtschaftsforschung*, Jg. 1, H. 1, S. 16–25.

Seebaß, Katharina/Siegert, Manuel (2011), »Migranten am Arbeitsmarkt in Deutschland«, *Working Paper, Bundesamt für Migration und Flüchtlinge*, H. 36.

Seiler, Alexander (1965), *Die Italiener. Gespräche mit italienischen Arbeitern in der Schweiz*, Zürich.

Sen, Amartya (2002), »Health: Perception versus observation«, *British Medical Journal*, Jg. 324, H. 7342, S. 860–861.

Şen, Faruk/Goldberg, Andreas (1994), *Türken in Deutschland. Leben zwischen zwei Kulturen*, München.

Senior, Peter/Bhopal, Raj (1994), »Ethnicity as a variable in epidemiological research«, *British Medical Journal*, Jg. 309, H. 6950, S. 327–330.

Setia, Maninder Singh/Quesnel-Vallee, Amelie/Abrahamowicz, Michal/Tousignant, Pierre/Lynch, John (2012), »Different outcomes for different health measures in immigrants: Evidence from a longitudinal analysis of the National Population Health Survey (1994–2006)«, *Journal of Immigrant and Minority Health*, Jg. 14, H. 1, S. 156–165.

Shaw, Mary (2004), »Housing and public health«, *Annual Review of Public Health*, Jg. 25, H. 1, S. 397–418.

Siegrist, Johannes (2005), *Medizinische Soziologie*, 6. Auflage, München/Jena.

– (2001), »Distributive Gerechtigkeit und Gesundheit: Eine medizinsoziologische Perspektive«, *Ethik in der Medizin*, Jg. 13, 33–44.

Siegrist, Johannes u.a. (2004), »The measurement of effort-reward imbalance at work: European comparisons«, *Social Science & Medicine*, Jg. 58, H. 8, S. 1483–1499.

Silventoinen, Karri/Hammar, Niklas/Hedlund, Ebba/Koskenvuo, Markku/Rönnemaa, Tapani/Kaprio, Jaakko (2008), »Selective international migration by social position, health behaviour and personality«, *The European Journal of Public Health*, Jg. 18, H. 2, S. 150–155.

Singh, Gopal/Siahpush, Mohammad (2001), »All-cause and cause-specific mortality of immigrants and native born in the United States«, *American Journal of Public Health*, Jg. 91, H. 3, S. 392–399.

Skinner Keller, Rosemary/Radford Ruether, Rosemary (2006) (Hg.), *Encyclopedia of women and religion in North America*, Bloomington.

Smaje, Chris (1996), »The ethnic patterning of health: New directions for theory and research«, *Sociology of Health & Illness*, Jg. 18, H. 2, S. 139–171.

Smith, George Davey/Blane, David/Bartley, Mel (1994), »Explanations for socio-economic differentials in mortality: Evidence from Britain and elsewhere«, *European Journal of Public Health*, Jg. 4, H. 2, S. 131–144.

Smith, George Davey/Hart, Carole/Blane, David/Hole, David (1998), »Adverse socioeconomic conditions in childhood and cause specific adult mortality: Prospective observational study«, *British Medical Journal*, Jg. 316, H. 7145, S. 1631–1635.

Smith, Tracey/Meyers, Lawrence (1997), »The sense of coherence: Its relationship to personality, stress, and health Measures«, *Journal of Social Behavior & Personality*, Jg. 12, H. 2, S. 513–526.

Söderfeldt, Marie/Söderfeldt, Björn/Ohlson, Carl-Göran/Theorell, Töres/Jones, Ian (2000), »The impact of sense of coherence and high-demand/low-control job environment on self-reported health, burnout and psychophysiological stress indicators«, *Work & Stress*, Jg. 14, H. 1, S. 1–15.

SOEP v26 (2010), *Sozio-ökonomisches Panel, Daten des Jahres 1984–2009, Version 26.*

Sokoloff, Natalie/Dupont, Ida (2005), »Domestic violence at the intersections of race, class, and gender«, *Violence Against Women*, Jg. 11, H. 1, S. 38–64.

Solé-Auró, Aïda/Crimmins, Eileen (2008), »Health of immigrants in European countries«, *International Migration Review*, Jg. 42, H. 4, S. 861–876.

Sonyel, Salahi (2000), »Turkish migrants in Europe«, *Perceptions*, H. September–November 2000, S. 146–153.

Sousa, Emily u.a. (2010), »Immigration, work and health in Spain: The influence of legal status and employment contract on reported health indicators«, *International Journal of Public Health*, Jg. 55, H. 5, S. 443–451.

Spallek, Jacob (2009), *Die Lebenslaufperspektive bei der Untersuchung der Gesundheit von Migranten am Beispiel von Krebserkrankungen von Menschen mit türkischem Migrationshintergrund in Deutschland*, Fakultät für Gesundheitswissenschaften der Universität Bielefeld.

Spallek, Jacob/Razum, Oliver (2008), »Erklärungsmodelle für die gesundheitliche Situation von Migrantinnen und Migranten«, in: Ullrich Bauer/Uwe Bittlingmayer/Matthias Richter (Hg.), *Health Inequalities. Determinanten und Mechanismen gesundheitlicher Ungleichheit*, Wiesbaden, S. 271–288.

Spallek, Jacob/Spix, Claudia/Zeeb, Hajo/Kaatsch, Peter/Razum, Oliver (2008), »Cancer patterns among children of Turkish descent in Germany: A study at the German Childhood Cancer Registry«, *BMC Public Health*, Jg. 8, H. 1, S. 152.

Spix, Claudia/Spallek, Jacob/Kaatsch, Peter/Razum, Oliver/Zeeb, Hajo (2008), »Cancer survival among children of Turkish descent in Germany 1980–2005: A registry-based analysis«, *BMC Cancer*, Jg. 8, H. 1, S. 355.

Stanciole, Anderson/Huber, Manfred (2009), *Access to health care for migrants, ethnic minorities, and asylum seekers in Europe*, Wien.

Statistisches Bundesamt (2011), *Wanderungen von türkischen Staatsangehörigen zwischen Deutschland und dem Ausland, 1962–2009*, Wiesbaden.

– (2010), *Bevölkerung und Erwerbstätigkeit. Bevölkerung mit Migrationshintergrund– Ergebnisse des Mirkozensus 2008–*, Wiesbaden.

Steptoe, Andrew/Wardle, Jane (2001), »Locus of control and health behaviour revisited: A multivariate analysis of young adults from 18 countries«, *British Journal of Psychology*, Jg. 92, H. 4, S. 659–672.

Stirbu, Irina/Kunst, A. E./Bos, V./Mackenbach, Johan (2006), »Differences in avoidable mortality between migrants and the native Dutch in the Netherlands«, *BMC Public Health*, Jg. 6, H. 1, S. 78.

Strawbridge, William/Cohen, Richard/Shema, Sarah/Kaplan, George (1997), »Frequent attendance at religious services and mortality over 28 years«, *American Journal of Public Health*, Jg. 87, H. 6, S. 957–961.

Stronks, Karien/Ravelli, A. C. J./Reijneveld, Sijmen (2001), »Immigrants in the Netherlands: Equal access for equal needs?«, *Journal of Epidemiology & Community Health*, Jg. 55, H. 10, S. 701–707.

Stronks, Karien/Van De Mheen, Dike/Looman, Casper/Mackenbach, Johan (1996), »Behavioural and structural factors in the explanation of socioeconomic inequalities in health: An empirical analysis«, *Sociology of Health & Illness*, Jg. 18, H. 5, S. 653–674.

Stuart, Elizabeth (2008), »Developing practical recommendations for the use of propensity scores: Discussion of 'A critical appraisal of propensity score matching in the medical literature between 1996 and 2003' by Peter Austin, Statistics in Medicine«, *Statistics in Medicine*, Jg. 27, H. 12, S. 2062–2065.

Sullivan, Daniel (1971), »A single indicator of mortality and morbidity«, *HSMHA Health Reports*, Jg. 86, H. 4, S. 347–354.

Sundby, A./Petersen, P. E. (2003), »Oral health status in relation to ethnicity of children in the municipality of Copenhagen, Denmark«, *International Journal of Paediatric Dentistry*, Jg. 13, H. 3, S. 150–157.

Tepecik, Ergün (2002), *Die Situation der ersten Generation der Türken in der multikulturellen Gesellschaft*, Frankfurt am Main/London.

Terraza-Núñez, Rebeca/Toledo, Diana/Vargas, Ingrid/Vázquez, Luisa (2010), »Perception of the Ecuadorian population living in Barcelona regarding access to health services«, *International Journal of Public Health*, Jg. 55, H. 5, S. 381–390.

Theorell, Töres (2000), »Working conditions and health«, in: Lisa Berkman/Ichiro Kawachi (Hg.), *Social Epidemiology*, New York, S. 95–117.

Thode, N./Bergmann, E./Kamtsiuris, P./Kurth, B. M. (2005), »Einflussfaktoren auf die ambulante Inanspruchnahme in Deutschland«, *Bundesgesundheitsblatt–Gesundheitsforschung–Gesundheitsschutz*, Jg. 48, H. 3, S. 296–306.

Thomas, Alexander (1993) (Hg.), *Kulturvergleichende Psychologie. Eine Einführung*, Göttingen.

Tilly, Charles (1978), »Migration in modern European history«, in: William McNeill/Ruth Adams (Hg.), *Human migration. Patterns and policies*, Bloomington/London, S. 48–72.

– (1976), »Migration in modern European history«, *Working Paper, The Center for Research on Social Organization*, Nr. 145.

Townsend, Peter/Davidson, Nick/Whitehead, Margaret (1992), *Inequalities in health. The Black Report and the health divide*, London.

Tufan, İsmail (2009), »Health behavior among the elderly in Turkey: An early evaluation of the Geroatlas Study«, *Educational Gerontology*, Jg. 35, H. 5, S. 383–392.

Turkey Demographic and Health Survey (2003), »Turkey 1998: Results from the Demographic and Health Survey«, *Studies in Family Planning*, Jg. 34, H. 4, S. 290–294.

– (1995), »Turkey 1993: Results from the Demographic and Health Survey«, *Studies in Family Planning*, Jg. 26, H. 3, S. 180–184.

Türkkan, Alpaslan/Aytekin, Hamdi (2009), »Socioeconomic and health inequality in two regions of Turkey«, *Journal of Community Health*, Jg. 34, H. 4, S. 346–352.

Uitenbroek, Daan/Verhoeff, Arnoud (2002), »Life expectancy and mortality differences between migrant groups living in Amsterdam, the Netherlands«, *Social Science & Medicine*, Jg. 54, H. 9, S. 1379–1388.

Ujcic-Voortman, Joanne/Bos, Griët/Baan, Caroline/Verhoeff, Arnoud/Seidell, Jacob (2011), »Obesity and body fat distribution: Ethnic differences and the role of socio-economic status«, *Obesity Facts*, Jg. 4, H. 1, S. 53–60.

Unger, Rainer (2007), »Gesundheit im Lebenslauf. Zur relativen Bedeutung von Selektions- gegenüber Kausaleffekten am Beispiel des Familienstands«, *SOEP papers on Multidisciplinary Panel Data Research*.

– (2003), *Soziale Differenzierung der aktiven Lebenserwartung im internationalen Vergleich*, Wiesbaden.

Uniken Venema, H. P./Garretsen, H. F. L./Van Der Maas, P. J. (1995), »Health of migrants and migrant health policy, the Netherlands as an example«, *Social Science & Medicine*, Jg. 41, H. 6, S. 809–818.

Vahedi, Nasser (1996), *Diskriminierung, gesundheitliche Beschwerden und Arbeitszufriedenheit*, Ulm.

van Hook, Jennifer/Zhang, Weiwei (2011), »Who stays? Who goes? Selective emigration among the foreign-born«, *Population Research and Policy Review*, Jg. 30, H. 1, S. 1–24.

Veenstra, Gerry (2000), »Social capital, SES and health: An individual-level analysis«, *Social Science & Medicine*, Jg. 50, H. 5, S. 619–629.

Verbrugge, Lois (1979), »Marital status and health«, *Journal of Marriage and Family*, Jg. 41, H. 2, S. 267–285.

Verwey, Martine (2003), »Hat die Odyssee Odysseus krank gemacht? Migration, Integration und Gesundheit«, in: Thomas Lux (Hg.), *Kulturelle Dimensionen der Medizin. Ethnomedizin–Medizinethnologie–Medical Anthropology*, Berlin, S. 277–307.

Villadsen, Sarah Fredsted u.a. (2010), »Cross-country variation in stillbirth and neonatal mortality in offspring of Turkish migrants in northern Europe«, *The European Journal of Public Health*.

von Ferber, Liselotte/Köster, I./Celayir-Erdogan, N. (2003), »Türkische und deutsche Hausarztpatienten–Erkrankungen, Arzneimittelerwartungen und Verordnungen«, *Das Gesundheitswesen*, Jg. 65, H. 5, S. 304–311.

Waldorf, Brigitte (1995), »Determinants of international return migration intentions«, *The Professional Geographer*, Jg. 47, H. 2, S. 125–136.

Warburton, Darren/Nicol, Crystal Whitney/Bredin, Shannon (2006), »Health benefits of physical activity: The evidence«, *Canadian Medical Association Journal*, Jg. 174, H. 6, S. 801–809.

Wengler, Annelene (2011), »The health status of first- and second-generation Turkish immigrants in Germany«, *International Journal of Public Health*, Jg. 56, H. 5, S. 493–501.

White, Jenny (1997), »Turks in the new Germany«, *American Anthropologist*, Jg. 99, H. 4, S. 754.

WHO (2011a), *World health statistics*, 25.08.2011, http://www.who.int/whosis/whostat/EN_WHS2011_Full.pdf.

– (2011b), *Country statistics: Germany*, 02.05.2011, http://www.who.int/countries/deu/en.

– (2011c), *Constitution of the World Health Organization*, 03.03.2011, http://apps.who.int/gb/bd/PDF/bd47/EN/constitution-en.pdf.

– (2011d), *Country statistics: Turkey*, 25.08.2011, http://www.who.int/countries/tur/en.

– (2010), *World health statistics*, 26.08.2011, http://www.who.int/whosis/whostat/EN_WHS10_Full.pdf.

– (2002), *European observatory on health systems and policies: Turkey*, 13.12.2010, http://www.euro.who.int/__data/assets/pdf_file/0007/96415/e79838.pdf.

Wiking, Eivor/Johansson, Sven-Erik/Sundquist, Jan (2004), »Ethnicity, acculturation, and self reported health. A population based study among immigrants from Poland, Turkey, and Iran in Sweden«, *Journal of Epidemiology & Community Health*, Jg. 58, H. 7, S. 574–582.

Wild, Sarah/McKeigue, Paul (1997), »Cross sectional analysis of mortality by country of birth in England and Wales, 1970–92«, *British Medical Journal*, Jg. 314, H. 7082, S. 705–710.

Will, Beata/Zeeb, Hajo/Baune, Bernhard (2005), »Overweight and obesity at school entry among migrant and German children: A cross-sectional study«, *BMC Public Health*, Jg. 5, H. 1, S. 45.

Williams, David/Lavizzo-Mourey, Risa/Warren, Rueben (1994), »The concept of race and health status in America«, *Public Health Reports*, Jg. 109, H. 1, S. 26–41.

Williams, David/Sternthal, Michelle (2007), »Spirituality, religion and health: Evidence and research directions«, *The Medical Journal of Australia*, Jg. 186, H. 10, S. S47–S50.

Williams, Rory (1993), »Health and length of residence among South Asians in Glasgow: A study controlling for age«, *Journal of Public Health*, Jg. 15, H. 1, S. 52–60.

Wilpert, Czarina (1992), »The use of social networks in Turkish migration to Germany«, in: Mary Kritz/Lin Lean Lim/Hania Zlotnik (Hg.), *International migration systems. A global approach*, Oxford, S. 177-189.

Winkleby, Marilyn/Jatulis, Darius/Frank, Erica/Fortmann, Stephen (1992), »Socioeconomic status and health: How education, income, and occupation contribute to risk factors for cardiovascular disease«, *American Journal of Public Health*, Jg. 82, H. 6, S. 816–820.

Winkler, Joachim (1998), »Die Messung des sozialen Status mit Hilfe eines Index in den Gesundheitssurveys der DHP«, in: Wolfgang Ahrens/B.-M. Bellach/Karl-Heinz Jöckel (Hg.), *Messung soziodemographischer Merkmale in der Epidemiologie. Schriften des Robert Koch-Institut, 1/98*, München, S. 69–74.

Wolf, C. (1998), »Zur Messung des sozialen Status in epidemiologischen Studien: Ein Vergleich unterschiedlicher Ansätze«, in: Wolfgang Ahrens/B.-M. Bellach/Karl-Heinz Jockel (Hg.), *Messung soziodemographischer Merkmale in der Epidemiologie. Schriften des Robert Koch-Institut, 1/98*, München, S. 75–86.

Wolpert, Julian (1965), »Behavioral aspects of the decision to migrate«, *Papers in Regional Science*, Jg. 15, H. 1, S. 159–169.

Wu, Zheng/Schimmele, Christoph (2005), »Racial/ethnic variation in functional and self-reported health«, *American Journal of Public Health*, Jg. 95, H. 4, S. 710–716.

Wyke, Sally/Ford, Graeme (1992), »Competing explanations for associations between marital status and health«, *Social Science & Medicine*, Jg. 34, H. 5, S. 523–532.

Yardim, Nazan/Akgün, Seval/Mollahaliloğlu, Salih/Başara, Berrak (2009), »Life expectancies and health adjusted life expectancy (HALE) at 60 years old population in Turkey«, *Turkish Journal of Geriatrics*, Jg. 12, H. 3, S. 111–117.

Yumuk, Volkan (2005), »Prevalence of obesity in Turkey«, *Obesity Reviews*, Jg. 6, H. 1, S. 9–10.

Zeeb, Hajo/Razum, Oliver/Blettner, M./Stegmaier, C. (2002), »Transition in cancer patterns among Turks residing in Germany«, *European Journal of Cancer*, Jg. 38, H. 5, S. 705–711.

Zielke-Nadkarni, Andrea (2003), »The meaning of the family: Lived experiences of Turkish women immigrants in Germany«, *Nursing Science Quaterly*, Jg. 16, H. 2, S. 169–173.

Anhang

Alle nachfolgend aufgeführten Tabellen und Abbildungen aus dem Anhang der Arbeit können abgerufen werden unter http://www.campus.de/pdf/9783593398884.pdf

Tabellenverzeichnis

Abbildungsverzeichnis

Dank

Diese Arbeit entstand zwischen Oktober 2008 und September 2011 im Rahmen des Graduiertenkollegs SOCLIFE (Social Order and Life Chances in Cross-National Comparison) an der Universität zu Köln.

Für die Förderung durch die Deutsche Forschungsgemeinschaft möchte ich mich auf diesem Weg bedanken. Für den produktiven und kollegialen Austausch und die vielen Anregungen in persönlichen Gesprächen danke ich allen beteiligten Professoren und Doktoranden im Graduiertenkolleg. Außerdem bedanke ich mich bei meinen beiden Betreuern Prof. Michael Wagner und Prof. Frank Schulz-Nieswandt für die gute Zusammenarbeit und das in mich gesetzte Vertrauen.

Ich danke außerdem allen, die mich auf diesem Weg privat begleitet und unterstützt haben – insbesondere meiner Familie, Søren und Dagmar.